80后妈妈
优生宝典

坐月子一本通

坐个好月子 健康一辈子

赖爱鸾⊙编著

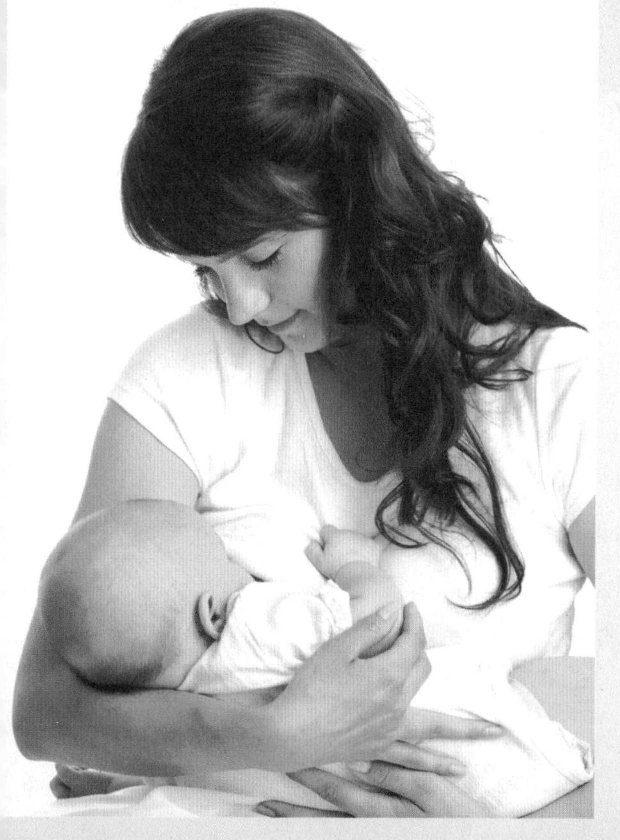

ZUOYUEZI YIBENTONG

辽宁科学技术出版社
·沈阳·

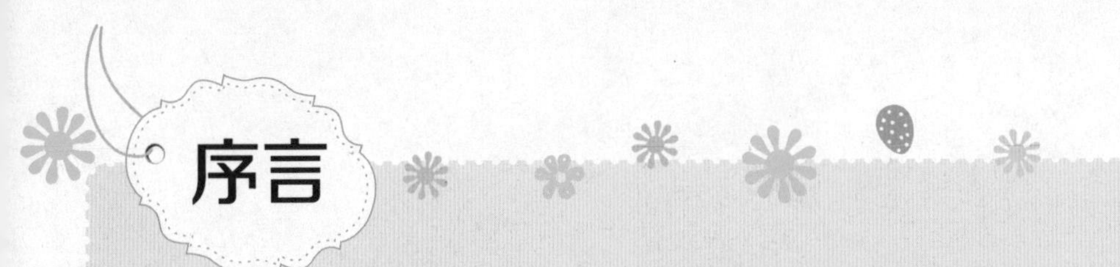

序言

“坐月子”是女人一生中最重要的一段身体康复时期，宝宝的降生结束了孕期的等待，随之而来的是新的生活环境和家庭结构。一方面，晋升为妈妈的你，要担起母亲的角色，照料宝宝要学习的知识很多，如何洗澡、换尿布、喂奶……听起来简单，操作起来却学问多多，而且许多棘手的事情经常是一下子都出现了，让你措手不及、应对无方，这时就需要一位贴心又专业的老师来帮忙了，该书就是一位良师益友。另一方面，产后身体和体形的恢复也尤为重要，子宫经历了巨大的变化，身体仿佛焕然新生般，衣食住行稍有不当，都会落下病根。如何防治月子病、如何塑身减肥？你需要的是值得信赖的医生和健身教练，而该书就能胜任上述工作。

该书值得阅读的原因归纳为四点：

图文并茂：更具生动性，帮助那些看到大段解说文字就头晕的人更直观地学习各种护理新生儿和产后瘦身的方法，不管是宝宝的穿衣、抚触，还是爱美妈妈的保健瘦身操，都有详细说明，以供学习参考。

指导性强：大量的产妇和新生儿护理知识都是经过国内外资料的查阅对比，并取之精华，紧跟时代特色的，而且相关专业医护人员和营养学家也对此书进行了校阅，使该书更具专业性，对于坐月子期间会发生的绝大多数实际问题书中都有涉及，科学又有针对性地指导产妇及家属正确坐月子，符合读者的实际需求。

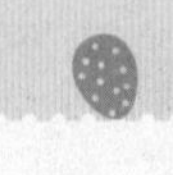

分章明确：基本按照时间顺序分章，每章之下对于较常发生的事情予以优先阐述，使得读者能够快速简便地找到自己心中疑问的答案，条理清晰，读后让人印象深刻，再次翻阅时便于找到感兴趣的内容。

用心编写：从该书的策划之始，编者就一直与专家沟通该书的内容侧重点和市场需求等情况，到后来的编写、校对都有专家的意见参与其中。编者本着一颗对读者负责之心，对每个流程都不曾松懈，希望给读者呈现一部内容全面且针对性强的书，以其实用价值高、专业性强为特色来为读者提供帮助。

希望关爱宝宝的家长和关心自己的产妇都能从本书中受益，拥有和谐美满的家庭生活，享受孩子带来的天伦之乐。

编者

2013 年 1 月

前言

新生命的缔造者——妈妈，在经历了十个月孕期的劳累之后，人生中最为重要的身体康复时期到来了——月子，这对于每个产妇来说，都是生命历程中的重要一站，期间的许多体验让产妇终生难忘。

十个月的孕育就像是满载幸福的列车奔驰在家庭这条漫长的旅途上，爸爸妈妈们带着未出生的宝宝，一天天地把沿途的风景、日出日落的往复留在了身后，就是为了到达一个充满了爱与责任的所在，宝宝会在这里第一次走出来面对新世界，这里有宝宝的第一次呼吸、第一声啼哭、第一次吮吸、第一次用小手紧紧地抓住你的一根手指、第一次让你为一个生命的诞生而热泪盈眶。

这是和新生儿相处的第一个月，两口之家中突然增添了新成员，他（她）有力的哭声、随着呼吸起伏的小胸脯、紧闭双眼的安稳睡姿、大口吃奶时的满足表情，都令妈妈感觉到幸福。但是面对喂奶、换尿布、洗澡等一系列具体事情的时候，很多新手父母会突然感觉到手足无措，很想去精心呵护宝宝，可是又怕自己毛手毛脚会伤害到宝宝，正确的喂奶姿势是怎么样的？如何给宝宝穿脱衣服？换尿布需要哪些步骤？如何抱宝宝更加科学？如何陪宝宝玩游戏……本书里都有相应的答案等着你来学习，我们精心编写，力求面面俱到，让宝宝更安全、更舒适地健康成长，让父母更专业、更科学地护理新生儿，从日常照料到疾病处理，只要是新手父母心中有的疑问，这里都会给你以帮助。

对于劳苦功高的妈妈们，这一个月也是尤为重要的人生阶段，你的身体因为孕

育而发生了巨大变化。有些往往是从外形上看不到的，比如内脏和子宫的复位，这是女性的生理机能在经历分娩后的一种神奇的自我调整，如果饮食不当、休息不足，就会导致月子病的发生，所以很多坐月子期间的饮食和生活禁忌要时时刻刻引起注意；有些变化从外形上就能看出来，腹部虽变小了却仍然像有三四个月身孕的孕妇、胸部因为泌乳而胀满坚挺、腿脚部的水肿渐渐消退却因为脂肪的堆积而依然粗壮、剖宫产在肚子上留下了一条疤痕，爱美的妈妈都十分想改善自己的这种状态，希望回到怀孕前的身材，如何塑身减肥便成了日程表里的重要一项，本书在详细讲解了照料新生儿内容的同时，把重点放在了产妇们坐月子期间的饮食起居上。哪些事情必须做，哪些事情不能做？什么食物有利于产后恢复，什么食物会给产妇身体带来损害？如何制作美味又营养的月子餐？一旦出现月子病应该如何调理？怎样进行合理的产后塑身？我们依据大量的国内外科学资料，结合中国的具体国情，通过对各种产妇护理常识的深入研究，在书中都作了详尽的阐述，具有很强的可操作性。

本书内容安排条理清晰，针对性强，可以现用现查，相信对新爸爸和妈妈以及照顾产妇坐月子的人都有很大的帮助，有利于产妇的身体恢复到最佳状态，令新生儿茁壮成长。

编者

2013 年 1 月

目录

第1章 一看就懂——月子常识

问与答 孕妈妈生产前最想知道的月子期困惑

现学现用 产前产后护理先知道

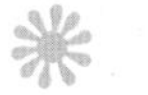

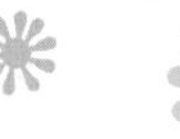

第2章 月子前3天——恢复元气

挑荤拣素 月子前3天该怎么吃

现学现用 新手父母“走马上任”

第3章 月子第1周——代谢排毒

挑荤拣素 月子第1周该怎么吃

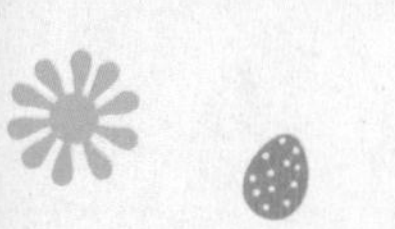

现学现用　新手父母这样照顾小宝宝

第4章　月子第2周——调理气血

挑荤拣素　月子第2周该怎么吃

现学现用　新手父母这样照顾小宝宝

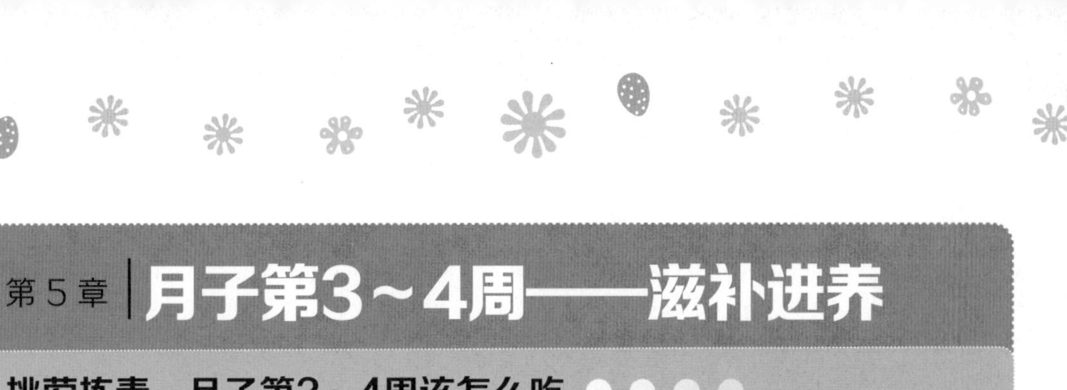

第5章 月子第3～4周——滋补进养

挑荤拣素 月子第3～4周该怎么吃

现学现用 新手父母这样照顾小宝宝

第6章 身体恢复——既要健康也要美丽

月子病 莫留后遗症

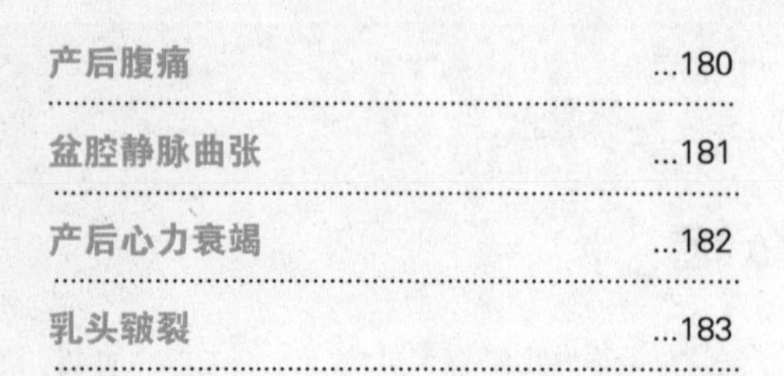

俏妈咪　30天时尚蜕变

附录

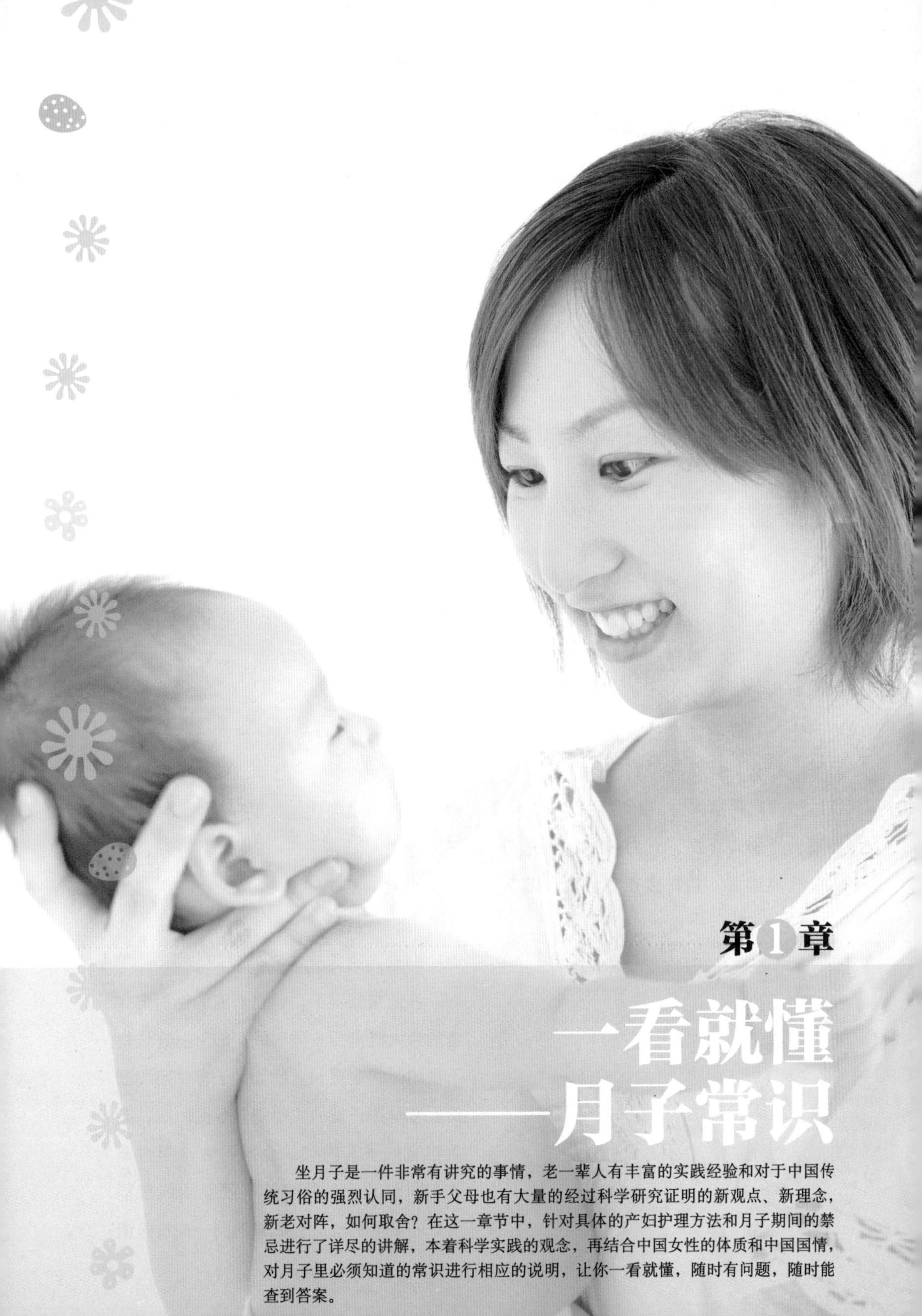

第1章

一看就懂——月子常识

坐月子是一件非常有讲究的事情，老一辈人有丰富的实践经验和对于中国传统习俗的强烈认同，新手父母也有大量的经过科学研究证明的新观点、新理念，新老对阵，如何取舍？在这一章节中，针对具体的产妇护理方法和月子期间的禁忌进行了详尽的讲解，本着科学实践的观念，再结合中国女性的体质和中国国情，对月子里必须知道的常识进行相应的说明，让你一看就懂，随时有问题，随时能查到答案。

问与答

孕妈妈生产前最想知道的月子期困惑

孕妈妈即将生产，孕程结束后，又即将开始为人母的新征程，即将走马上任之时，难免有一些困惑：坐月子真的需要坐满1个月吗？急于上班可以不坐月子吗？月子期间真的不能梳洗、刷牙、吹风吗？家中坐月子，医生指东，婆婆说西，到底听谁的合适？月子期间饮食有什么忌口？学无止境，关注你最想关注的，把握住坐月子的关键，给身心最全面、最科学的调理。

坐月子就是指坐满1个月吗

伴着新生儿的第一声啼哭，原来的准妈妈、准爸爸正式升格为父母。在调整心态的同时，身体的一系列生理变化更需要恢复。孩子出生以后，对新手妈妈而言，首先要考虑的就是怎么来坐好月子。那么，什么叫坐月子呢？正常分娩过程非常耗损体力，产后会有出血多、出汗、腰酸、腹痛、乏力等多种不适感觉，气血虚弱，筋骨疲惫，因此，需要一段时间的适度运动与休养、恰当的食补与食疗，来调理身体机能，这就是坐月子。民间所说的坐月子就是医生所指的产褥期，指的是孕妇从胎儿娩出到身体各个器官（除乳腺外）恢复到怀孕前状态的这段时期。

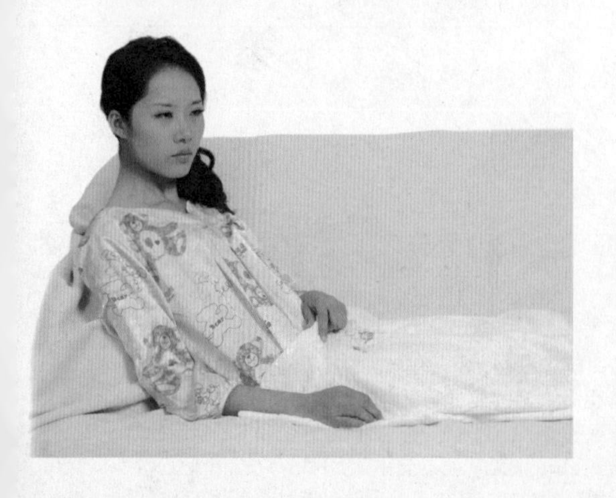

古人有“弥月为期，百日为度”之说。产后1个月称为“弥月”，即“小满月”，也就是传统上所说的“月子”。广义的“月子”通常是指分娩后1～3个月，这里的3个月对应的就是古人说的“百日为度”，因为经过1个月的调整，身体中的许多器官尚未得到完全的复原。

在通常情况下，胎盘剥离的创面要完全愈合大概需要6周时间，部分器官恢复所需的时间会更长。比如，子宫体回缩到接近非孕期子宫的大小需要6周时间，胎盘附着处子宫内膜的全部再生修复也需要6周时间，产后腹壁紧张度的恢复需要6～8周的时间。如果遇到一些特殊情

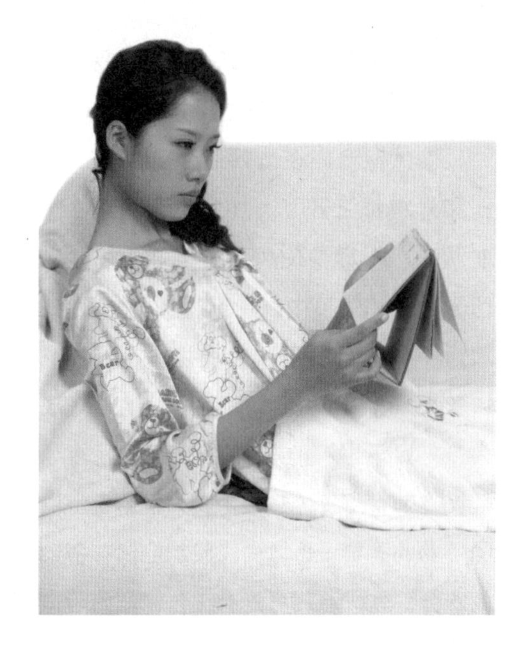

况，一些产妇可能还会延长自己坐月子的时间，如感觉身体恢复得不好或剖宫产的伤口还没有完全愈合等。因此，应该依据自身的体质和家庭情况来合理安排坐月子的时间，而不应局限于1个月。

急于上班，可以不坐月子吗

或者因为生活压力要挣钱，或者因为单位忙需要人手，或者因为担心自己那份工作被人顶替而面临换岗，很多新妈妈都有着急上班的心态。那么，坐月子是否是必需的呢？外国人不就没有坐月子一说吗？

就身体的恢复而言，利用月子期间好好调补身体是很有必要的，也能将不好的体质在这段时间慢慢改变过来。下面就怀孕期间和分娩之后，你的身体发生了哪些变化，做一个简要说明：

器官名称	身体变化	恢复建议
生殖器官	生宝宝后，子宫颈和外阴变得松软、充血、水肿，子宫内膜表面出现了创口和剥落	产后恶露的颜色应由红变白，数量由多渐少，由血腥味到无味，一般一个月后应排净，记得在产后6～8周后去医院做产后检查
身体脏器	宝宝顶着膈肌逐渐上升，使心脏发生移位，肺脏、肾脏负担加重，鼻、咽、气管黏膜可能充血、水肿	这些器官功能的复原，都要靠必要的锻炼和月子里的饮食养护。食物要荤素搭配，清淡相宜，而且要松软、易消化
体力消耗	生产时遭受的巨痛，消耗的精力会使你的身体虚弱、抵抗力下降，同时还要哺乳，体力消耗更多	在家里静养，摄取各种营养素，注意睡眠。在宝宝出生后第二天，就应该下地走动

至于为什么很多外国人没有坐月子的习俗，原因很复杂。在对美国孕产妇的营养结构调查中，人们发现，欧美的饮食习惯决定了她们所需的钙质、蛋白质来源丰富，她们不需要在产后额外补充大量这类营养物质。而且，欧美的产

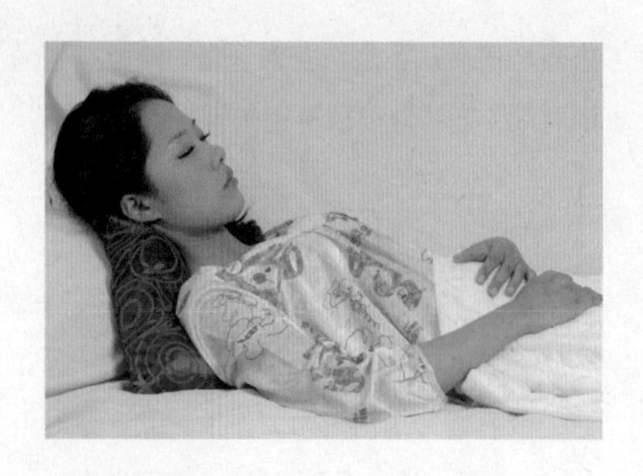

妇们在怀孕及生产后的抵抗力与正常女性相比并没有太大区别，相应的，生产后遗症对她们来说也没有那么严重，所以，这就决定了她们没有形成坐月子的风俗。

坐月子时不能洗头、洗澡吗

坐月子在传统习俗里有很多讲究，表现出很多的“不能”，较为典型的就是月子里不能洗头、洗澡，认为这样容易导致“月子病”，实际上这是不科学的观点。

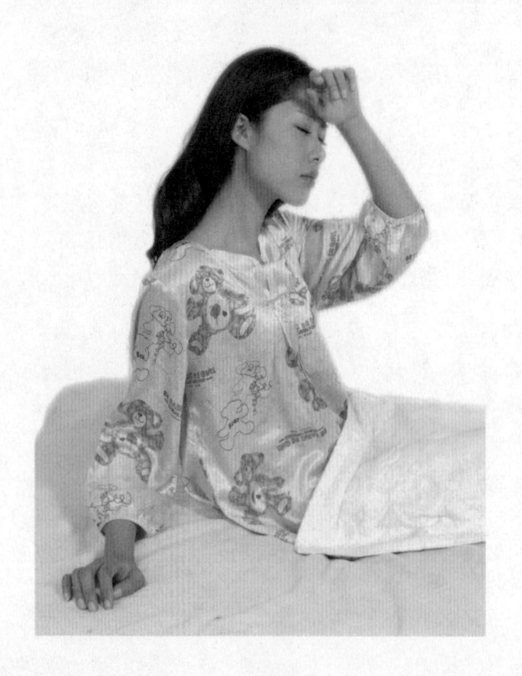

固然，产妇在分娩后全身皮肤的毛孔和骨缝都张开了，加之生产劳累、气血两虚，很容易使风寒侵袭体内，并滞留于肌肉和关节中，导致周身气血凝滞、流通不畅，日后逐渐出现月经不调、身体关节和肌肉疼痛等病症，但这无法成为产妇月子里不能洗澡的充分理由。

在哺育宝宝的过程中，为了给宝宝供给营养的需要，母体内一般都会储存多余的水分，其排泄的方式有三种：产妇阴道恶露排出；皮肤毛孔汗液排泄；产妇乳腺乳汁流溢。所以，如果这些“排泄物”一天天在体表积淀生垢，再加上产褥期产妇全身免疫力及自身调节机能降低，皮肤上的微生物往往很容易就进入产妇的机体而引起感染，如乳腺炎、会阴部炎症、剖宫产刀口愈合不良等。所以，为了健康着想，月子里是应该洗澡、洗头。

产妇不能吹风，只能呆在房间吗

尽管现在的产妇多为“80后”，属于拥有与时俱进的育儿理念的一代，但父母往往还是属于相对传统的一代，所以，在坐月子期间不能出门、不能吹风就成为父母的“经验”被传承。月子期间不出门的传统形成，主要是因为在古代产妇恶露见红，有不能见天以及上寺

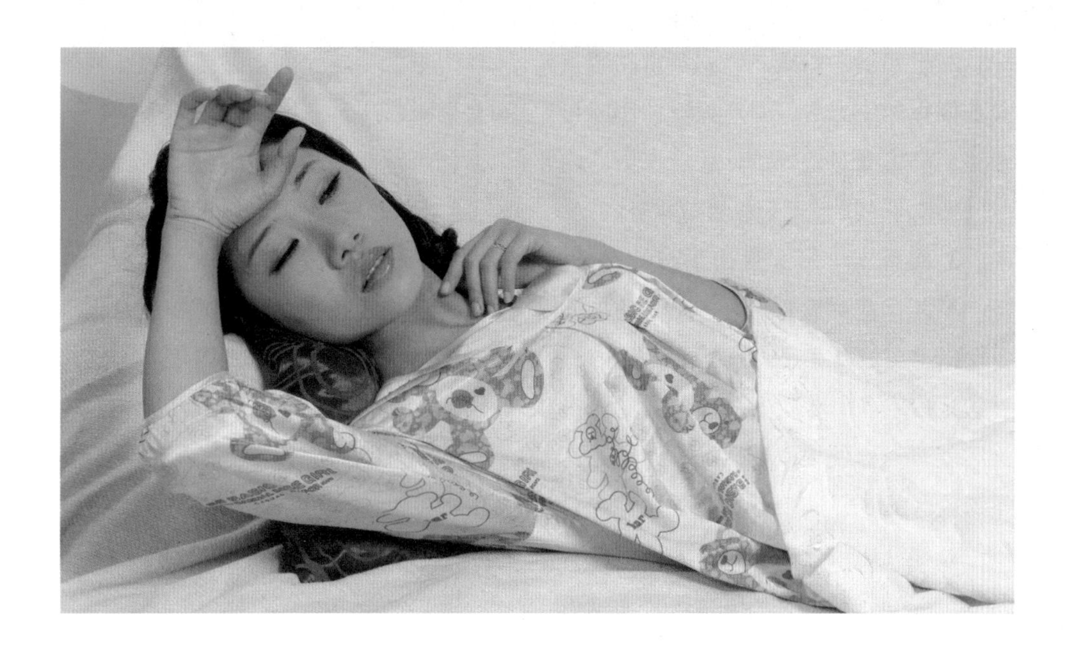

庙的禁忌，而且出门一定要撑黑伞。另外，为了防止所谓的“头风”，月子期间的产妇也一定要从头包到脚，全身裹得密不透风，这些都是属于中国人的传统习俗。

实际上大可不必，不少人以为风是“产后风”（指产褥热）的祸首。因而将产妇房间的门窗紧闭，床头挂帘，而且产妇也要裹头扎腿，以此来严防风袭。其实，产褥热是藏在产妇生殖器官里的致病菌在作怪，主要是消毒不严格的产前检查、产妇不注意产褥卫生等所致，并不是因为吹到风，受了寒。现代人保暖衣物齐备，可以使用空调严格控制温度，只要注意不把风对着产妇吹就可以了，另外，目前的交通工具也很完善，出门就有车坐，车内也有空调，不必有害怕外出吹风的顾虑。

坐月子期间为何要少弯腰

坐月子期间，对于子宫和正在复位的内脏的保护非常重要，但是随着宝宝的出生，家务活也随之骤增，刚刚生产后的产妇不得不插手，给宝宝洗澡、换尿布、换衣服、洗衣服、抱宝宝等，这样就会经常久蹲、久站、频繁弯腰，很容易导致产后子宫不易复位、子宫脱垂及腰痛等病症，从而影响身体健康。因此，正确的家居设计和家务安排，都会有助于产妇们保持正确姿势，避免对子宫造成损伤。

正确的做法如下：

1. 把饮水机或暖水瓶等月子里护理宝宝经常用的物品，放在一个无需太弯腰的高度，避免产妇频繁弯腰接水或下蹲倒水。

2. 把奶锅、奶瓶、奶刷及常用厨具放在橱柜的中上层，即产妇一伸手就可以够到的位置是最好的，还应在厨房内放一把椅子，方便产妇坐着做家务。

3. 准备一个给宝宝换尿布的台子，应与婴儿床或摇篮相连，在台子的抽屉及侧柜里可放置宝宝换洗的衣服和尿布，旁边还应准备一张椅子，使产妇站着或坐下就可以方便地取到用品，无须经常下蹲或弯腰。

4. 婴儿床最好能升降，使产妇每次从床里往外抱和往里放宝宝时，无须太弯腰用力。

5. 要把宝宝的洗浴用品放在浴室台架伸手可及处，或放在换尿布台的抽屉里。

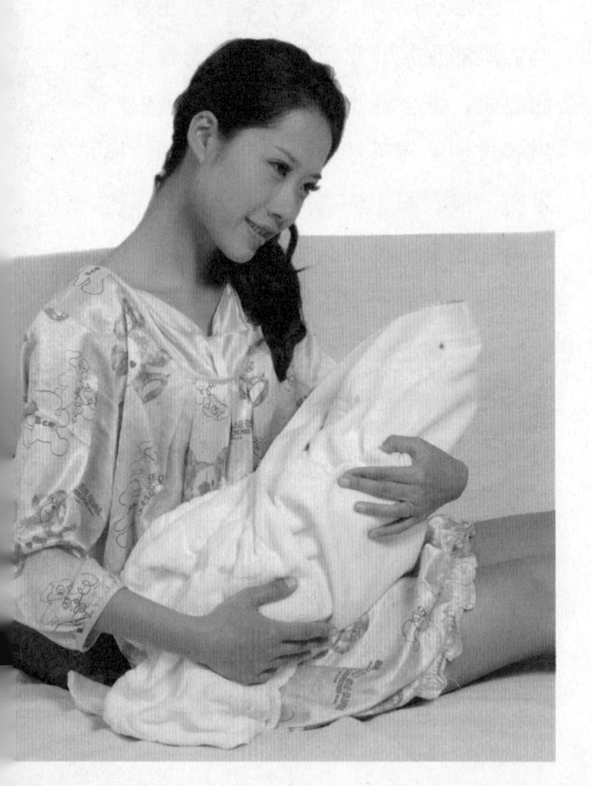

6. 给宝宝洗澡的浴盆可以放在换尿布台上或茶几上，并在旁放一把小凳子，以方便产妇坐在小凳子上给宝宝洗澡。

7. 产妇打扫房间时应选用长柄的扫把、扫箕和拖把。

8. 产妇拣掉落在地上的物品时也不要突然弯腰，而应该缓慢蹲下后再拾起东西，站起的动作也要缓慢。

月子期间刷牙会造成牙齿脱落吗

民间素有“生个孩子掉颗牙”的流传，认为坐月子千万不能刷牙，不然等到老的时候牙齿会出现过早松动、脱落、牙龈流血等不良状况，因此，很多产妇在月子里不敢轻易刷牙。其实，这是一种认识的误区，真正的原因是月子期间女性身体内分泌激素的水平要高一些，较平常人更容易出现牙龈肿胀，如果再不注重呵护，就会导致牙龈萎缩、牙齿过早松动。但是只要月子期间掌握好科学的刷牙方法，完全可以安然度过这段牙齿的脆弱期。

现代医学认为，产妇在月子期间每天要进食大量的糖类、高蛋白食物，这些食物大多细软，本来就失去了咀嚼过程中的自洁作用，容易为牙菌斑的形成提供条件。如果每天不按时刷牙，就会使这些食物的残渣留在牙缝中，在细菌的作用下发酵、产酸，导致牙齿脱钙，

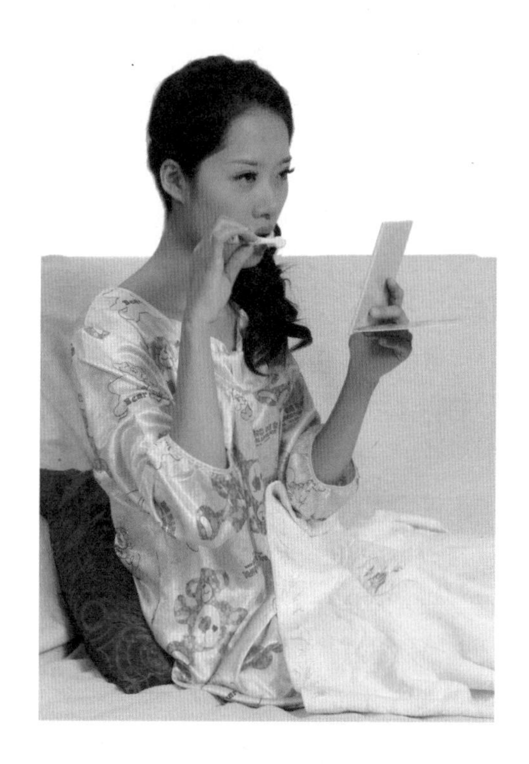

形成龋齿或牙周病，并引起口臭、口腔溃疡等其他病症。因此，只要体力允许，产后第 2 天就应该开始刷牙，最好不超过 3 天，并养成坚持刷牙的好习惯，不要因为照顾宝宝和家务活的繁忙就忘记刷牙。

月子里正确的刷牙方法如下：

1. 对于暂时不能下床的产妇，可以使用产妇专用的漱口水来清洁牙齿和口腔，用完漱口水后，需要再用清水漱口，防止带有化学物质的漱口水残留口腔而随唾液吞入。

2. 产后 3 天采用指漱，即把食指洗净或将食指洗净后缠上纱布，把牙膏挤于手指上充当刷头，在牙齿上画小圆圈来回擦拭，再用手指按压齿龈数遍，以减少对牙龈的伤害，并且活化牙龈的血液循环。

3. 产后 1 周可以使用产妇专用的月子牙刷或超细软毛牙刷、温水刷牙，动作要轻柔、专心，刷牙前最好先将牙刷用温水泡软，以防冷水对牙齿、牙龈刺激过大。

4. 每天早晨和睡前各刷 1 遍，时间控制在 2 分钟内，饭后应当用温开水漱口。

坐月子时是听婆婆的，还是听医生的

坐月子，尽管是休养，有丈夫在身边“解围”，但难免还会有左右为难的事情发生。同样的问题，医生这么说，婆婆那样讲，到底该听谁的呢？毕竟，在家坐月子，婆婆是过来人，是家中的权威，但医生有专业知识和科学的眼光。其实，二者看似在一些坐月子的具体问题上有分歧，但有一点是共同的，即都是为了产妇的健康着想，所以，在婆婆和医生之间，听谁的已经不是问题（当然听医生的），根本的问题是多沟通，带着感恩的心去理解婆婆、劝服婆婆。

饮食——蔬菜、水果都不能吃？

婆婆：月子期间肯定是要大补的，经常吃些鸡汤、鱼汤、煎蛋、糖心蛋等，不想吃也得吃，要不然怎么能把身子补回来？坐月子忌生、冷、酸、辣，蔬菜、水果水分大，容易伤身体，产妇绝对不能吃。

医生：月子期间的营养需求是多方面的，均衡才是饮食的第一要则。大鱼、大肉这种高蛋白、高脂肪的食品固然要补充，而蔬菜和水果富含人体“三宝”：维生素、矿物元素和膳食纤维，可以促进胃肠功能的恢复，增进食欲，促进糖分和蛋白质的吸收利用，预防便秘，自然也不可缺少。从可进食正常餐开始，每日半个水果，数日后逐渐增加至1～2个水果。蔬菜开始每餐50克左右，逐渐增加至每餐200克左右就比较适宜了。要注意寒性的水果、蔬菜且不可过多食用，否则会引起胃肠寒冷、消化不良；热性的水果、蔬菜也不要多吃，否则会使身体内火淤积、大便燥结。水果、蔬菜的过量食用都会影响母乳的质量。

休息——必须卧床休息，不能下床走动？

婆婆：只要是生过孩子的女人，都知道生孩子的不容易，所以，分娩后急需卧床休息，1个月内最好别出门，抓紧这段时间多躺多睡，才能恢复元气，不至于落下月子病。

医生：分娩后不论是自然分娩还是剖宫产，都需要尽早下床活动，根据各自身体的不同情况，比较虚弱的产妇头2天内应好好卧床休息，身体好的产妇分娩24小时后就可以下床活动，尽早活动可以防止下肢血液循环不畅造成的下肢静脉栓塞。长期不下床活动，下肢肌肉还可能产生废用性萎缩，给今后的正常生活带来麻烦。

脐带——肚脐必须缠布带？

婆婆：用一条两三寸宽的布带紧紧缠住孩子的肚脐和腰，要缠1个月，既有助于肚脐的恢复，又能让孩子有个直腰形。

医生：没有这个必要，贴块透气的纱布，保持脐部不受外来因素的刺激和污染即可，几天后脐带就可以自然脱落，如果宝宝肚脐出水或出脓，按医嘱涂药就可以，缠带子会让宝宝觉得不舒服，而且一直缠着的话就无法及时清洁脐部，还容易捂出细菌而产生感染。

初乳——初乳有胎毒？

婆婆：初乳里含有怀孕期间的胎毒，没有营养，不能给宝宝喝，宝宝喝完会上火，影响身体健康，所以初乳一定要挤掉。

医生：初乳含有的营养不仅是普通乳汁的好几倍，而且更适合新生儿的肠胃，容易被消化吸收，而且对新生儿机体的免疫能力有增强作用，可以保护其在初生的几天里不受病毒细菌的侵害，大量化学分析已经证明其中的成分安全且营养丰富，并没有胎毒一说，初乳还可以在预防很多疾病方面起到作用，如新生儿日后不容易患肥胖、糖尿病、冠心病，以及某些过敏性疾病，如湿疹、哮喘等。所谓的胎毒并不是初乳引起的，也不是新生儿体内含有什么对身体不好的物质，而是因为新生儿的机体尚未发育完善，对于各种外界刺激的反应比较强烈，会表现出奶癣（湿疹）、眼屎等“胎毒”现象。

鸡蛋——越多越好？

婆婆：鸡蛋营养最丰富，是滋补身子的好食品，吃得越多越好，会使产妇元气恢复得快。

医生：过去，人们生活水平不高，鸡蛋就是产妇最好的食物了，而且鸡蛋确实是种营养丰富的食品，但是不同食品有不同的营养价值，鸡蛋营养价值再高，也不能替代其他食品的营养，产妇的饮食要讲究“平衡膳食、合理配制”。鸡蛋并不是吃得越多就越好，从人体对蛋白质的消化、吸收功能来看，每天给产妇吃2～3个鸡蛋就可以了，完全可以满足人体的需要，过多食用的话，补养身体的效果非但不明显，甚至会出现腹部胀闷、头目眩晕、四肢乏力等不良现象，严重者还可导致昏迷。尤其是对较长时间处于饥饿状态，或者肝、肾功能不太好的产妇来说，突然大量摄入高蛋白质食物后，极其容易造成消化吸收障碍。此时，在肠道细菌的作用下，会产生大量的含氨类毒物，导致血氨骤然升高，并扩散到脑组织中，进而引起脑组织代谢功能发生障碍。轻者可出现呕吐、头晕、心慌并伴腹痛、腹胀等症状，重者有可能导致昏迷甚至死亡，这就是所谓的“蛋白质中毒症”。

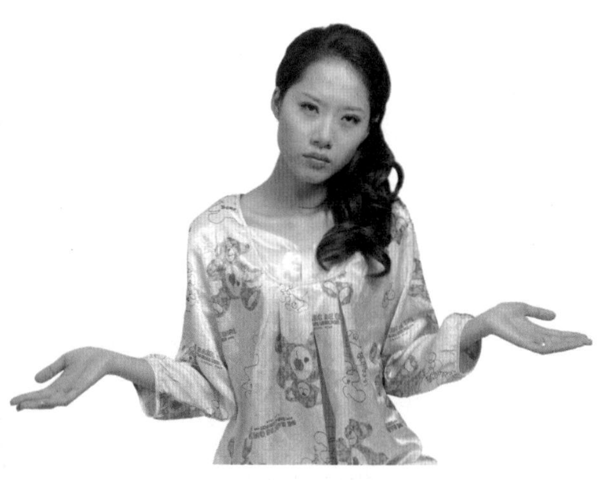

坐月子必须根据体质进行食补吗

很多产妇都发现，虽然在月子期间经过大补特补，自己的体质并没有出现多大改变，身上的肉却长了不少，体态臃肿了很多，和怀孕的时候相差无几，甚至乘坐公共交通工具的时候还会让人当成孕妇被让座，让自己尴尬无比，到底是哪里出了问题，为什么身体没有补出精气神儿，反而补出了一身脂肪呢？其实坐月子并不是一味地吃肉就可以补养身体，正确的观念应该是按个人体质做调整，这样才能更好地使恢复身体的进度事半功倍。

举个例子，若产妇有高血压、糖尿病或较为肥胖，就应多食用蔬菜、水果、瘦肉等低热量、高营养的食物，以免加重病情。相反，如果产妇属于虚寒体质，身体较孱弱，就可酌量多摄取肉类来获

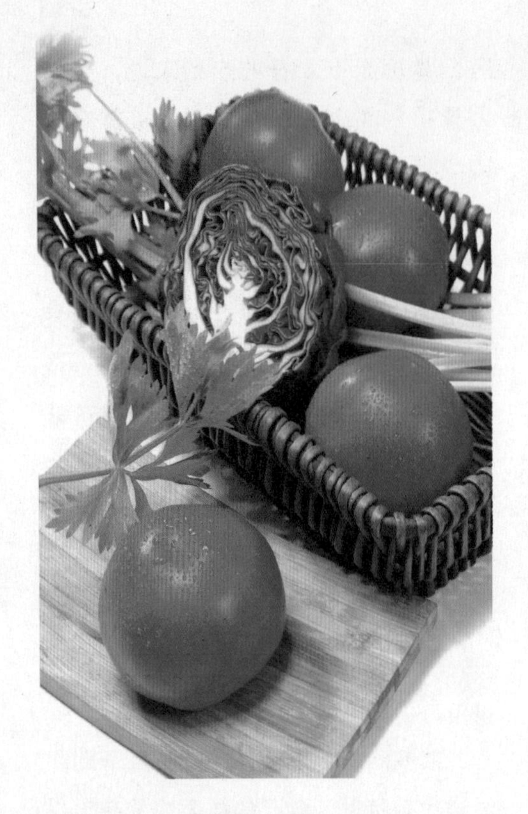

取蛋白质和热量，但含维生素、矿物质较多的蔬菜、水果还是必不可少，以免纤维摄取不足，导致便秘。依据体质进补才是最聪明的产妇，按下面归纳的三种体质来选择最适合自己的食补吧。

寒性体质

特性： 面色苍白，怕冷或四肢冰冷，口淡不渴，大便稀软，尿频量多且色淡，痰涎清，涕清稀，舌苔白，易感冒。

适用食物： 这种体质的产妇肠胃虚寒、手脚冰冷、气血循环不良，应吃较为温补的食物，如香油鸡、烧酒鸡、四物汤、四物鸡或十全大补汤等，原则上不能太油，以免引起腹泻。食用温补的食物或进行药补可以促进血液循环，达到气血双补的目的，且筋骨不易扭伤，腰背酸痛的情况也会减少。

忌食： 寒凉蔬果，如西瓜、木瓜、香瓜、哈密瓜、柚子、梨子、葡萄柚、杨桃、西红柿等。

宜食： 荔枝、龙眼、苹果、橘子、樱桃、葡萄。

热性体质

特性： 面红目赤，怕热，四肢或手足心热，口干或口苦，大便干硬或便秘，痰涕黄稠，尿量少且色黄味臭，舌苔黄或干，舌质红赤，易口破，皮肤易长痘疮或痔疮等。

适用食物： 不宜多吃香油鸡，而且煮香油鸡时，姜及香油用量要减少，酒也少用。适宜用食物进行滋补，如山药鸡、黑糯米、鱼汤、排骨汤等，蔬菜类可选丝瓜、冬瓜、莲藕等，有降火的功效。腰酸的人用炒杜仲五钱煮猪腰汤即可，可以预防上火。

忌食： 荔枝、龙眼、苹果。

宜食： 柳橙、草莓、葡萄。

中性体质

特性： 不热不寒，不特别口干，无特殊常发作之疾病。

适用食物： 饮食上比较容易选择，可以交叉进行食补与药补。如果补了之后有口干、口苦或长痘的情况，就需要暂停一下药补，食用上述较降火的蔬菜来缓解，喝一小杯纯柳丁汁或纯葡萄汁也是不错的选择。

月子期间的食补都千篇一律吗

就一般意义上理解，这里所问及的千篇一律大体有两个方面的内容：一是凡月子期间所吃的是不是都一样；二是相对于自己本身来看，是不是坐月子整个过程中的调理都大同小异。先肯定地说，月子期间食补要因人而异，而且不同阶段的吃法也要不一样。

生产后，每个产妇的体质各不相同，所处环境及心理也不相同，所以需要的月子餐也就不相同。北方坐月子习惯吃小米粥、面条、红枣、鸡蛋，南方则习惯吃香油鸡、米酒水。事实上，不仅是南北习俗不同，不同阶段也是不一样的。

产后第一周——开胃为主

产后第一周，产妇虽然身体虚弱，急需补充营养，但是多数产妇经过过度疲劳的分娩过程后，胃口一般都很差，食欲不佳，所以，本阶段的重点是开胃而不是滋补，胃口好，才会食之有味，从而更为有效地吸收营养。

营养建议：可以吃些瘦肉片、瘦肉末这类清淡的荤食，比如芦笋牛柳、菠萝鸡片、青椒肉片、茄汁肉末等家常小炒。多吃一些粗粮，比如糙米、胚芽米等，以此改善每天都面对白米饭而失去食欲的味觉。

产后第二周——补血为主

产后第二周，产妇的伤口基本愈合，胃口也明显好转，随着恶露的排出，身体对于营养的需求也增加了。所以，本阶段以多食补血食物为重点，来调理气血、恢复气色。尤其需要提醒的是，药膳不可自行胡乱配制，不同药物可能会有相斥的作用，请在专业人士的指导下进行滋补，以免适得其反。

营养建议：苹果、梨、香蕉能减轻便秘症状，又富含多种维生素，动物内脏富含铁质，是完美的维生素补剂和补血剂。

产后半月——催乳好时机

产后半个月了，宝宝胃容量增长了不少，吃奶量加大，产妇的产奶量慢慢陷入“入不敷出”的危机。但是只要宝宝尿量、体重增长正常，两餐奶之间很安静，就说明母乳是充足的。

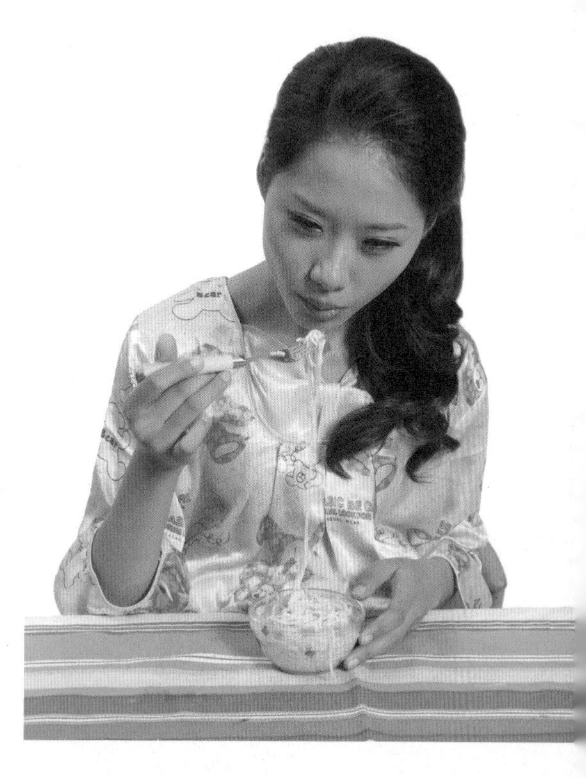

如果出现明显的奶量不足，就应该多吃一些富含蛋白质的汤，比如，鲫鱼汤、猪手汤、排骨汤等公认的很有效的催奶汤，如果加入通草、黄芪等中药，效果会更好。

月子期间应忌食哪些食物

月子期间要吃好，但家里堆着的好东西看着并没有引起食欲，自己想吃的食物往往又被禁食，这也不让吃，那也不让吃，一些产妇既疑惑又矛盾，要忌食的东西有道理吗？那么多东西都不能吃，会不会营养不良呢？俗话说“母亲吃什么，宝宝就喝什么奶”，因此，产妇千万不能因一时口快而让宝宝“受刺激”。那么，月子里的产妇饮食上到底应忌食哪些食物呢？

雷区一：方便面

忌食理由：方便面的主要成分是碳水化合物，大多数都是油炸制成的，汤料也主要是由味精、盐等调味品组成，其中的营养成分含量非常少，而产妇需要的是蛋白质、脂肪、碳水化合物、矿物质、维生素和水。

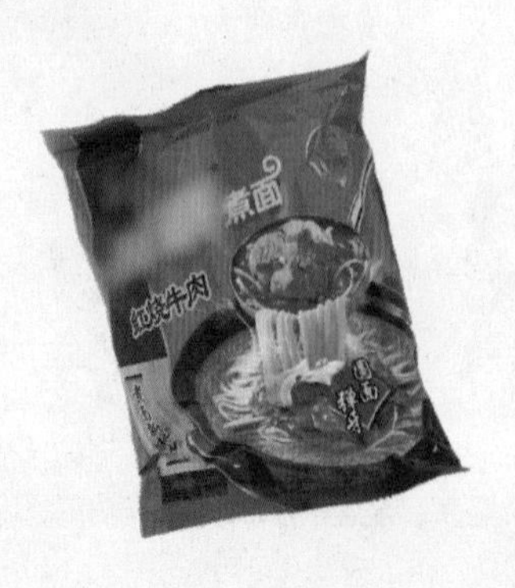

忌食指导：如果对方便面的口味情有独钟，看见了就有食欲，那么，一天最多吃1次，食用时应该酌情增加一些副食，比如，青菜、鸡蛋、虾仁等，以补充真正的营养素。即便如此，患有胃肠疾病和胃口不佳、吸收不良的产妇也最好不要吃方便面，因为油炸食品不易消化，会加重胃肠负担。

雷区二：冷饭冷菜

忌食理由：中医认为“热行寒滞”，生冷之物易致淤血滞留，引起产后腹痛、恶露不止等症状。而且剩饭剩菜里已经滋生了很多细菌，营养物质遭到了破坏，吃进去以后不仅不会让身体吸收营养，反而会导致食物中毒和腹泻等情况，得不偿失。因此，要杜绝那种认为反正不怎么饿，就随便吃点，免得再去做，或者不吃倒掉太浪费的思想。

忌食指导：冰箱储存的饭菜和冬天常温下的饭菜必须加热后再吃，已经隔夜的剩饭菜最好不吃，尤其是隔夜的青菜类已经产生了亚硝酸盐，多食容易中毒。产妇的饭菜要现做现吃，并保持热度。

雷区三：饮茶

忌食理由：茶内的咖啡因可通过乳汁进入新生儿体内，引起新生儿肠痉挛。有饮茶习惯的产妇以母乳喂养的新生儿经常无缘无故地啼哭，就是饮茶引起的，很多产妇还不知道，找不出新生儿哭闹的原因。

忌食指导：产妇在哺乳期要忌饮茶叶类的饮品，如果觉得口中无味，可食用药食同源的红糖姜茶、花草茶等，忌食有回奶作用的大麦茶。

雷区四：麦乳精

忌食理由：麦乳精的主要原料麦芽糖和麦芽酚都是从麦芽中提取的，而麦芽是中医退奶的主要药物，所以坐月子期间不能饮用麦乳精。

忌食指导：产妇在喂奶期间忌食麦乳精，以及含有麦芽糖、麦芽糊精的食物。

雷区五：辛辣饮食

忌食理由：此类食物性属温燥，过多食用可使产妇内热上火、口舌生疮、大便秘结或痔疮发作，新生儿吃了这样的母乳后会引起口腔炎、流口水等症状。

忌食指导：不要过多食用韭菜、蒜薹、辣椒、胡椒、茴香、酒等食物与饮品，可以用少许做调料。

怎么安排去月子中心坐月子

快节奏的现代社会生活，“80后”小家庭人口简单，产妇坐月子，常找不着人照顾。婆婆、妈妈若在身边还可以帮帮忙，若没有婆婆、妈妈在身边，那可就是件麻烦事了。因此从业者推出坐月子中心的概念，让产妇不再为坐月子的事而烦恼，实在不失为忙碌的有经济能力的现代家庭的好帮手。

月子中心提供的服务项目如下：

1. 根据产妇和新生儿的身体状况，制定出适合自己的营养、科学又美味的月子营养膳食。

2. 专业的新生儿护理，正确判断并及时在新生儿出现各种不适（溢奶、呛奶等）或症状（黄疸、湿疹等）时做出处理。

3. 为产妇提供心理辅导，帮助预防及消除产后抑郁。

4. 规范的产后形体恢复项目，如面部护理、妊娠纹修复、乳房护理、纤体塑身等。

针对选择什么样的月子中心才最安心最舒适，专家提出几条不错的建议，供产妇们参考：

首先要了解其是否有工商部门的正规批准营业执照，营业范围是否有“月子护理”一项，并要了解其注册资金是多少，以防将来出现问题没法得到补偿。其次可从环境（最好不是新近装修过的）、服务人员专业性及素质、价格、客户评价几个方面综合考虑。其中最重要的是专业能力，比如，中心是否有权威妇产科专家、护理顾问、专护师等，设施是否专业、安全等。

坐月子中心价格一般在每月1～3万元，家庭经济条件允许的情况下可以选择。

如何请个月嫂在家照顾产妇坐月子

现在的年轻夫妇大多与父母分开居住，所以坐月子期间父母不能在身边照顾也是很常见的，还有很多父母因为有自己的生活理念或者身体状况不允许而不愿意照顾产妇，由此就催生了月嫂这个行业的诞生。在经济条件允许的情况下，请月嫂是性价比最高的产妇坐月子时的陪护选择。优秀的月嫂能将产妇和新生儿照顾得非常好，科学的新生儿护理知识，全面的月子期间衣食住行规划，大大提高了产妇身心的康复速度。月嫂的价格一般的 2000 ~ 8000 元不等，具体价格依照从业时间、从业经验、口碑、自身条件而定。

何时开始着手找月嫂呢？建议从距离预产期 1 个月开始找寻适合的月嫂。

通过何种渠道雇用月嫂呢？请月嫂最好通过朋友推荐，用过的才知根知底。当然，每个人对月嫂的要求不一样，满意度也就不一样了。如果想通过中介机构找，一定要找正规的有资质的在业内没有不良记录的家政中介，签订合法有效的责任制合同（明确服务的具体内容、收费标准、违约或事故责任等）来保障自己的权益，开具正式发票，查看月嫂身份证、培训记录、健康证、体检证明等。

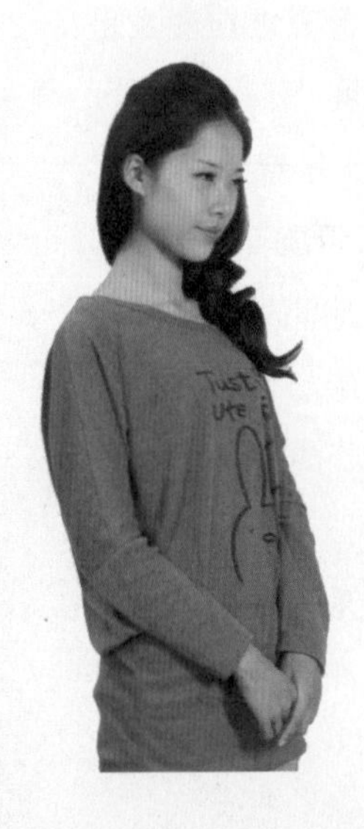

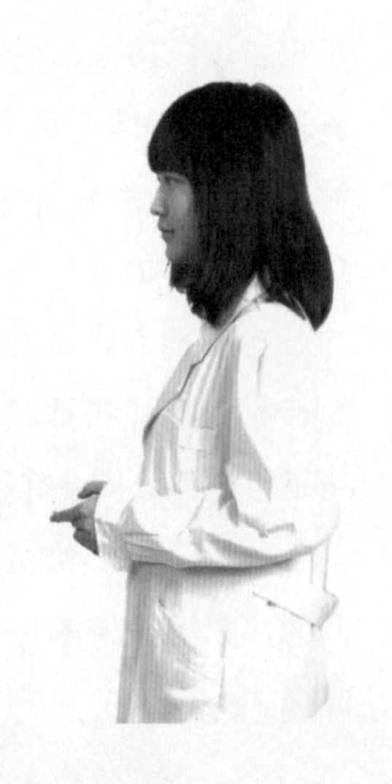

如何选到优质月嫂？

在雇用月嫂之前，应该把自己的要求讲清楚，并在生活饮食习惯、宗教信仰等方面互相沟通，以便家政公司推荐合适的月嫂。能够在各方面都和产妇融洽相处的月嫂，才能最大限度地发挥她的能力，促使双方的愉快合作。普通话标准或者能流利掌握和产妇一个地区方言的月嫂，交流起来更加容易，对孩子的说话启蒙也能起到积极的作用，尽量避免南方家庭用北方月嫂或北方家庭用南方月嫂的情况，南北饮食文化差异大，有可能会因为沟通不畅而带来矛盾。面试月嫂也非常重要，可以的话，先要求月嫂去家里试用 1 ~ 2 天，再决定雇佣与否。

一般来说，好的月嫂必须掌握以下知识：产妇的饮食特点及营养搭配知识；产妇起居特点及护理知识、产妇常见病与应对措施；教产妇做产妇操；新生儿的护理知识；了解新生儿的生长发育特点、新生儿常见病及预防（如湿疹、黄疸、红臀、脐带炎等）、新生儿抚触知识等。

小贴士 | 月嫂的服务项目有哪些？

1. 照顾新生儿。

（1）生活护理。

料理新生儿的饮食起居，给新生儿喂水、喂奶、洗澡、换洗尿布和衣物。

（2）专业护理。

护理新生儿脐带，为其测量体温，对尿布、毛巾、奶瓶等婴儿生活用品进行清洗、消毒，观察黄疸消退情况。

（3）常见病护理。

观察新生儿大小便是否正常，预防尿布疹、鹅口疮等常见病的发生，发现异常需及时提醒并协助治疗。

（4）潜能开发。

酌情给新生儿做抚触、游泳和婴儿操，以提高新生儿的抵抗力和协调力，开发新生儿的智商潜能，并指导产妇掌握这些技能。

2. 照顾产妇。

（1）生活护理。

观察产妇身体情况（主要是乳房、恶露、大小便），清洗、消毒产妇的衣物，在产妇不能自理时帮助产妇擦洗身体，照顾产妇饮食。

（2）乳房护理。

指导产妇掌握正确的哺乳姿势，帮助产妇清洗、热敷、按摩乳房，减轻乳房胀痛，预防乳头皲裂等乳房疾病。

（3）产后恢复。

指导产妇做好产后恢复操。

（4）营养配餐。

合理安排产妇饮食，为产妇制作营养月子餐。

（5）心理指导。

多与产妇进行沟通，交流育婴心得和生活经验。

雇用月嫂后的注意事项有哪些？

1. 不要过分依赖月嫂。月嫂不是单纯的保姆，更多的职能定位是老师，指导产妇掌握最科学合理的新生儿护理和育儿方法，产妇应该多提问、多学习，以便在月嫂离开后能够顺利胜任母亲的角色。别让月嫂每天和新生儿的亲密接触取代了母亲的关怀，从而忽略了和新生儿的情感交流，亲子时间的减少更容易诱发产后抑郁症。

2. 不要把月嫂当成家务保姆来用。月嫂的基本职责是照顾产妇和新生儿，如果把月嫂当勤杂工使唤，让月嫂替全家做饭洗衣，这其实是分散了月嫂的精力，反而影响其对产妇和新生儿的护理工作。

3. 不要不好意思辞退不满意的月嫂。如果对月嫂的服务有不满意的地方，要及时提出来并进行沟通，必要时联系家政公司更换月嫂。将不悦藏在心底会不利于产后身心的调理恢复，使雇用月嫂的目的适得其反。

4. 不要当着月嫂的面数钱、谈论家中的收入、资产等，以避免不必要的麻烦。家中财物要收置妥当，一旦发现家中丢失东西，应当面询问月嫂并立即向公安机关报案，同时通报家政公司协助处理。

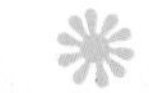

亲人照料产妇坐月子时应该注意哪些事情

由亲人照顾产妇坐月子是中国最传统的坐月子方式，对产妇而言，刚刚经历了怀孕与分娩的劳累，面对着家庭的新成员——新生儿，新爸爸和新妈妈难免会手足无措，如何护理新生儿和料理产妇的饮食起居都成了难题，家里有个有经验的老人帮忙是再好不过了。因此，由妈妈或婆婆照顾月子是大部分产妇的选择。但应注意以下几点：

1. 如果老人的身体不太好，不适合做照顾产妇这种劳动强度较大的工作，还是尽量不要劳烦老人，建议请保姆或月嫂。

2. 有些老人的思想非常传统，固执地遵守着一些老规矩，伺候月子的方法不太科学，这样往往会在两代人之间造成矛盾，导致婆媳关系紧张。产妇要学会忍让和劝解，丈夫要在其中起到缓冲剂或润滑油的作用，不能激化矛盾。

3. 由家人照顾产妇坐月子的最佳人选是丈夫加上产妇的妈妈。产妇的母亲更了解产妇的生活和饮食习惯，即使有了矛盾，沟通起来也容易，不会影响以后的生活。

4. 可以给老人包个红包，感谢这一个月来的悉心照顾，不能觉得老人照顾自己是她的义务而不予以回报。

5. 白天老人帮忙照顾产妇和新生儿已经很辛苦了，晚上产妇应该自己带着新生儿睡，夜间喂奶也亲力亲为，不要再惊扰老人，让其好好休息才是子女应该做的。

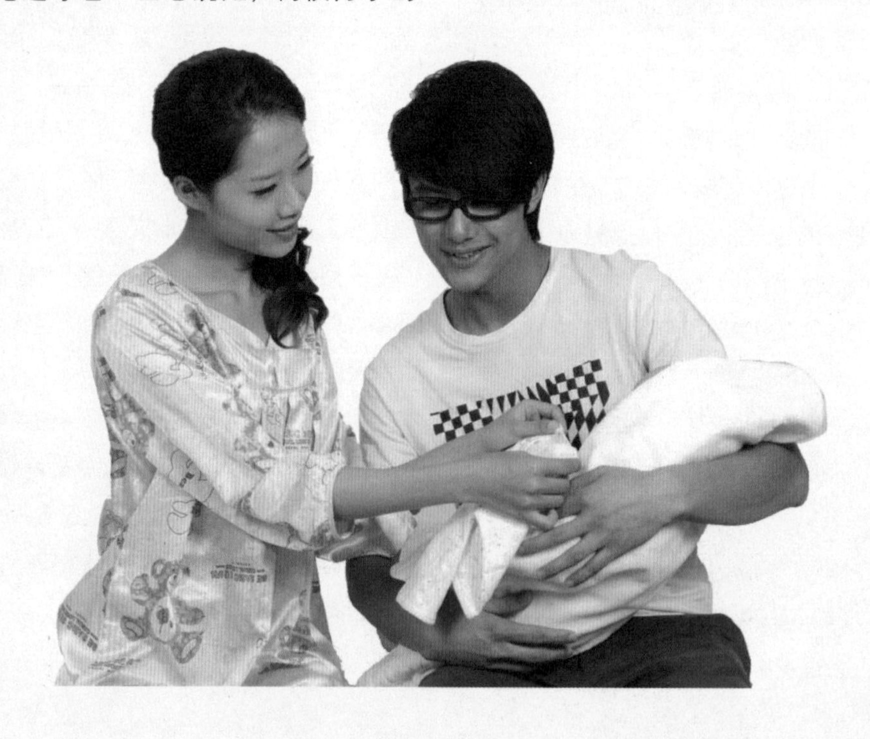

现学现用

产前产后护理先知道

说起坐月子，很多丈夫都认为这是妻子的事，自己没必要参与其中。其实，坐月子期间，不仅产妇要懂得一些产后护理和育儿常识，做丈夫的更应该注意这些问题，并积极配合进行产后的护理工作，保证产妇能在舒适的环境下科学而有条理地尽快恢复身体机能。事实上，身为父亲，照顾新生儿也是义不容辞的责任，切不可一味地推给别人或是请人代劳，因为这其中还有不可忽略的亲子互动。

营养备战，生产助她一臂之力

分娩会消耗孕妇大量的体力，很多产妇在最后产程时都已经筋疲力尽，所以给孕妇准备一点可以迅速转化为能量的助产食物很重要，如巧克力、牛奶、鸡蛋等都是不错的选择。

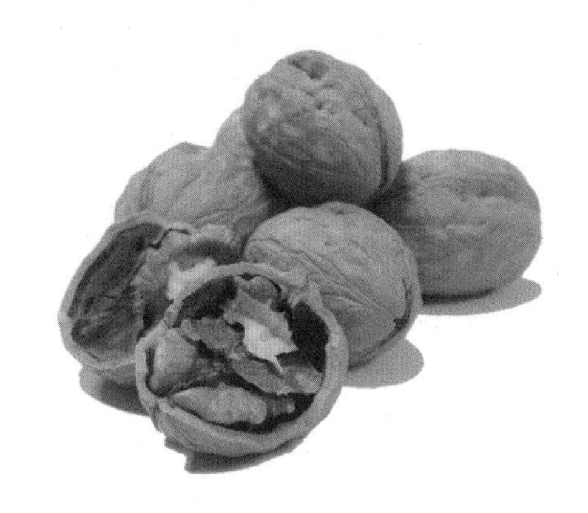

适宜吃的食物有哪些？

1. 猪蹄是含有丰富胶原蛋白的食品，有助于增加皮肤的弹性，缓解妊娠纹。

2. 鲫鱼、鲤鱼、萝卜、冬瓜等食物，有助于缓解水肿症状。

3. 鸡肉、鱼肉等易于消化吸收且含丰富的蛋白质，可提供能量，帮助修复组织。

4. 鱼肉是富含 DHA 的食物，可促进胎儿大脑和眼睛的发育。

5. 多食用含有丰富的维生素、无机盐、矿物质、纤维素的食物，有助于防治便秘。

6. 核桃、芝麻和花生等富含不饱和脂肪酸的食物，可改善血液微循环。

7. 多食用含铁丰富的食物，如动物的肝脏、菠菜和蛋黄等。

8. 多食用含钙丰富的食物，如海鱼、虾米和虾仁等。

9. 海带、紫菜、鱿鱼等是富含碘的食物，可调节各种营养的分解吸收，促进胎儿的生长发育。

在分娩的第一产程，时间长且阵痛频繁，产妇体力消耗大，可以鼓励产妇少量多次进食，在饮食安排方面以易消化的食物为主，可以吃些稀粥、鸡蛋、

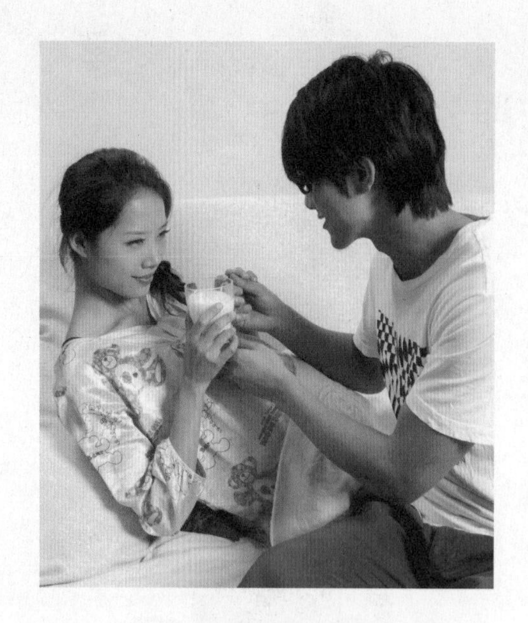

青菜、鱼和瘦肉等清淡的饮食，多喝些糖水，以保证充沛的精力，这样才能保证有足够的体力完成第二产程。

第二产程时可以吃一些巧克力。巧克力被誉为“分娩佳品”，每100克的巧克力中含有碳水化合物55 ~ 66克、脂肪30 ~ 38克、蛋白质15克，还含有铁、钙及维生素等营养成分，最关键的是，巧克力的碳水化合物能迅速地被人体吸收利用。

不适宜吃的食物有哪些?

1. 忌食苋菜等寒凉、对子宫有刺激的食物。

2. 慎食大补食品。

3. 尿蛋白高的孕妇应限制蛋白质、水分和盐的摄入。

4. 每日饮食中的盐摄入量应控制在7克以下。

5. 不要大量饮水。

经典助产补品：黄芪羊高汤

黄芪羊高汤，能够给产妇补充体力，有利于顺利生产，还有安神、快速恢复疲劳、防止产后恶露不尽的作用。

羊肉一般人群均可食用，适宜体虚胃寒者，但有发热、牙痛、口舌生疮、咳吐黄痰等上火症状者不宜食用，肝病、高血压、急性肠炎或其他感染性疾病及发热期间不宜食用。

黄芪不适合人群为表实邪盛、湿阻气滞、肠胃积滞、阴虚阳亢、痈疽初起或溃后热毒尚盛者。

黄芪羊高汤

原料：羊肉（肥瘦）1000克、黄芪50克、花椒2克、八角2克、姜10克、食盐10克、小葱10克。

做法：

1. 将羊肉洗净，切成3厘米见方的小块。
2. 羊肉块放入炖锅内，加入调料及黄芪，然后加入3倍于羊肉的水，大火烧开，撇去浮沫，转小火慢炖约2小时即可。

提示：

1. 黄芪的用量，可根据肉量多少适当增减。
2. 切羊肉之前要把羊肉上的筋膜剔除。
3. 山楂、萝卜、绿豆、葱、姜、孜然等作料可去除羊肉的膻味。
4. 气候燥热的夏秋季节，不宜吃羊肉。

产后1小时，产妇身体的七种变化

阵痛结束，宝宝降生！产妇也许还沉浸在分娩过后的轻松里，并没有注意到自己的身体正在发生着巨大的变化：

1. 新生儿出生后，产妇的体重大约要减轻5千克，这5千克包括新生儿的质量和分娩中流出的羊水的质量，产妇会感觉肚子一下子变空了。

2. 在分娩后大约5分钟到2小时里，胎盘会自动脱落，从而在子宫里形成一个手掌大的伤口，软组织会流出大约300毫升的血，这些血量是在怀孕期间储存下来的，不会影响身体健康，伤口大约6周即可痊愈。

3. 分娩后，子宫壁上的收缩肌会促使子宫迅速收缩，产后1个半月左右子宫会恢复到孕前大小。

4. 子宫上的韧带仍然保持伸展的状态，恢复到正常的大小需要一些时间，产妇的身体会因此感觉虚弱。

5. 在怀孕期间，心脏、肝脏、胃和肺被子宫顶了上去，分娩后重新得到了更多的空间，开始逐渐回到原位。

6. 产妇体内一种叫内啡肽（endorphin）的激素含量在分娩后仍然很高，内啡肽是身体自身产生的镇痛剂，可以在分娩的过程中减轻疼痛感。

7. 阵痛促进激素仍然在血液中循环，它会引起子宫在产后收缩，持续阵痛的感觉，还会帮助唤醒产妇的母性。

分娩后1小时，如何护理产妇

分娩让产妇消耗了太多的能量，在分娩后的1小时里，还有一些事情需要特别留意。

最需要的就是安静

当新生儿顺利降生后，产妇最需要的就是安静地休息，不被打扰。

等待胎盘脱落

在分娩后，大约5分钟到2小时里，胎盘会毫无疼痛地从阴道中滑落出来，助产士会仔细检查胎盘是否完整，如果有残留的部分留在子宫里，会导致子宫出血。如遇到胎盘不能自动滑落的现象，需要医生把手伸进子宫内协助胎盘脱落。

缝合需要时间

分娩结束后，医生需要处理侧切或者撕裂的伤口，并进行缝合，通常会采用喷雾麻醉，不会感觉到疼痛，这个时候产妇可以让筋疲力尽的身体稍微休息一下，闭目养神。

开始哺乳，越早越好

新生儿在出生后的20～30分钟内，吸吮反射最为强烈，如果错过了这段黄金时间，新生儿的吸吮反射会在一天半内有所减弱，甚至可能影响母乳喂养的顺利开始。新生儿的吮吸可以刺激产妇子宫收缩、减少出血，对产妇的身体恢复有很好的作用。另外，尽早哺乳对新生儿第一次与妈妈接触也有很好的作用，产妇产前就应该经常护理乳房，做好清洁工作，给新生儿最安全的接触。

恶露产生

在产后1小时左右，子宫里未排净的余血、黏液和其他组织会大量排出体外，刚开始是暗红色的，然后是粉红色，最后是褐色，这种出血会持续4～6周，血量会越来越少。入院前要多准备一些一次性护理垫和产妇专用卫生巾（医院的待产包里也会提供），勤更换以保持洁净。

及时补充水分

分娩后的产妇流了很多汗，所以身体很虚弱，但是可能没什么食欲，为了补充体能，至少要喝点水，否则很可能会脱水。流质饮食最适合刚刚分娩完的产妇。例如，红糖水（红糖若干放入杯中，以开水冲饮）、冰糖银耳汤（银耳10～30克，加水和冰糖适量，温水煨烂后食用）、小米粥、红枣大米粥。

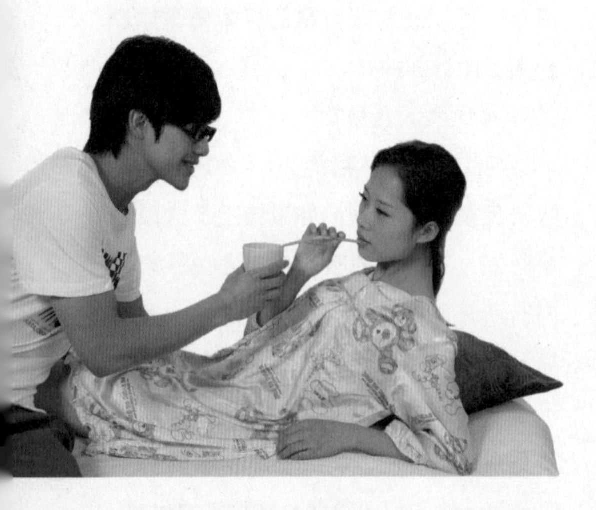

温水擦脸

经过劳累的分娩过程后，产妇大多已经大汗淋漓，这时候，用沾了温水的毛巾擦擦脸，可以缓解疲劳感。

产妇分娩后2小时应留在产房观察

产妇产后虚弱，尤其是刚刚分娩后的2小时内，应该留在产房里进行观察。

因为胎盘娩出后，子宫需要进行有效的收缩，才可以使胎盘娩出后在子宫壁留下的创面血窦关闭，起到止血的作用。如果产妇分娩过程不顺利，加上其他并发症的出现，就有引发产后大出血的可能，所以需要留在产房观察，一旦发生情况可及时救治。在产房中，医护人员会定期观察产妇的血压、心率、脉搏、阴道出血、子宫收缩、宫底高度、膀胱充盈度等情况，医生会根据实际情况采取按摩子宫的方法，以防产后出血。临床实践证明，分娩后2小时内是一个非常关键的时间段，不可粗心大意，应引起产妇和家属的高度重视，需注意以下几点：

1. 出血观察。分娩后2小时内在产房观察，分娩后2～24小时在病房观察，有异常出血情况要及时通知医生。

2. 调整好心态。看到新生儿过于兴奋，或者因为新生儿性别问题而情绪低落，都会影响子宫收缩，引起产后出血及其他并

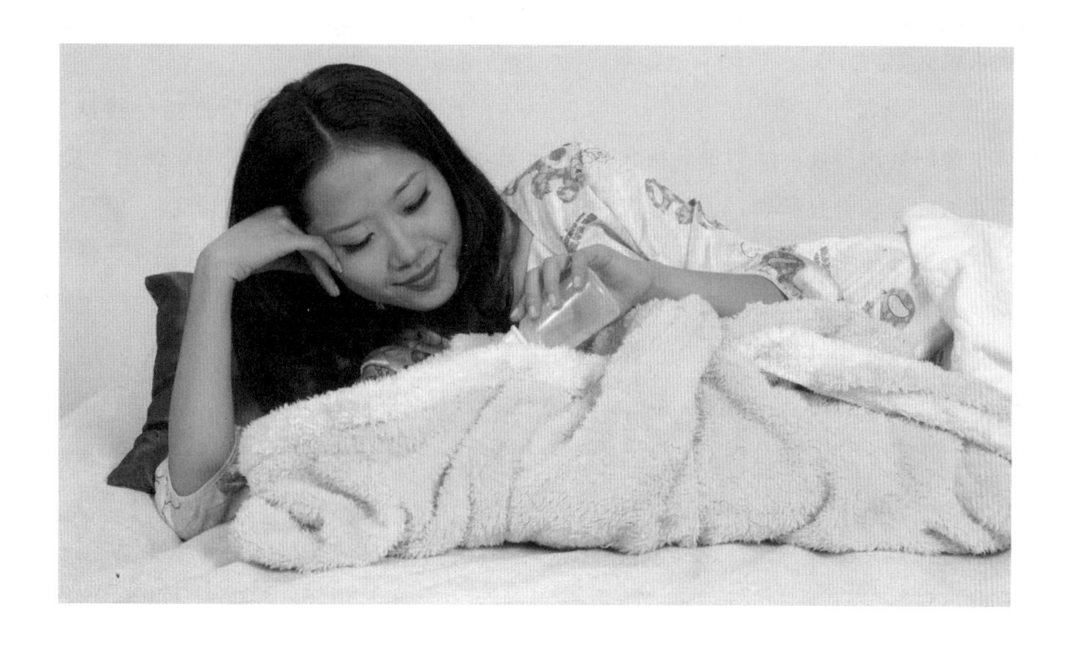

发症，有心脏病、高血压的高危产妇更要注意。如果家属在身边，要及时开导，缓解不良情绪对身体的影响和刺激。

3. 母乳喂养。新生儿出生后半小时内就要给他（她）喂第一次奶，同时跟新生儿进行皮肤接触。可在医生的指导下进行第一次哺乳，会有无母乳泌出的情况发生，此时不要着急和担心，大多数人的初乳都是需要在和新生儿的磨合中才能受刺激泌出的，正确的吮吸方式和喂奶姿势有利于新生儿尽早喝到第一口妈妈的乳汁，母乳喂养有利于刺激乳腺分泌，对产妇子宫的恢复和乳腺疾病的预防都很有好处。

4. 要好好休息。分娩消耗了较多的体力，睡意不知不觉就会袭来，这时要抓紧时间休息，闭目养神即可，产后立即熟睡对身体恢复并无好处。

产后，丈夫要做好这几个方面的工作

婉劝亲朋好友不要过早探望分娩产妇

由于刚分娩后的产妇已经非常疲惫，尤其是生产不顺利或剖宫产后的产妇，需要静养以恢复体力，亲朋好友最好不要在此时前来探望。即使来探望，一次来访的客人也不宜过多，以2 ~ 3人为宜，探访时间尽量要短，以10 ~ 20分钟为宜。正在生病的亲友更不应来探视产妇及新生儿，以免引起交叉感染。现在医院一般采用母婴同室的方法，新生儿就放在产妇的床旁，新生儿的抵抗力相对较弱，如果探视的人员太多或太杂，容易引起新生儿得病。尽量不要在病室中大声说笑与喧哗，以免影响其他产妇的休息，开窗通风时都要想到别人是否会吹风受凉。

保证产妇营养充足

产妇经过分娩，体力消耗极大，需要及时休息和补充营养，尤其是产后前几天，消化功能较弱，丈夫要给妻子多吃一些富含营养、不油腻又易于消化的半流质食物，以后再逐渐转为普通饮食。监督妻子不要一味进食大鱼大肉，高糖、高油、高脂肪食物不利于产妇身体的恢复，对乳汁的质量也会有影响，要合理添加蔬菜和水果，这样做既可以预防发胖，又可以增加纤维素，防止产后便秘。

营造温馨的家庭气氛

关心产妇的心理健康，帮助产妇预防产后不良情绪也是丈夫在坐月子期间的重任之一。产后产妇出现的不良情绪主要有三种类型：产后沮丧、产后抑郁和产后精神病。妻子分娩后，身体处于极度疲劳状态，感情也非常脆弱，对周围的刺激异常敏感，丈夫和家人的语言、态度、行为都会引起妻子的情绪波动，尤其是产后2周内，妻子的饮食起居都依赖身边的人照顾，能接触到其他人的机会很小，世界因此变小了，很多不良情绪开始积增。作为丈夫，要对妻子的生活状态加以关心，多倾听妻子的诉说，鼓励她把内心的烦恼和不满发泄出来，不要只顾着工作和新生儿而对妻子漠不关心，更不能因为一点小事就与妻子发生争执。

帮助妻子产后恢复

产妇初次下床，丈夫应给予搀扶、照顾，防止其因为身体虚弱而晕倒。丈夫每天要协助妻子洗脸、梳头、刷牙、更换衣物等，并提醒妻子适当下床活动，不要长时间卧床。

协助新生儿的护理

产前就要积极学习新生儿护理知识，在产妇进行母乳喂养和为新生儿洗澡、穿衣、换尿布等的时候要助其一臂之力，不仅可以缓解妻子的压力，也增加了和新生儿交流的机会，起到安抚新生儿情绪的作用，避免了以后宝宝太过于依赖妈妈的不良发展趋势。要尽快适应从丈夫到父亲的角色转换，给予新生儿充足的父爱，让宝宝身心都健康发展。

适度性生活，体贴妻子健康

妻子分娩后，大约需要2个月的时间，子宫才能恢复到原来未孕时的状态。因此，这段时间里绝对不能进行性生活。待恶露完全排净后，性生活也要有所节制，最好1周1次。

创造良好居住环境

妻子分娩后，最重要的事情就是休息，要保持居室的温湿度和空气的清新度，提供给妻子一个良好的起居环境是非常重要的。如果是在深秋和冬天，室温低，可以开空调、电暖气等来将室温保持在20℃以上，尤其是在给新生儿洗澡的时候；夏季可开空调，但是不宜低于25℃。清新的空气有利于产妇身体的恢复和精神的愉悦，每天至少开窗 2 小时通风换气，要注意避免穿堂风，不要让风直吹产妇和新生儿，尤其不要为了保持空气清新而喷洒空气清新剂。

产后 24 小时即可下床活动

早期下床活动指的是轻微的床边活动及产后保健操等，通常情况下，产妇如果没有会阴撕裂伤、会阴侧切手术、产道损伤、发热、恶露不尽、腰痛、腹痛等症状，在生产 24 小时后即可下床在室内活动。

但要提醒的是，早期下床活动并不是指要过早地进行体力劳动。在产后 6 周内，严禁提举重物和较长时间的站立或下蹲。劳动过早、过重，得不到适当休息，不仅会延长全身康复的过程，还可能发生子宫脱垂、腰腿疼痛等月子病。因此，产褥期既不能长期卧床，也不能从事过重的体力劳动。

早下床活动的好处

早下床活动，可以促进血液循环，加速伤口的愈合进度，有利于子宫收缩和恶露的排出，从而减少感染的可能，预防产褥期各种疾病的发生；同时，还可以促进胃肠蠕动，加强胃肠道的功能以增进食欲；有利于膀胱排尿功能的恢复，使大小便通畅，减少泌尿系统的感染；此外，还可减少下肢静脉血栓形成的机会，促进盆底肌肉、筋膜紧张度的恢复等。

一般来说，怀孕后，因为胎儿的生长发育，子宫会不断增大，腹部突起，特别是在怀孕后期更为明显，分娩后腹肌、盆底肌、会阴肌的肌纤维和韧带会出现弹力降低、纤维断裂的情况，造成腹壁松弛、耻骨分裂，严重的还会出现子宫脱垂等情况，短时间内难以恢复。要想恢复分娩前的腰腹部肌肉的弹性，卧床休息是远远不够的，适当的体育锻炼才能起作用，可以促进局部肌肉的收缩，同时还可以预防产妇便秘。

哪些情况应推迟活动

有些产妇不适宜进行产后训练，如产后大出血、重症糖尿病、产褥期严重感染、妊娠合并重症肝炎、产妇严重心理障碍、妊娠合并心脏病、急慢性肾炎、肺结核、甲状腺功能亢进、6 个月内头部受伤者。

下床后该如何活动

自然分娩的产妇当天就可以在床上做一些适当的翻身、抬腿、缩肛运动，尤其是缩肛运动对产后盆底的肌肉和肌膜的恢复非常有帮助，还能预防产后痔疮的发生。这里首先要提醒的是：产妇下床时，应慢慢起来先在床上坐一会儿，下床后原地站 1 分钟，然后再走，若起身太猛，容易产生体位性低血压而产生虚脱、晕倒等现象。

产后 12 小时后，可以站立或半跪在

床上，做上肢的轻度活动，如扩胸、平展双臂绕肩、侧卧单肩绕环进行运动，这样可以加速恢复血液循环和肺循环，预防血栓的形成，减少产褥期重症的发生，肩带部活动有助于加强胸肌的力量，用以支持乳腺组织，促进泌乳。

下床后 1 ~ 3 天可以做抬头、伸臂、屈腿等活动，每次做 5 ~ 6 下，每天做 4 ~ 5 次。但是要注意需量力而行，此时活动的目的是为了促进血液循环、加速子宫愈合，而不是为了减肥瘦身，所以万万不可活动得过于剧烈。

下床后 1 周，可在床上做仰卧位的腹肌运动和俯卧位的腰肌运动，将双腿伸直上举，进行仰卧起坐，头、肩、腿后抬等运动有助于已经产生皮下纤维分离的腹直肌的恢复，同时又可以减少腹部和臀部的脂肪堆积。

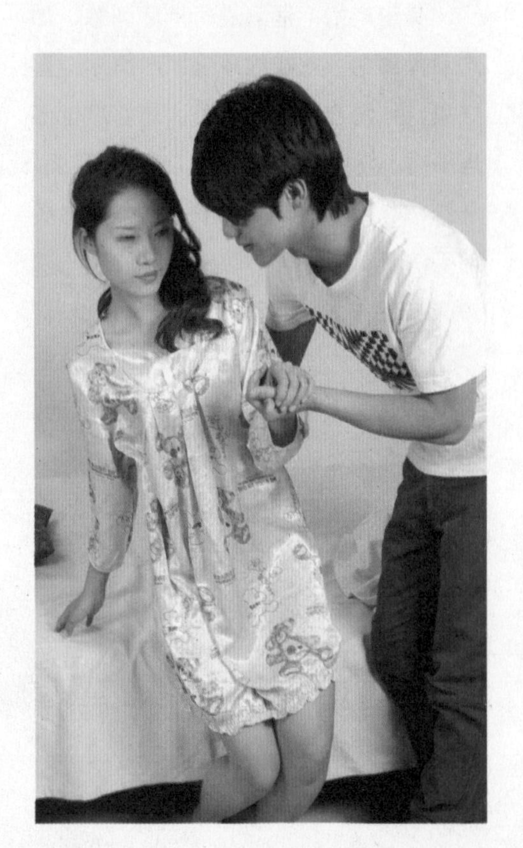

半个月后，可适当地做些简单的家务、饭后散步，以利于肌肉收缩，减少腹部、腰部、臀部等处的脂肪蓄积，促进机体新陈代谢，避免体内热量蓄积导致的产后肥胖症，保持女性的体态美。

特别要说明的是，做了剖宫产的产妇，术后平卧 6 小时后就要进行翻身、侧卧等活动，以防发生褥疮和肠黏连，影响伤口和子宫的恢复；术后 24 小时可以坐起来，拔除尿管后便应该下床自主小便。下床的时间要根据产妇的具体情况，因人而异，不可强求。在拆线前可以适当做些翻身及下地走路的活动，拆线后就可以适量地活动了。

产妇第一次下床护理须知

很多产妇在产后第一天基本上都是躺着度过的，这种做法可不好。躺在床上不仅不利于体力的恢复，还容易降低排尿的敏感度，这就有可能阻碍尿液的排出，引起尿潴留，并可能导致血栓的形成。

顺产的产妇在产后练习坐起来后即可下床活动，根据体力恢复情况进行适当活动。为了安全起见，产妇第一次下床，可能因姿势性低血压、贫血或空腹造成血糖下降而头晕，必须有家属或护理人员陪伴协助，下床前先在床头坐5分钟，确定没有感觉到不舒服后再起身。下床动作要慢，先坐于床缘，无头晕情况时再下床。产后24小时可以在室内随意活动，但要避免长时间站立、久蹲或做重活，以防止子宫脱垂。剖宫产24小时后，及时下床活动可以促进胃肠蠕动，减轻腹胀的感觉，有效预防血管栓塞。下床时，可以使用腹带或用手支托住伤口，以减轻伤口的牵拉产生的疼痛感。

下床大小便前，要先吃点东西来补充体力，以免因为低血糖而在厕所里昏倒。如果上厕所的时间较长，站起来的动作要尽量缓慢，不要突然站起来。万一产妇有头晕现象，要让她立刻坐下来，把头向前放低，在原地休息一会儿。给产妇喝点热水，观察她的脸色，等到血色恢复了，再回到床上。

产妇第一次排泄护理须知

分娩前，医生会让孕妇提前排尿、排便，使胎儿的活动空间更大，使其能够顺利娩出，如果产前没有排尿，有些产妇就会在分娩后的短暂时间里不自主地排尿，那是因为膀胱长时间处于充盈状态并且受压迫而使肌肉控制力减弱导致的。产后，医生都会要求产妇尽早排尿，一般在产后2～4小时小便，医院的待产包里会提供床上使用的便盆，方便还不能下床的产妇使用。剖宫产的产妇，要留置尿管24小时，这期间不能下床，等尿管拔掉后一定要下床排尿。产后应该在2～3天内排便，但是由于黄体素影响下肠肌松弛或腹内压力减小，很多人产后第一次排便的时间往往会延后，尤其因为准备分娩而没有正常进食时，更容易造成排便不顺。医院会给产妇开一些补血、补铁的药，这些药会使产妇的粪便呈黑色，这是正常现象。

排尿困难的原因和危害

在怀孕晚期，由于被增大了的子宫长时间压迫，膀胱肌肉的张力降低了，分娩时，胎儿头部又长时间紧紧地压迫着膀胱，使膀胱肌肉的收缩力明显减弱。因此，虽然在分娩后子宫对膀胱的压迫瞬间减轻，但是由于膀胱肌肉张力的下降和收缩功能的减弱，膀胱已经无力将其中的尿液排除干净。与此同时，产后腹壁松弛、腹肌无力、腹压降低，产妇难以使用腹压排尿，也是排尿困难的原因；另外，有些产妇在分娩时做了会阴侧切手术，小便时尿液刺激伤口引起疼痛，致使尿道括约肌痉挛，也是产后排尿困难的常见原因之一；有些产妇不习惯在床上使用便盆小便，觉得难为情，也会引起排尿困难。

如果产后6～8小时仍排不出尿液，

即为医学上的产后尿潴留，此时膀胱已经被胀大，子宫被迫移位，将会由于妨碍子宫收缩而引起产后出血或膀胱炎，而且也会影响产妇的补水量和进食量。尿不出来就更不敢多喝水，怕胀破膀胱，不喝水就会使体液循环减慢，全身无力，于是导致排尿更加困难，无法维持正常的新陈代谢，后果严重。

小贴士 | 促进排尿的方法

1. 产妇要调节好心态，保持乐观情绪，打消一切顾虑，就像平时排尿一样，不要有压力，闭上眼睛，想象这里就是家中的卫生间，这也只不过是一次平凡得不能再平凡的小便，为了加强腹壁对膀胱的压力，可以做呼吸动作和用手按摩腹部帮助排尿。

2. 做凯格尔练习（促进子宫收缩的办法：就像小便时突然停止然后再尿一样，平常也多做这样的练习）刺激排尿，15 ~ 30 分钟 1 次。

3. 尽早起床适度活动，能促进小便的排出。上厕所的时间如果较长，站起来的时候动作要慢，不要突然站起来，家属应该全程陪护。

4. 对膀胱胀满但无尿意而迟迟不肯小便者，可用温热水冲洗尿道，尤为适合有会阴侧切的产妇，用温热的水做局部冲洗，这样在尿液排出时，皮肤就不会有刺痛感。

5. 在下腹部膀胱区放置热毛巾或热水袋，以消除黏膜充血水肿的症状。

6. 打开水龙头听流水声，诱导排尿。

7. 多喝水，多吃含水量多的蔬菜、水果。

8. 注射兴奋平滑肌、刺激膀胱肌收缩的药物。

9. 如果按照上述方法无效时，则应用导尿管导尿 24 小时，使膀胱得到休息，恢复肌肉张力，促进神经恢复，直至完全能自主排尿。但要注意操作中要做到绝对无菌，以防感染。

促进排便的方法

1. 多喝水、多食用蔬菜和水果，适量吃一些糙米等粗粮食品，避免食用刺激性食物和油腻食物，如咖啡、茶、辣椒、酒等。

2. 在身体条件允许的情况下，经常下床行走可以帮助肠胃蠕动，促进排便。

3. 要避免忍便，不要延迟排便的时间，以免导致便秘。

4. 每次排便之后，应该使用温水由前往后清洗干净。

5. 每天用温水清洗身体会阴部位 2 次。

剖宫产产妇产后6小时需特别护理

剖宫产，指的是在麻醉情况下切开腹壁及子宫壁，从子宫中取出胎儿及胎儿附属物，然后将子宫壁及腹壁组织逐层缝合的手术，它确实是解除孕妇及胎儿危急状态的有效方法。目前我国的剖宫产率高达46.2%，居世界第一位。现在临床上最广泛采用的是子宫下段横切口，因为子宫下段肌层薄，出血少，术后再次妊娠出现子宫破裂的概率最低。同时，因刀口位置在“比基尼线”以下，产妇即使做过剖宫产还可以穿新潮的泳装和时装，不影响妈妈们爱美的需求。

剖宫产手术伤口很大，创面广，又和藏有细菌的阴道相通连，有很多并发症和后遗症风险，产科医生在迫不得已的情况下才施行此项手术。其常见的并发症有发热、尿潴留、子宫出血、肠黏连，严重时出现肺栓塞、羊水栓塞等导致产妇猝死，远期后遗症有慢性输卵管炎及由此导致的宫外孕、子宫内膜异位症等。预防这些并发症，需要医生的负责和产妇的配合，所以，产妇在术后加强自我保健，对于剖宫产伤口的顺利康复尤为重要。

术后产妇会有导尿管的刺激、吸氧管的不适、心电监护的袖带缠绕，后背还有镇痛泵，而且剖宫产与其他开腹手术不一样，具有一些特殊情况，在术后6小时内护理上要注意以下几项问题。

止痛

剖宫产术后，随着麻醉药作用的逐渐消退，位于下腹部伤口的痛觉开始恢复，一般术后数小时伤口便开始剧烈疼痛。此时，为了让产妇能很好地休息，医生会在手术当天或当天夜里给其用一些止痛药物，或者使用镇痛泵来缓解痛苦。在此之后不要再用其他止痛药物，以免过度用药会影响身体的健康，尤其是阻碍肠蠕动功能的恢复，产妇要对这种疼痛尽量忍耐。最初，在打喷嚏、咳嗽或者做其他会对腹部造成一定压力的动作时，产妇都会感到疼痛，但会感觉一天比一天好。

卧床

剖宫产当天，产妇回到病房后除了需要给新生儿喂奶外，其他时间一定要抓紧时间闭目休息。卧床有以下几种姿势：去枕平卧，大多数剖宫产选用硬脊膜外腔麻醉方式，这个姿势可以预防头痛，头要偏向一侧，预防呕吐物的误吸；侧卧位，使身体和床成20° ~ 30° 角，将被子或毛毯垫在背后，以减轻身体移动时对切口的震动和牵拉痛，同时可以促进腹内污物的排出。

伤口

要特别注意腹部伤口的愈合及护理，咳嗽、恶心呕吐时应压住伤口两侧，防止缝线断裂。尤其是肥胖的产妇由于皮下脂肪较厚，容易发生伤口感染。如果产妇本身存在下列感染，则需特别注意伤口的状况：

1. 分娩时产程或破水时间过长，细菌较易侵入机体。

2. 手术时间过长，术中出血较多，体内白细胞含量降低。

3. 产妇本身抵抗力较差，如患有糖尿病、营养不良、贫血的产妇。

4. 剖宫产之前已经患有羊膜绒毛膜炎。

5. 其他因素如腹水、长期使用类固醇或以前接受过放射治疗等情况。

活动

术后6小时内，不建议做大幅度翻身活动，可适度挪动身体，以促进血液循环，动作一定要轻柔，以免伤口开裂而使疼痛加剧。

排尿

护士会将尿管引流袋及输液管妥善固定放置在合适的位置，一般在术后24～48小时，待膀胱肌肉恢复收缩排尿功能后拔掉。在术后6小时内，产妇只能靠导尿管排尿，要注意以下几点：

1. 补充足够的水分，如果尿液颜色深黄，说明体内缺水。

2. 不要拉扯导尿管，刺激膀胱以致产生血尿。

3. 不要压折或扭转尿管，造成尿路不通，引发感染。

4. 尿管粘贴处与尿袋悬挂处应该在同一方向。

5. 尿管应放置在膝盖下方，不可高过膀胱，也不可放置在地上。

6. 如果出现任何不适情况（如膀胱涨、血尿、疼痛），应立即通知医护人员处理。

7. 家属及时记录尿量，倒掉尿袋中的尿。

8. 导尿管要等到产妇慢慢练习起床、站立、走路之后才能拔除。

9. 拔除导尿管后，每3～4小时就要排尿1次，并注意排尿时是否有灼热或刺痛的感觉，以防尿道感染。

恶露

无论是自然产还是剖宫产，产后都应密切观察恶露情况，应在床上铺好一次性护理垫或者垫产妇卫生巾。剖宫产时，子宫出血较多，应注意阴道出血量，如发现阴道大量出血或卫生棉垫2小时内就湿透且超过月经量很多时，应及时通知医护人员。

清洁

剖宫产产妇的伤口碰到水后，要即时消毒，干燥后盖上消毒纱布。第一周内不可接触过冷的水，尽量使用温水洗脸、洗手、清洁乳房。

哺乳

做完手术进病房后就可以开始对新生儿进行母乳喂养了。护士会指导你掌握正确的喂奶姿势，保护伤口不受压迫，比如像夹橄榄球一样把宝宝夹在腋下喂奶，宝宝的吸吮可以促进子宫收缩，减少子宫出血，使伤口尽快复原。

饮食

剖宫产产妇术后6小时内因麻醉药药效尚未消失，全身反应能力低下，为了避免因为进食引起呛咳、呕吐等情况，应该暂时禁食，而且术后胃肠道的正常功能被抑制，胃肠蠕动相对减慢，如果进食过多，加重了肠道负担，不仅会造成便秘，而且产气增多，不利于康复。若产妇确实口渴，可以在医生的指导下间隔一定时间喂少量温水。

过犹不及，产后不能立即服用人参

人参是大补元气的药物，其中一种作用就是可以促进血液循环，加速血液的流动。正是因为有此种药效，所以对刚刚生完孩子的产妇十分不利。产妇服用人参有利有弊，只有根据不同阶段和少量服用，才能做到有益无害。

产后1周内不宜服人参。这是因为，人参含有多种有效成分，其中的人参皂苷能对人体产生广泛的兴奋作用，对人体中枢神经的兴奋作用能够导致服用者出现失眠、烦躁、心神不安等不良反应。刚生完孩子的产妇，精力和体力消耗很大，最需要的就是卧床休息，如果此时过早服用人参，产妇会因为兴奋而难以安睡，反而影响产后的恢复速度和质量。分娩的过程中，内外生殖器的血管多有损伤，若服用人参，不仅会妨碍受损血管的自行愈合，还会造成流血不止，甚至因大出血而导致休克。研究表明，产后立即服用人参可使阴道流血过多而导致产妇贫血，有的还会出现产后烦躁综合征。

产后约1周，产妇的伤口已愈合，此时服点人参，有助于产妇的体力恢复，但不能服用过多，此药属热，会导致上火或引起新生儿食热。通常在产后2～3周，伤口已经愈合，恶露明显减少，这时才可服用人参。一般认为，产后2个月，如有气虚症状，可每天服食人参3克左右，连服1个月即可。

产妇第1周，对号入座这样过“日子”

产后当天

首先是在产房观察2小时，确保没有出血过多、腹痛、伤口感染等状况的发生，这时也是产妇和新生儿的第1次亲密接触的时间，在医护人员的指导下第一次哺乳开始了。然后产妇被送回病房，交由家属照顾，顺产产妇可根据自己的情况吃点流质食物补充体力。如果是剖宫产，在没有排气前不宜进食。

产后第2天

顺产产妇下床活动，第一次排便。

剖宫产产妇翻身活动，进食流质食物。探视的亲友开始出现，控制时间和人数，避免影响产妇和新生儿的休息，以及打扰同病房的其他产妇。

产后第 3 天

正常饮食，恢复体力是最关键的。常乳开始泌出，按需哺乳，并做好乳房的护理。如果身体状况和医院条件允许，可以进行产后第 1 次淋浴，时间控制在 5 分钟内。剖宫产产妇拔除导尿管，下地活动，自主排尿。

产后第 4 天

顺产产妇可以出院了。如果有伤口感染或愈合较慢的情况，还需住院 2 ~ 3 天。按摩乳房，防止胀奶，缓解不适。

产后第 5 ~ 6 天

保证睡眠时间，建立起与新生儿和谐的生物钟。按需哺乳，适当食用催乳食品，适应新生儿逐渐增加的食量。按摩腹部，促进子宫及内脏的复原。

产后第 7 天

剖宫产产妇可以出院了。

出院的准备工作同入院的准备工作一样重要，这一点常常会被忽视。

出院

1. 给新生儿做全面检查。出院前医生必须为新生儿完成全身的健康检查，确定黄疸值在可接受的范围内，确认新生儿代谢筛查工作已完成，核对预防注射（卡介苗及乙型肝炎第一剂）是否完成，若未接种者，应查明原因，并完成预约时间。

2. 问清楚、记清楚的事情。产妇需要向医生详细询问出院后的注意事项，如果孕前有并发症，分娩后需要怎样来预防、是否需要继续用药或定期检查、有什么情况需要看医生、如果有需要电话咨询的问题该打哪个电话号码、夜间和节假日打哪个电话号码？总之，把想问的都问清楚，并记下来。

3. 备好医院提供的相关物品。准备好出院前医院提供的物品，如母子健康档案、诊断书、出生证（在分娩后知道了性别，家长就要着手给新生儿起名字，避免出院时办理出生证的时候才为新生儿的名字发愁，准备好父母的身份证等证件）等。办理出院手续，结账。

4. 家属整理好住院时的用品。出院前，家属应该对带到医院的物品做整理，尤其是钱款、证件等贵重物品，确保没有遗漏，垃圾要倒掉，不要留在病床和柜子里，脸盆擦干，水壶倒空，毛巾晾干。

5. 产妇的穿着准备细节。产妇需穿着合适舒服的长衣、长裤、袜子、平底鞋，洗脸梳头，戴好帽子，给新生儿喂奶，排空乳房，防止回家的路上胀奶或者新生儿饥饿。给新生儿换上干净的尿布，穿好衣服、帽子、袜子，用包被裹好。

回家

1. 选择平稳快速的交通工具，没有私家车的建议乘坐正规出租车，避免母婴处于人多嘈杂的公共交通工具里，产妇身体虚弱，不宜长时间步行。车内空调温度不要太低，可开窗通风，但不能让风直吹产妇和新生儿，汽车行驶的时候，风力较大，需关窗，嘱咐司机选择平稳的路面，并匀速行驶。

2. 步行的时候不要让产妇抱新生儿和手提重物，避免阳光强光入眼，扬沙天气应该戴好口罩，雨天切忌淋雨，注意鞋子不要浸水，雪天注意防滑。

3. 天气冷的时候尽量选择午后出院，这时产妇吃过午饭，有体力，温度也适宜，天气热的时候可选择下午 3 点以后或者上午 10 点以前。

4. 有电梯要坐电梯，但要避免人多的时候乘坐，防止病菌侵入，产妇走楼梯的时候要缓慢平稳，呼吸均匀，如果感觉疲惫头晕，要休息片刻，家属可搀扶产妇上楼。

到家

1. 到家后，产妇要立即换上睡衣，并尽早卧床休息，以缓解一路上的劳累，不要太兴奋或过分关注这些天来家里的变化。可以喝水、吃点心来补充体力。如果路上用手接触过公共设施，要洗手后再休息。

2. 家属将住院物品归纳整理，安置好新生儿，且应在产妇出院前就铺好产妇和新生儿的床铺、为居室通风，并准备好食物、安排好亲友的探视时间。

分娩后卧床休息的注意事项

分娩使产妇消耗了很多体力，失血、出汗、身体虚弱等情况都会令产妇不适，所以产后一定要充分休息来恢复身体。

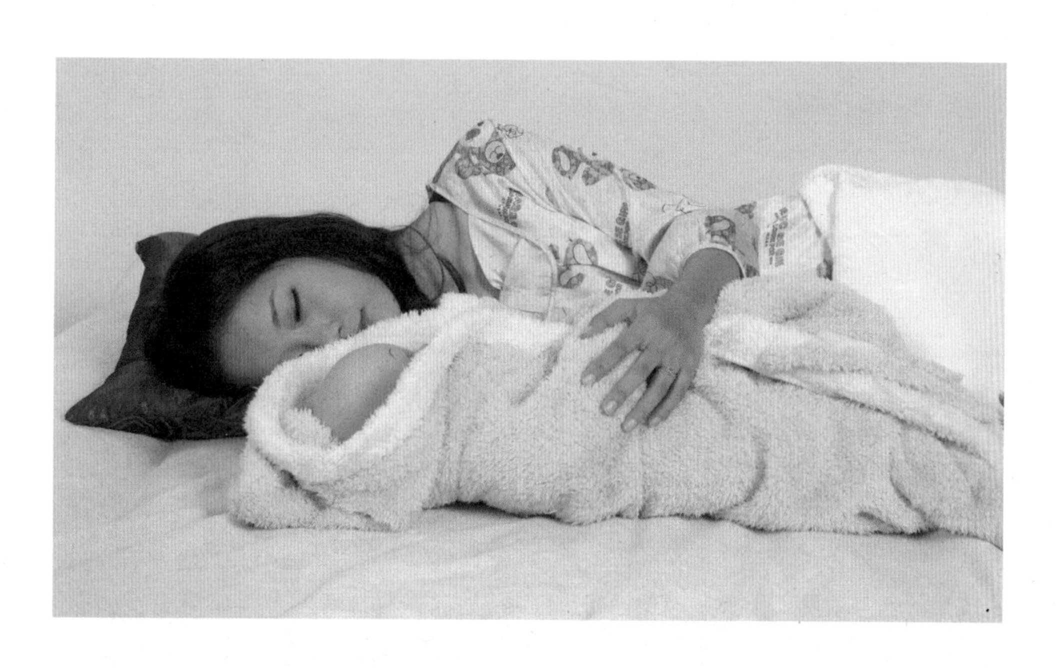

除了保证每天 8 ~ 9 小时的睡眠外，白天最好有 2 小时的午睡时间。充足的睡眠有助于身体和体力的恢复，并促进食欲，以保证乳汁的分泌量。

因为产妇身体虚弱，气血不足，产前子宫、脏器、膈肌发生位移，所以产妇卧床休息需要格外讲究姿势和方法，卧床休息的姿势分平卧、侧卧、仰卧、俯卧、半坐卧、随意卧等，产后不要总是平卧，要经常采用侧卧或俯卧，这样经常变换姿势不但可以防止子宫后倾，减少腰腿痛，而且有利于促进恶露的排出。

小贴士 | 产妇产后卧床休息的注意事项

1. 分娩后，不要立即上床卧睡，应该先背靠被褥闭目养神片刻。如此半坐卧 3 天（指白天）后，才能平卧、侧卧或仰卧休息。

2. 产妇不宜睡弹簧床，因为弹簧床太软，容易引起骶髂关节错缝、耻骨联合分离，对骨盆造成损伤。卵巢在妊娠末期会分泌第三种激素，称为松弛素，有松弛生殖器官中各种韧带与关节的作用，有利于分娩。但由于松弛素的作用，产后的骨盆失去完整性和稳固性，如果睡在太软且弹力较大的弹簧床上，左右活动都有一定的阻力，很不利于翻身坐起。如果想急速起床或翻身，产妇很容易造成骨盆损伤。建议产后改睡一段时期板床，等身体复原后再睡弹簧床。

3. 在半坐卧的同时，可以用手轻轻揉按腹部。方法是用双手的掌心在脐部做旋转式揉按，再下按至小腹，揉按时间应该比在脐部的揉按时间稍长一些。如此反复下按，每日 2 ~ 3 遍，每遍按 10 次即可。腹部按摩可以促进恶露、淤血排出体外，在一定程度上避免产后腹痛、产后子宫出血等症状，帮助子宫快速恢复。剖宫产产妇不要急于按摩腹部，以免伤口疼痛。

热水泡脚，产妇护理常喝水

热水泡脚的好处

脚承担着机体的全部重量。脚部有着丰富的血管和神经，与指挥中枢和各个内脏器官相连接，因此在人的足部可以找到与身体各部位、器官相对应的敏感位置。而且双脚远离心脏部位，更容易出现血液循环障碍，加上地心引力的影响，从身体各部位带来的有害物质都可能沉积于脚部，当人体发生疾病时，在脚部相应的敏感位置上可找到压痛、硬结、淤血、变形、变色等异常现象。

如果能够经常进行足底按摩固然是好，可是大部分人没有这个条件和时间，产妇受自身体质和条件所限更是如此，

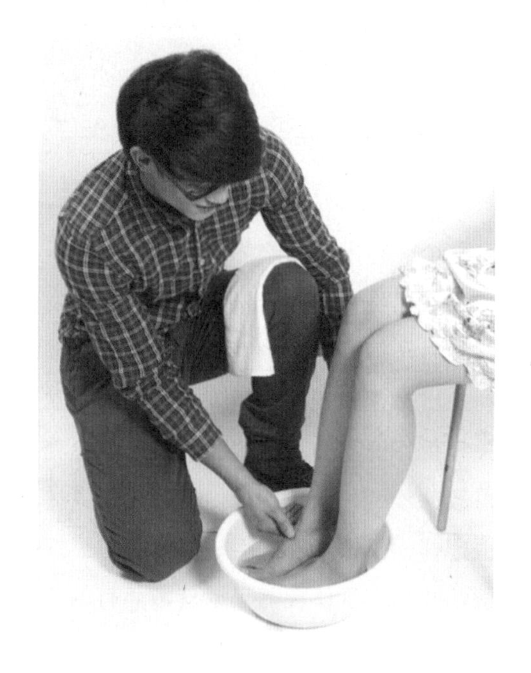

所以简单易行的热水泡脚就是一种非常好的刺激足部穴位的方式。

有的产妇受旧风俗的影响，产后不敢洗脚，害怕会得产后足跟痛，甚至连睡觉时也不敢脱袜子，怕脚心受凉后会引起脚后跟疼痛和腿脚麻木。其实这种担心是不必要的，只要做好保暖工作，泡脚的过程中，脚部是不会受凉的。热水泡脚可以活跃神经末梢，调节自主神经和内分泌功能，也有利于血液的循环，能起到强身壮体、加速身体复原的作用。尤其是产妇经历了分娩过程以后已经筋疲力尽，每天用温水泡泡脚还可以解乏，使全身舒服，对解除肌肉和神经疲劳大有好处，泡脚后的睡眠质量也会更好。

产妇怎样用热水泡脚

产妇自产后 3 ~ 5 天开始，应当每天晚上用热水泡脚 15 ~ 25 分钟，产妇在洗脚时还可以结合足疗按摩，不断地按摩足趾和脚心，可以提高泡脚保健的功效。剖宫产的产妇不方便洗脚的时候，丈夫应该主动帮忙。泡脚后一定要擦干后再穿袜子和鞋。

产后补水的重要性

水是生命之源，对产妇和新生儿同样重要。不论是顺产还是剖宫产，产妇都会有失血、失水较多的情况，产后补水是非常重要的一个环节。通过饮食增加饮水量可以确保母婴的健康，特别是在母乳喂养的情况下，饮水量不足会影响新生儿的消化吸收，母乳并不是越浓稠越好，恰恰相反，母乳应该是越清淡越易于新生儿消化吸收。丈夫要经常提醒产妇喝温水，并做好烧水、倒水的工作，切记不要给产妇喝茶水、可乐、咖啡、奶茶、汽水、勾兑果汁等含有咖啡因、食品添加剂的饮品，以免影响产妇的乳汁质量，进而影响新生儿的健康，如果产妇不爱喝白开水，丈夫可以制作新鲜的果汁，再加些温水，既补充了水分，又补充了维生素和膳食纤维等多种营养。

产妇日常穿着需注意

产妇的生理状况较为特殊，毛孔呈开放状态，容易出汗，又要喂养新生儿，和新生儿的肌肤相接触，所以应该选择吸汗、透气性好、无刺激性的纯棉衣物，并要随着气候变化而进行相应的增减调配。夏天，产妇的衣物、被褥都不要过厚，捂得太严会使汗液无法蒸发，影响体内散热，造成体温升高，引发中暑，适宜穿着纯棉单衣、单裤、单袜，能达到避风作用就可以了。如果衣服被汗水浸湿，就应该及时更换，防止湿气太重而受凉生病。冬天，产妇的被褥要松软暖和，在没有暖气的房间内，产妇最好穿棉衣或羽绒服，脚上穿厚棉线袜或羊绒袜；在有暖气的房间里穿保暖内衣即可。春秋季节，产妇衣着、被褥应该比平常人稍厚，以无热感为宜。

产妇应选择舒适透气、鞋底不太薄的布鞋或软底鞋，不要穿高跟鞋，因为高跟鞋可使身体重心改变，加重肌肉的负担，容易引起腰腿酸疼。鞋子稍大一点较好，切不可穿挤脚的鞋子。即使在家里或者夏天也不要赤脚，应该穿好棉袜。

可以选择适当的收腹带来收紧腹部，防止腹壁下垂，这样有利于子宫复原，但不可束腹过紧，以免影响腹腔脏器的生理功能。不要穿紧身衣裤，也不要束胸，以免影响血液循环和乳汁分泌。

文胸能起到支持和扶托乳房的作用，有利于乳房的血液循环。应选择透气性好的纯棉布料，可以穿着在胸前有开口的哺乳衣或专为哺乳期设计的文胸。

另外，换下来的衣物要尽快清洗，衣物洗净后最好放在太阳下暴晒消毒。

卫生要则，产妇月子里洗澡宜与忌

产后坐月子期间到底能不能洗澡，这是个一直困惑着产妇们的问题。老一辈说如果坐月子期间洗澡的话，会引发各种月子病。因为分娩时为了使胎头顺利娩出，在激素的作用下，产妇的骨盆关节都打开了，身体的各个关节也会变得较为松弛，所以，产妇在月子里身体很虚弱，不慎着凉的话确实非常容易感冒，并且由于体虚而不易痊愈。有的产妇也因此被陪护的家长下了严厉的禁洗澡令，可是汗液、恶露加溢乳，不仅让人感觉全身黏乎乎的，而且还有点难闻的气味，一方面是产妇难耐想洗澡，一方面是家长担心月子病而不让洗澡，由此引发的争执也不少，破坏了心情，不利于产后的身心恢复。

科学地讲，产妇应该在月子里洗澡。

以前不能洗澡是受到生活条件的限制，如浴室及取暖设施的不完备造成的，而现在的生活条件已经发生了翻天覆地的改变，与以往不可同日而语，完全能够为产妇提供非常良好的洗浴环境和设施，大大减少了受凉感冒的风险。而且，洗澡本身并不会使产妇受凉，因为洗澡所引起的体温波动不会超过0.5℃，洗完之后的体温还是处于正常的状态。调查显示，产后洗澡对于子宫收缩及恶露颜色、气味、出血量都没有不良影响。而且，产后不洗澡，身体大量排汗、恶露的排出和乳汁的溢出都会使皮肤变得很脏，多种体液混合在一起散发出的难闻气味会令产妇身感不适，情绪也会受到影响，皮肤黏膜上积累的大量病菌会乘虚而入，引起毛囊炎、子宫内膜炎、乳腺炎等，甚至引发败血症等严重疾病。

因此，千百年流传下来的这种不利于产妇康复的习俗应该被破除。

科学研究表明，产后及时洗澡具有活血、行气的功效，可以帮助产妇缓解分娩后的疲惫感，让心情保持舒畅轻松；并且可以促进会阴伤口的血液循环，加快愈合速度；皮肤处于清洁干净的状态中，避免了皮肤和会阴伤口发生感染；身体清爽的感觉让入睡更容易，增加了食欲；和新生儿的亲密接触变得更安全，减少了新生儿疾病的发生。

月子里洗澡有益于产妇健康，不过需要注意以下几点：

1. 如果产妇没有会阴部伤口及切口，夏天在产后 3 天便可洗澡，冬天宜在产后 1 周后洗澡。洗澡的次数应该比正常人少。每次洗澡的时间不宜过长，一般 5 ~ 10 分钟即可，时间过长会加重疲惫感，且易使产妇因缺氧而晕倒。

2. 最好采用淋浴的方式（可在家人帮助下），不可盆浴，以免脏水进入阴道、子宫引起感染。清洗下身的时候可以用一次性手绢或者湿纸巾从前往后清洁。如果产妇身体较虚弱，或者会阴伤口大、撕裂伤严重、腹部有刀口，应该等待伤口愈合后再洗淋浴，之前可以先采取擦浴。擦浴时水温应比淋浴的水温稍热一些，因为热水到毛巾后再到产妇身体上的过程中会流失热度，毛巾不宜拧得太干，以免摩擦产妇本已有些水肿的皮肤而造成破损。同理，淋浴的水流不要太强烈，水压过大会刺激皮肤。

3. 产后洗澡讲究“冬防寒、夏防暑、春秋防风”。洗澡水温宜保持在 35℃ ~ 37℃左右。夏天也不可用凉水冲澡，以免冷水刺激导致恶露排出不畅，引起腹痛及日后月经不调、身痛等。夏天，浴室温度保持常温就可以，注意避风，气温低的时候浴室温度也不宜过高，

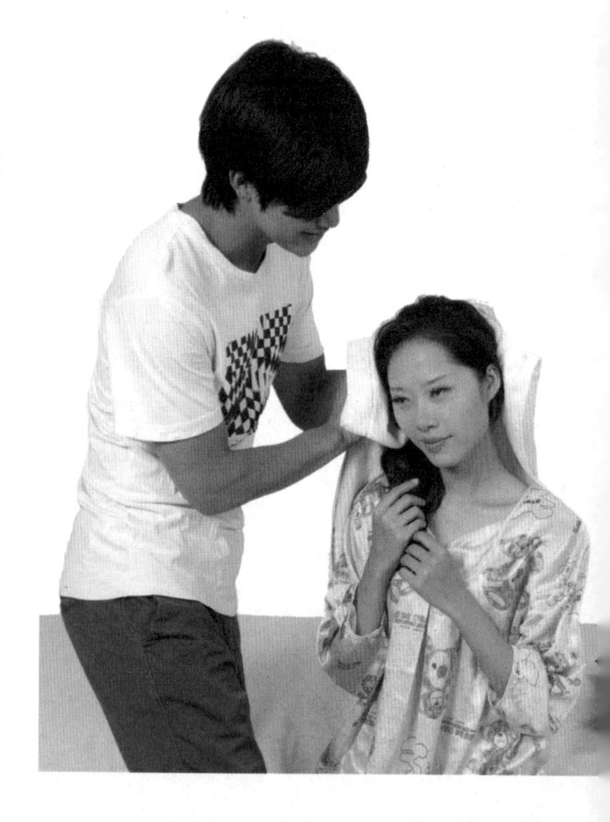

那样会使浴室里弥漫大量水蒸汽，使本来就较虚弱的产妇缺氧后，站立不稳，导致头昏、晕闷、恶心欲吐等不适症状。

4. 饥饿和饱食后都不适宜立即洗澡，洗完后也应该再吃点东西，以补充耗损的气血和体力。洗澡后要及时擦干身上的水，穿好衣服后再走出浴室，避免着凉。

5. 洗头发也要注意，温度要比洗身体的水稍热，因为头部皮肤薄，对温度感知更敏感，水温在40℃左右为宜，太热易损伤头皮及毛囊，洗头发时应轻轻按摩头皮，洗完后应及时用毛巾擦干，推荐使用干发巾，最好不要用吹风机，也不要梳起来，待水汽完全蒸发且头发恢复常态后才可造型，更不要立刻睡觉，以免湿气由毛孔进入身体引起头疼和脖子疼。

空调、电视不宜长用

如果新生儿出生的时候是在夏季，在高温环境下，产妇身体和心情必然都不是很愉快，开空调可以缓解高温，但是温度和时间都要有所控制，一般将室温降到25℃～28℃即可。另外，使用空调时，应注意以下几个方面的问题：

1. 注意空调风不可直接吹向产妇和新生儿。

2. 产妇应穿长袖上衣和长裤，最好穿上一双薄袜子，新生儿则只要在产妇的基础上加盖一条薄毛毯即可。

3. 产妇在月子里会经常出汗。因为怀孕后身体在孕激素的刺激下会发胖且伴有不同程度的水肿，这些情况都依赖产后的“出汗”排出体外。所以不要每天都待在开着空调的房间里，应该适时出来走走，比如在吃饭的时候让身体自然出汗。

4. 在没有空调的房间，可能偶有过堂风，产妇不宜在风道上停留过久，也不要吹风入睡。

产妇的身体在一天天康复，每天除了喂养新生儿、合理饮食和休息以外，还可以适当地增加一些有利于身心健康的娱乐活动，如看电视、听音乐、做产后体操、跟照顾自己的人聊聊天或交流一下照顾新生儿的经验等，这样可以放松一下紧张的情绪，保持一个良好、愉快的心情，对保证充分泌乳、更好地进行母乳喂养、预防产后抑郁症都有很好的帮助。产妇可以通过电视收集信息、了解社会、开阔视野，这会对日后重返职场带来很大帮助。

但是，产妇月子期间看电视要注意以下几个问题：

1. 适当地控制看电视的时间。观看电视的时间不可以过长，超过半小时就需要休息一下，最好每天不超过1小时，否则眼睛会很容易疲劳。看电视的过程中，可以适当地闭上眼睛休息一会儿，或者站起来走动一下，以消除眼睛的疲劳、减轻一下看电视时电器和坐姿对产妇身体产生的不良影响。

2. 要和电视机保持一定的距离。看电视的时候眼睛和电视屏幕的距离要保持在电视机屏幕对角线长度的5倍远，以减少电磁波对产妇和新生儿的辐射。

3. 电视机摆放的高度要合适。

4. 不要看刺激性比较强的节目，如一些恐怖片、惊悚片、灾难片、悲情剧，以免扰乱产妇的情绪，可多观看一些育儿节目，既学习了知识，又愉悦了身心。

5. 看电视时声音不要太大，以免影响新生儿休息，也不要关着灯看电视，尤其是电视和新生儿在一个房间时，光线的强烈变化会不利于新生儿的睡眠。

新爸爸要当好“文秘”，为产妇读书、读报

产妇在产后不要过早或长时间看书、上网，那样会使产妇特别是孕期合并妊娠高血压者眼睛劳累，以后再长久看书或上网的时候就容易发生眼痛等情况。分娩1周后，若精神和体力都恢复得较好，可以短时间地看书看报，时间掌握在半小时左右，注意不要让眼睛产生疲劳感。产后2周左右，只要不感到疲劳，就可以适当地看电视、报纸、书籍。

为了让产妇在坐月子期间能够继续获取外界的新闻知识，丰富自己的生活，预防产后抑郁，又不至于让眼睛太疲惫，

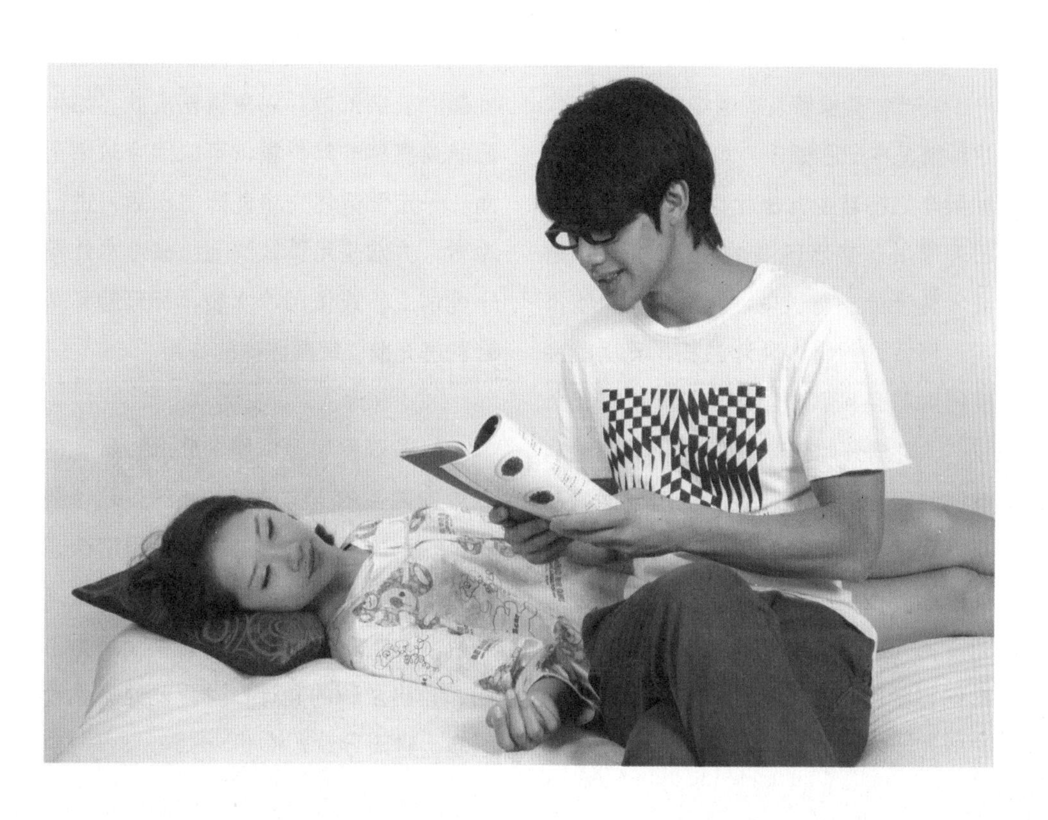

丈夫应该适当地承担起为产妇读书、读报的工作，既能调节产妇情绪，又能增进夫妻感情，图书内容应该尽量选择和育儿知识相关的科普类，或是轻松愉快的小说类，或是色彩艳丽的绘本类，以及内容积极向上的时事，要避免负面信息影响产妇的情绪，进而影响产妇的睡眠质量。

产妇胀奶的原因和应对策略

胀奶的原因和表现

胀奶主要是由乳房内乳汁及结缔组织中增加的血量及水分所导致的。一般孕妇从孕末期就开始泌出初乳，当胎盘娩出后，泌乳激素骤然增加，刺激乳腺产生乳汁，乳腺管及周围组织开始膨胀，这种情况在产后第3～4天达到最高点。如果产妇在新生儿出生后没能及早进行母乳喂养，或者哺喂的间隔时间过长，或者乳汁分泌量过多，新生儿一次吃不完，都会乳腺管内乳汁淤积，乳房就会变得肿胀且疼痛。当下一轮乳汁开始分泌时，乳房开始变热、变重，出现疼痛，有时甚至像石头一样硬。乳房表面看起来光滑、充盈，连乳晕也变得坚挺，有疼痛感。在这种情况下，即使产妇强忍着胀痛喂奶，新生儿也很难含到乳头。产妇也会因怕痛而减少喂奶次数，进而造成乳汁停流，加重胀奶症状。

如何解决胀奶

1. 预防胀奶的最好方法。让新生儿及早开始吸吮，在出生半小时内开始哺喂母乳，这样不仅有利于新生儿得到含有丰富营养和免疫球蛋白的初乳，乳汁也会因为受到刺激而加大分泌量。产妇要注意哺喂次数，2～3小时哺喂1次为宜，排出乳汁，保证乳腺管通畅，预防胀奶。

2. 胀奶的处理办法。一般情况下，及时多次吸吮1～2天后，乳腺管即可通畅。但是乳房过度肿胀，疼痛难熬时可采取以下办法舒缓不适症状：

（1）冷敷和热敷双管齐下。

热敷可以让阻塞在乳腺中的乳块变得通畅，改善乳房的循环状况。热敷的时候，温度不宜过热，而且要注意避开乳晕和乳头部位，以免烫伤皮肤。如果胀奶疼痛感非常严重，可以用冷敷来止痛。一定要记住先将乳汁挤出后再进行冷敷，方法是用柔软的毛巾蘸冷水外敷于乳房上，或使用冷水袋，都可起到减轻乳房充血、缓解胀痛的作用。

（2）按摩。

洗净双手后握住整个乳房，从乳房四周向乳头的方向按摩、挤压，动作要轻柔，用力要均匀，这样能够帮助疏通乳腺管，减轻水肿症状。对于乳房胀痛特别明显的部位，可在该处稍稍用力挤压，排出淤积的乳汁，防止此处乳腺管堵塞，进而导致乳腺炎。

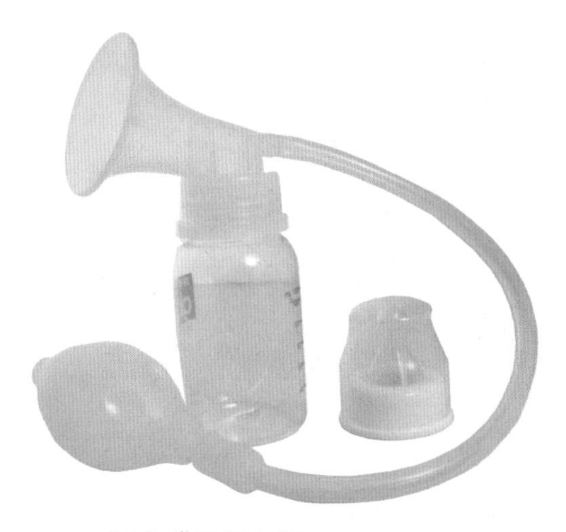

（3）借助吸奶器。

产妇如果因为各种原因无法对新生儿进行母乳喂养的时候，就需要选择一款合适的电动吸奶器来吸出乳汁，以预防胀奶的发生。在挑选吸奶器的时候要注意其吸力必须适度，使用时乳头不能有疼痛感。建议选择有调节吸奶强度功能的自动吸奶器，可根据实际情况及时调整吸奶器的压力和速度。

（4）宽大文胸支托法。

如果乳房肿胀、下垂，可以使用柔软棉布材质的宽大的文胸来加以支托，这样不仅能改善乳房的血液循环、促进淋巴回流，还有助于保持乳腺管的通畅，从而减少乳汁淤积，减轻乳房胀痛感。注意，产妇不能穿过紧的文胸，因为这样的文胸可能会抑制乳汁分泌，影响母乳喂养的质量。文胸里的海绵衬垫不要太厚，以免妨碍乳房皮肤的透气而滋生细菌。

（5）温水浸泡乳房或洗热水澡。

方法是将一盆温水放在桌子上或者膝盖上，弯下腰，让乳房浸入水中，轻轻晃动乳房，促进乳汁流出来。当乳房又胀又疼时，可以先冲个热水澡，同时按摩乳房，这样能够减轻不适感。

（6）饮食疗法。

饮食要清淡，忌油腻，要适度饮用催奶汤水，进食高蛋白、高脂肪、高糖类食物也必须适量，以免乳汁分泌过于旺盛、浓稠，在乳腺内结块、不易排出，引发胀奶。

（7）民间偏方2则。

可将生大饼（即发酵面粉）两个压成扁圆形，分敷两侧乳房，每隔24小时换1次，效果也很好。

包心菜（卷心菜）外敷乳房也是很简单易行的方法：包心菜1棵，洗净，完整剥离每片菜叶后，沿腋下、胸大肌，用菜叶将整个乳房全部覆盖，再用文胸加压，使包心菜菜叶与皮肤充分接触，24小时后取下，胀奶情况就能够得到改善了。

（8）看医生。

如果肿胀无法缓解，疼痛继续，可请医生开止痛药。

哺乳妇女应忌用或慎用的药物

如果正在进行母乳喂养的产妇生病了，需要吃药的时候，产妇们首先想到的不是自己的健康，而是这些药物对于新生儿是否会有影响，往往拒绝吃药，但是为了母婴的健康着想，对于疾病，还是应该积极治疗的，一般看病的时候告知医生自己正在哺乳期，医生也会开具对于乳汁没有影响的药物，自行购买的药物也要看清药品说明书里对于孕产妇的解释，尤其对于以下药物需特别注意：

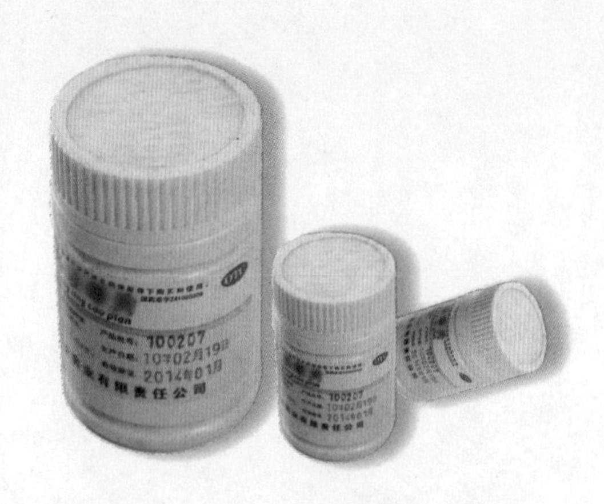

1. 中药炒麦芽、花椒、芒硝等，西药左旋多巴、麦角新碱、雌激素、维生素 B_6、阿托品类和利尿药物，这些药有让产妇退乳的作用，哺乳期慎用。

2. 磺胺类药物，如磺胺异恶唑、磺胺嘧啶、磺胺甲基异恶唑、磺胺甲氧吡嗪、磺胺脒、丙磺舒、双嘧啶片、制菌磺、甲氧苄氨嘧啶、琥珀磺胺噻唑等。这类药物属弱酸性，不容易进入乳汁，对新生儿没有明显的不良影响。但是，由于新生儿的药物代谢酶系统发育不完善，肝脏解毒功能较差，即使少量药物被吸收到体内，也能产生不利影响，导致血浆内游离胆红素增多，使某些缺少葡萄糖 -6- 磷酸脱氢酶的新生儿发生溶血性贫血，所以，在哺乳期不宜长期、大量使用，尤其是长效磺胺制剂，更应该限制。

3. 异烟肼（雷米封）。可大量转运到乳汁中，造成婴儿肝中毒，禁用。

4. 皮质激素类、黄体激素类、新生霉素和呋喃坦啶应禁用，它们会让新生儿发生黄疸或加重黄疸、溶血等。

5. 氯霉素。新生儿肝脏解毒功能尚未健全，若通过乳汁吸入氯霉素，容易使新生儿中毒，抑制骨髓功能，引起白细胞减少甚至引起致命的灰婴综合征。

6. 灭滴灵。可大量转运到乳汁，对新生儿血液及神经系统产生毒性。

7. 抗病毒药金刚烷胺，常被作为感冒药。哺乳母亲服此药后，会导致新生儿呕吐、皮疹或尿潴留。

8. 抗甲状腺药物如丙硫氧嘧啶、甲巯咪唑可进入乳汁，从而抑制新生儿的甲状腺功能，造成新生儿甲状腺功能减退、甲状腺肿，并能导致粒性白细胞缺乏症。

9. 哺乳产妇患了癌瘤，应停止哺乳，否则抗癌药随乳汁进入新生儿体内会导致骨髓受抑制，出现粒性白细胞减少。

10. 需用抗凝血药时，不能用肝素，以免引起新生儿凝血机制障碍，发生出血。可以使用双香豆素乙酯。

11. 氨基比林及含氨基比林的药物，如安痛定等，能很快进入乳汁，应忌用。

12. 溴化物是通过血浆进入乳汁，哺

乳期服用此药，新生儿可出现嗜睡状态，有的还会出现皮疹。

13. 镇静药中如苯巴比妥、阿米妥等通过血浆乳汁屏障后，在新生儿肝脏和脑内浓度较高，长期用药时一旦停药，则新生儿可出现停药反应，表现为不安定、睡眠时有惊扰、过多啼哭及抖动等。安定等也可通过乳汁使新生儿出现嗜睡、吸奶力下降等症状，因为新生儿排泄药物的速度较慢，此种药物作用可持续 1 周之久。所以哺乳期妇女不可服用镇静药。

14. 缓泻药。至今没有发现能够改善便秘症状而又不进入乳汁的口服药，像比较常用的鼠美季皮等缓泻药都会转移到乳汁使新生儿腹泻。

15. 口服避孕药可有 1.1% 的药量移向乳汁，但已失去避孕药中雌激素的活性，对新生儿虽然没有直接毒性反应。可是药物能直接作用在产妇体内，使母乳分泌减少，并影响母乳成分，母乳中的蛋白质、脂肪、钙质都会减少。因此，哺乳期不宜服用避孕药。

产后忧郁，不可忽视的“情绪杀手”

产后抑郁症是女性精神障碍中最为常见的类型，是女性生产之后，由于性激素、社会角色及心理变化所带来的身体、情绪、心理等一系列变化。产后抑郁症通常在 6 周内发病，可在 3 ~ 6 个月自行恢复，但严重的也可持续 1 ~ 2 年，再次妊娠则有 20% ~ 30% 的复发率。

原因

1. 生理因素。妊娠后期体内的雌激素、黄体酮是平时的 10 倍，皮质类固醇、甲状腺素也会有不同程度的增加，这些激素在分娩后会迅速消退，黄体酮和雌激素水平突然下降，导致脑内和内分泌组织的儿茶酚胺减少，从而影响了高级脑活动。

2. 社会因素。影响产妇心情的因素不外乎家庭因素、社会支持、夫妻关系、性格因素、经济收入、分娩知识、医护人员因素、儿童健康状况等，它们都能够缓解或加剧产后抑郁的发生。低社会地位、多子女、低学历、低收入等因素均会增加产妇产后抑郁的发生概率。对于低收入家庭来说，新生儿的出生大大加重了家庭的经济负担，如果同时再发生一些负面生活事件，如分娩不顺利、新生儿疾病、母乳不足等因素，则会明显增加产妇产后抑郁症的发生。

3. 心理因素。意外怀孕、对母亲角色不适应、性格内向、保守固执的产妇更容易患上产后抑郁。

症状

1. 白天表现为情绪低落、无精打采，

晚上则相反，睡眠不佳或严重失眠。

2. 几乎对所有事物都失去兴趣，对各种娱乐或令人愉快的事情体验不到愉快，感觉生活索然无味，没有继续生活的动力。

3. 食欲大增或大减，体重增减变化较大。

4. 精神焦虑不安，经常为一点小事生气发怒；或者表情呆滞，几天不言不语、不吃不喝。

5. 身体总是处于疲劳或虚弱状态，出现头痛、身痛、头昏、眼花、耳鸣等症状。

6. 思想无法集中，语言表达紊乱，缺乏逻辑性和综合判断能力，思考问题困难，反应迟钝。

7. 有明显的自卑感，常常不由自主地过度自责，对任何事都缺乏自信。

8. 有想要伤害新生儿的冲动或者不想照看新生儿，觉得一切不顺都是孩子的出生带来的。

9. 遇事总是往坏处想，消极对待生活，觉得前途暗淡，毫无希望，有反复自杀的意念或企图。

如果这9个症状，有5条答“是”的话，且这种状态持续了2周的时间，那么就要怀疑是否为产后抑郁症了。

类型

1. 第3日抑郁。初产妇较易发生，发病于分娩的3天内，症状较轻，主要表现为情绪沮丧、焦虑、失眠、食欲下降、易激怒、注意力不集中，持续数日后，症状可自行缓解。

2. 内因性抑郁。发病于分娩后2周内，激动、情绪低落、焦虑、无助感、无望感、罪恶感、担心养不活所生的孩子是其主要表现，严重时会担心新生儿在世界上受苦而出现杀害新生儿的行为。

3. 神经性抑郁。以往有神经病病史的产妇发病概率更高，在分娩后原有的不良情绪体验加重，另有身体不适、情绪不稳、易发脾气、睡眠不安等症状。

4. 产后精神错乱。这是产后抑郁症最严重的一种，必须进行临床治疗。症状表现为严重的兴奋、混乱、失望感、羞耻感、失眠、妄想、错觉幻觉、说话急促、狂躁。产后精神错乱必须立即进行治疗，否则就会有自杀或者伤害新生儿的危险。

预防

产妇应该做的：

1. 分娩前要了解一定的育儿知识，这样才能在新生儿出生后需要你照顾的时候不至于手忙脚乱、无所适从。可以在产前通过阅读育儿书籍、听专家讲座、观摩其他产妇等方式，学习如何喂奶、怎样为新生儿洗澡、正确抱孩子的姿势等。同时还要了解一些新生儿的常见病，如黄疸、湿疹、腹泻等，对一些意外情况要有思想准备。

2. 学会发泄，每天能够花一定的时间来放松情绪，深呼吸、冥想、泡脚等是不错的方法，它们都有助于产妇缓解压力，同时也有助于产妇成为一个脾气更好的妈妈，耐心对待新生儿的哭闹，增进亲子关系。

3. 保证睡眠时间和质量，利用新生儿睡着的时候赶紧休息，可以让身心都获得更好的放松，不要去想那些令人烦恼的事情，这样感到抑郁的机会就会降低。

4. 做适量的家务劳动和体育锻炼，能够帮助产妇转移注意力，不再将注意力集中在新生儿或者烦心的事情上，使产妇逐渐快乐起来。但产妇不适宜去做一些高强度的有氧运动，因为高强度的运动可能会引起血流量的增多，可能引起反效果。

5. 不要期望成为一个完美的妈妈，很多人都无法做到完美，只要用心去给新生儿最好的关爱就可以了，不切实际的目标往往会给自己太多的压力。

6. 接受别人的帮助，或主动寻求他人的帮助，面对你的恐惧，可以坐下来跟丈夫好好地谈谈，大家一起解决，不要把所有的负担都留给自己。

家属应该做的：

1. 家人不能因生男或生女的问题抱怨、指责产妇，要愉快地接受孩子和产妇，给产妇创造一个和谐的家庭环境。那些传统的规矩会束缚着产妇的自由活动，如不能下地、不能出门、

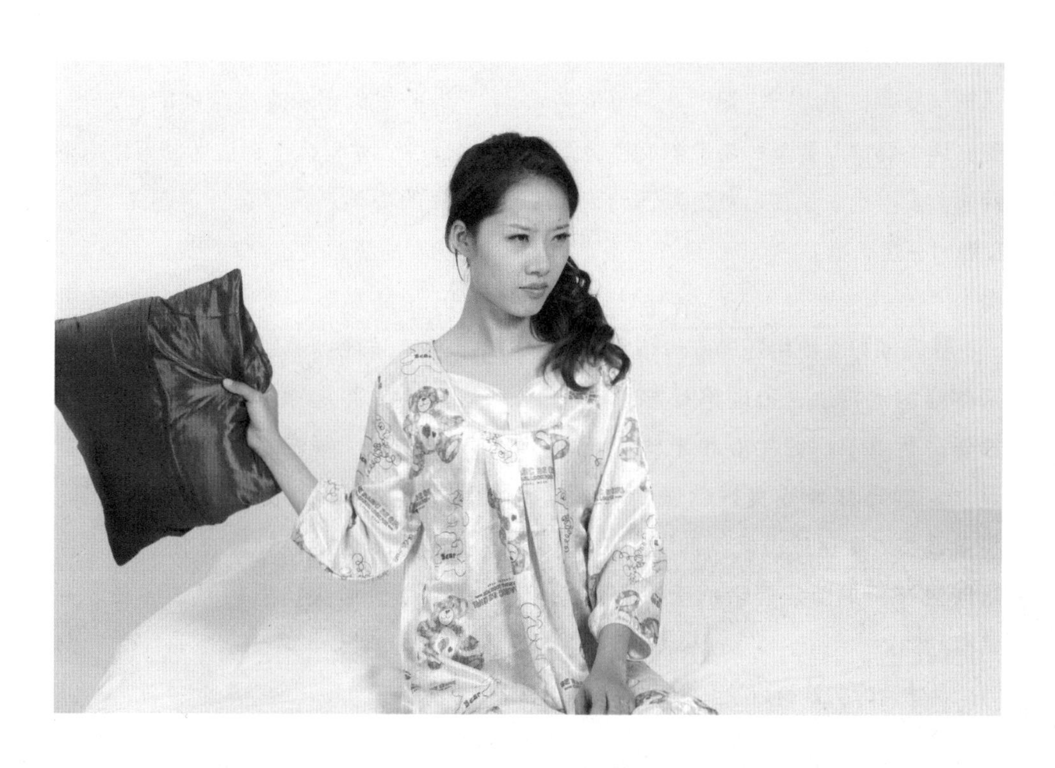

不能干活、不能看电视，这些都会使产妇越发地感觉到生活乏味、单调，加剧抑郁情绪，应该科学对待月子里的生活禁忌。

2. 丈夫最好能够陪伴在产妇身边，帮助其照顾新生儿。有些丈夫怕新生儿哭影响自己的睡眠，夜里就独自到其他房间睡，这种做法会使产妇觉得孤独、委屈，既无处诉说带孩子的辛苦，又没人一起分担，会使抑郁症状加重。丈夫也应该理解妻子产后身体的变化与照顾新生儿的辛苦，应主动分担家务。夫妻之间要相互理解和交流，不要把对彼此的不满放在心里，以免酝酿成祸。丈夫应该对妻子产褥期的情绪异常加以谅解，避免为琐事争吵。

3. 当产妇从医院回家时，要限制探望人群。产妇的家人不要只顾沉浸在增添新成员的快乐中而忘记了产妇也是需要心理关怀的。要及时与产妇交流育儿经验，多陪她说说话，避免其遇到育儿问题时手足无措。

治疗

哺乳期妇女使用药物应当慎重。在抑郁症的治疗上，心理治疗显得非常重要，要给予产妇关心和无微不至的照顾，指导其养成良好的睡眠习惯，尽量调整好家庭成员之间的各种关系，这些对产后抑郁症患者的康复都是非常有利的。

具体治疗方法有以下几种：

1. 自我调节。如果只是产后忧郁，让产妇放松心情，耐心等待着身体对激素水平变化的重新适应即可。

2. 食物治疗。应该合理膳食，不吸烟、不喝酒、不食用含咖啡因的食物，产后饮食注意选择清淡而有营养的食材。产后忧郁与生理变化造成的营养失衡有一定的关系，如果锰、镁、铁、维生素 B_6、维生素 B_2 等营养素摄取不足，就会使精神状态欠佳。粗粮、全麦、麦芽（哺乳期产妇要禁食麦芽）、核桃、花生、土豆、大豆、葵花子、新鲜绿叶蔬菜、海产品、蘑菇及动物肝等食物，都含有以上多种缓解紧张和忧虑的营养素。

3. 药物治疗。如果产妇出现产后抑郁症的症状，要及时在医生的指导下服用抗抑郁类药物。

4. 家属作用。对产后抑郁的产妇，要加以关心关爱，主动说话聊天，排解其不良的心情，凡事谦让，避免争执，以免加剧病情。

5. 预防复发。对于已经治愈的抑郁症患者首要问题就是继续维持治疗一段时期，并定期复诊。如果出现社会心理因素、服药不依从、抑郁症症状再现和明显的副反应，应随时复诊。对自己的生活加以规划是预防已经治愈的抑郁症再次复发的有效方法，并且要定期复诊。

产后第42天，母婴2人做全面检查

产后第42天，母婴2人要在分娩所在的医院进行一次全面的健康检查，产妇挂产科，婴儿挂儿科，这样可以及时发现异常情况。为什么在这个时候要做全面检查呢？因为子宫大约在产后42天复原，所以产后检查最好是在产后42～56天完成。

医生通过检查可以了解产妇身体的恢复情况，并及时发现可能存在的疾病，对妊娠期间有严重并发症的产妇来说尤为重要。

新生儿也需要做一次详细的全身检查，以了解其生长发育是否达到健康标准，并能及时发现一些出生时还并不明显的疾病，如皮肤血管瘤在新生儿刚出生时往往不易被发现，但在其出生后42天检查时就会一目了然，心脏杂音在新生儿出生后42天时检查也可以做出准确的判断了。

产后检查的内容

产妇：

1. 体重、血压。体重是人体健康状况的基本指标，过重或过轻都是非正常的表现。血压属常规检测，其变化会对身体产生多方面的严重影响。

2. 乳房检查。乳胀、乳房疼痛、阻塞、乳头皲裂等常常会对产妇造成困扰，

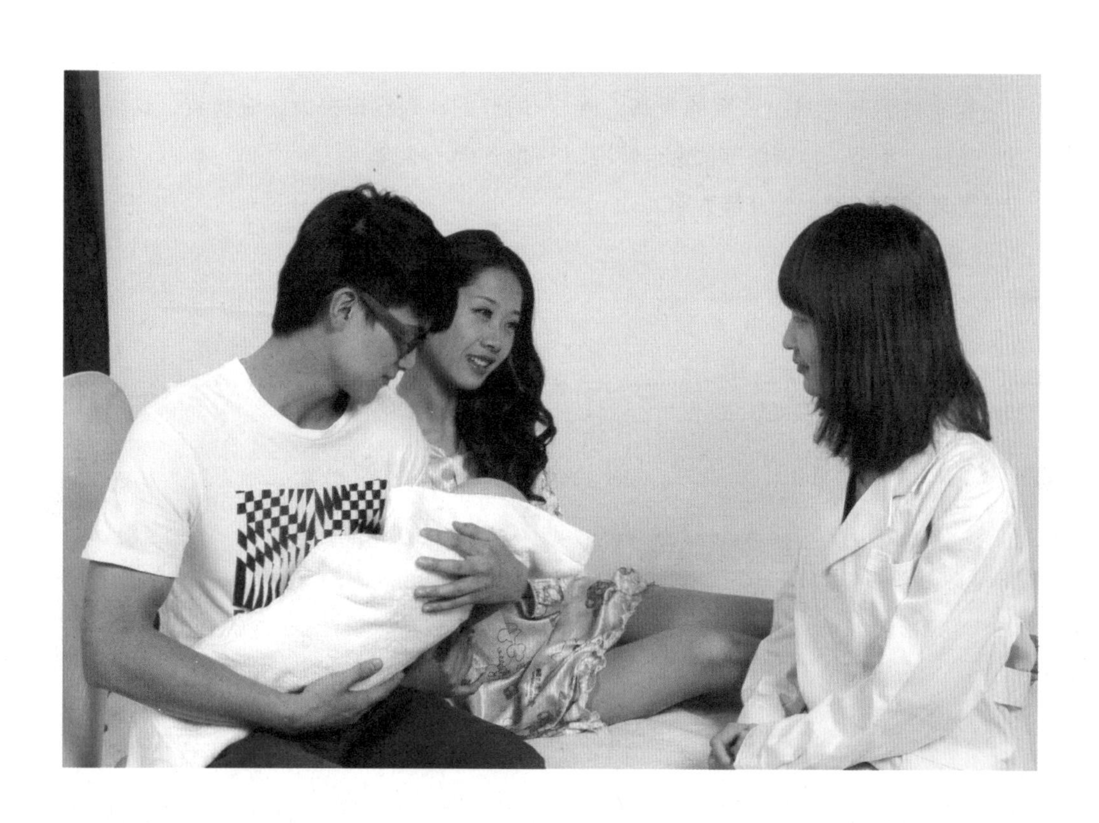

而乳汁质量又直接影响着宝宝的健康，尤其需要注意。乳房常见的检查方法有触诊、X射线和彩超。

3.血、尿常规检查。血常规检验是指对血液中白细胞、红细胞、血小板、血红蛋白及相关数据的计数检测分析。尿常规检查项目主要有尿蛋白、尿糖、尿三胆、尿量、尿密度和尿沉渣等。

4.子宫、妇科检查。主要检查子宫复原、会阴和阴道的裂伤或缝合口、子宫颈口恢复情况、骨盆底肌肉托力、双侧输卵管及卵巢、产后恶露等。

5.腹部检查。主要检查子宫和其他腹腔内器官的复位情况，剖宫产妈妈还要查看刀口的愈合。

新生儿：

检查内容是测量小宝宝的身高、体重、胸围、头围，检查脐部的愈合情况、宝宝营养状况和智力发育等方面。

产后检查的注意事项

1.测体重的最佳时间是午饭后2小时左右；测血压时一定要处于安静的状态，大量进食、吸烟、憋尿、紧张、焦虑、过冷、过热等情况会影响测量的准确度。

2.离家前多喝点水，方便做尿检；在检查乳房前要注意清洁好乳房；不要大量进食，要排空大便，方便做腹部检查；妇科检查前不要冲洗阴道及使用阴道药物，以免影响检查结果。

3.医生问诊的时候要如实回答，不要怕难为情而不说出来，有身体或者育儿方面的问题要问清楚，不要带着疑问回家。

4.产后检查一般可以在小医院或门诊（你分娩所在的医院）进行。但是，如果是剖宫产、高危妊娠、妊娠并发症的产妇，则应该去大医院检查，这样更加安全、准确。

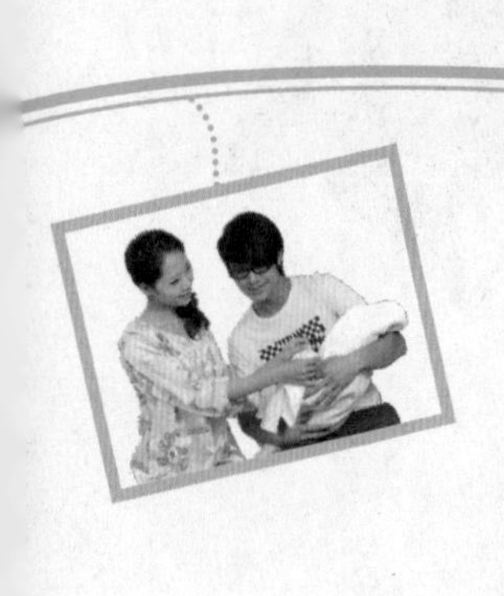

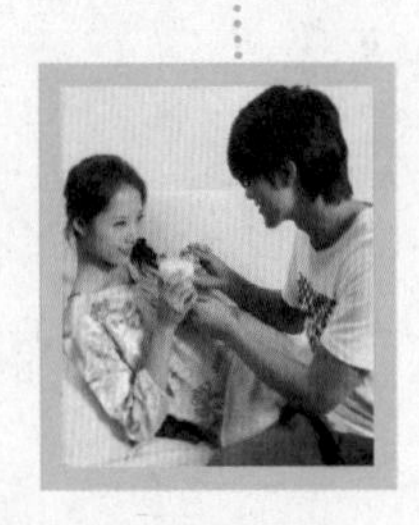

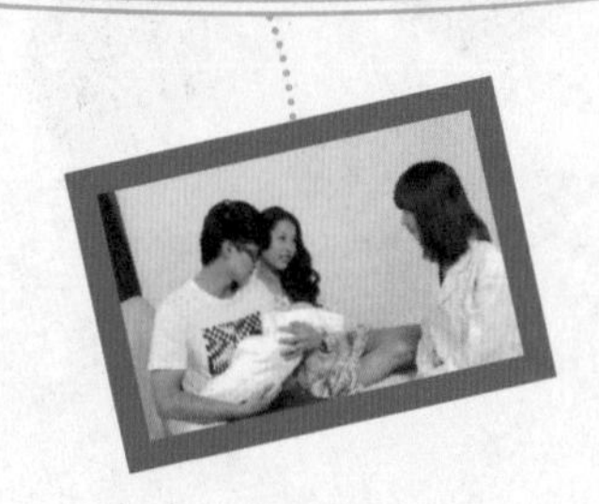

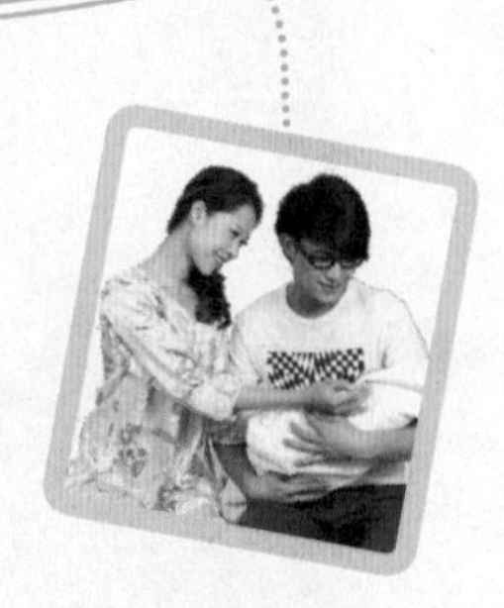

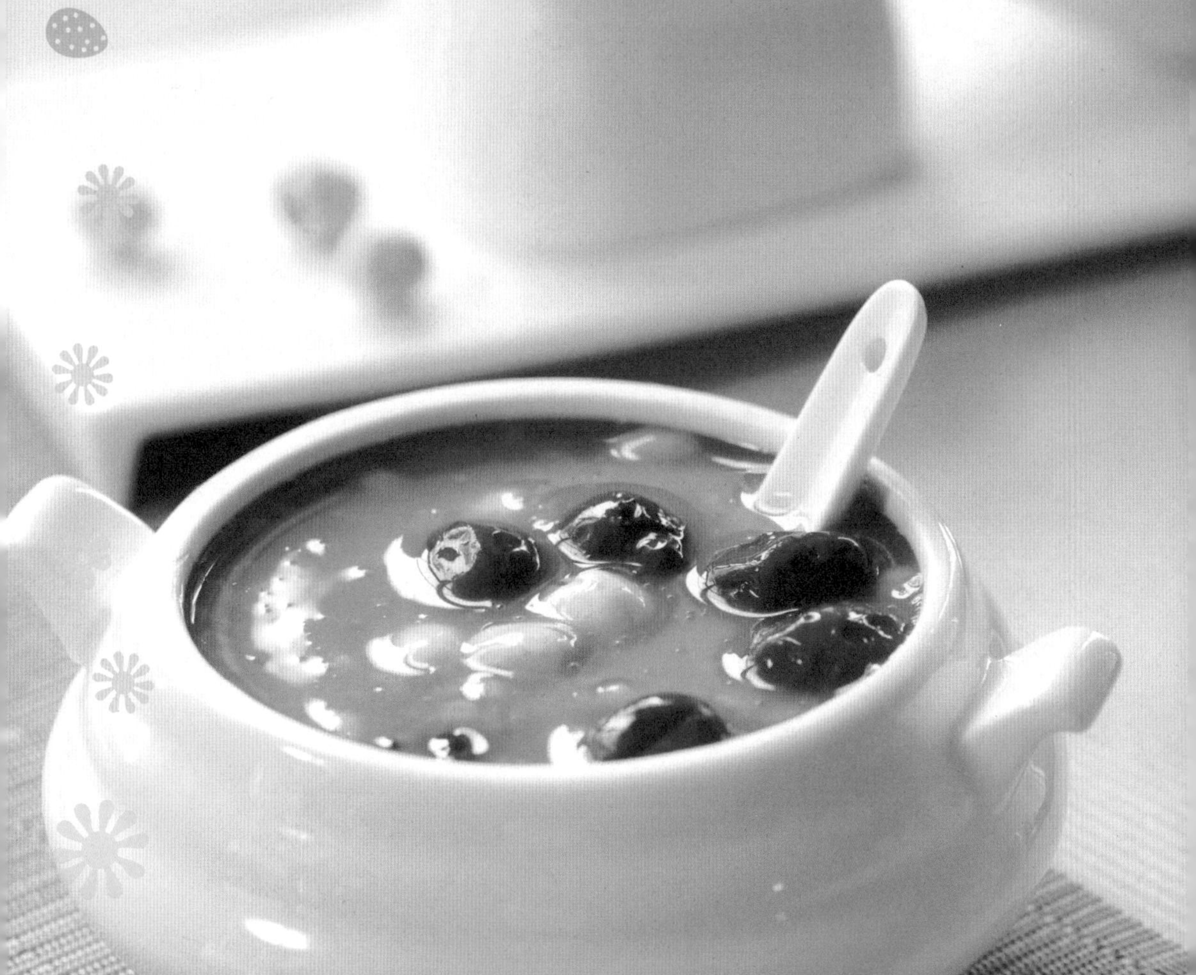

第2章

月子前3天——恢复元气

月子的最初3天对于产妇的身体恢复尤为重要，一个好的开始才能带动着一整月的科学调理顺利进行，首要任务就是帮助产妇恢复分娩中消耗掉的元气，本章从饮食入手，列举了坐月子期间的饮食误区，以供规避，并且推荐月子前3天的具体食谱，同时，还介绍了照顾新生儿的相关知识，对很多护理要点都做了针对性的描述。

挑荤拣素

月子前 3 天该怎么吃

产妇经过了分娩的劳累，身体极度疲劳，也许分娩过程中出现了这样那样的状况，又增加了几分身体的不适，都说坐月子能将以前不好的体质一起调理过来，那么月子里的前 3 天，身体需要哪些营养、月子餐应该怎么吃和吃什么、有哪些需要注意的问题？下面一一为你解答。

聚焦女人产后常见的几大“虚”

孕妈妈的新陈代谢较孕前加快，饮食量增加，以此满足胎儿生长及发育的需求，分娩后，体力消耗巨大，此时如果不能及时补充好各种营养，身体就会报出不良状况的预警信号，如心慌、气短、头晕、乏力、嗜睡等，在中医的概念里就是“虚”，分为气虚、血虚，严重的还会变成气血两虚。产妇需要格外注意，如果有以下症状，就要对症治疗了，避免影响自己的身体健康，引发更严重的疾病，哺乳的产妇也会因此影响乳汁质量，新生儿也就跟着“虚”了起来。

气虚

气虚是产妇分娩时用力过度，耗伤了肾气所致。一般表现为形体消瘦或偏胖、说话无力、食欲不振、缺乏耐力、易头晕、易疲劳、嗜睡、四肢无力、面色白、易出汗，应该多吃营养丰富且容易消化的平补食品，不要吃生冷油腻和辛辣的食物。推荐的补气食材有糯米、粟米、玉米、青稞、红薯、南瓜、花生、牛肉、狗肉、鸡肉、牛肚、乌鸡、鹅肉、兔肉、鹌鹑、鲢鱼、鳝鱼、鳜鱼、青鱼、鱿鱼、樱桃、葡萄、黄芪、蜂王浆、红糖、白木耳、白术、甘草等。

血虚

血虚是产妇在分娩过程中失血过多所致。一般表现为面色苍白或蜡黄、嘴唇和指甲无血色、心慌、失眠、头晕、眼花、手足发麻或冰凉。应该多吃含铁的食物，如红枣、桑椹、葡萄、樱桃、苹果、深绿色蔬菜、蛋、奶、大豆、花生、莲藕、黑木耳、鸡肉、猪肉、羊肉、猪肝、鸡肝、鱼、海参等。

气血两虚

既有气虚的表现，又有血虚的表现，具体有以下几种病症：

1. 血晕。症状为突然晕眩、面色苍白、心悸、烦闷不适，甚至四肢冰冷、冷汗淋漓、舌淡无苔、脉微欲绝。推荐食用八珍汤，因为八珍汤内有羊肉、鲜藕、山药、黄芪、黄酒、酒糟等原料，是一道很好的补气养血的双补汤。

2. 腹痛。症状为产后小腹隐痛、恶露量少色淡、头晕耳鸣、便燥、舌质淡红、苔薄、脉虚细，可食用宝鸡汤、黄芪羊高汤等。

3. 恶露不绝。症状为产后恶露过期不止、量多或淋漓不断、色淡红、质稀薄，小便空坠，神倦懒言，面色苍白，舌淡，脉缓弱。

4. 便秘。产后大便干燥、数日不解，严重时可引发痔疮。腹无胀痛、饮食如常、面色萎黄、皮肤不润、舌淡苔薄、脉虚。

5. 产后自汗。产后汗出较多，面色光白，气短懒言，语声低怯，倦怠乏力，舌淡苔薄、脉虚弱。

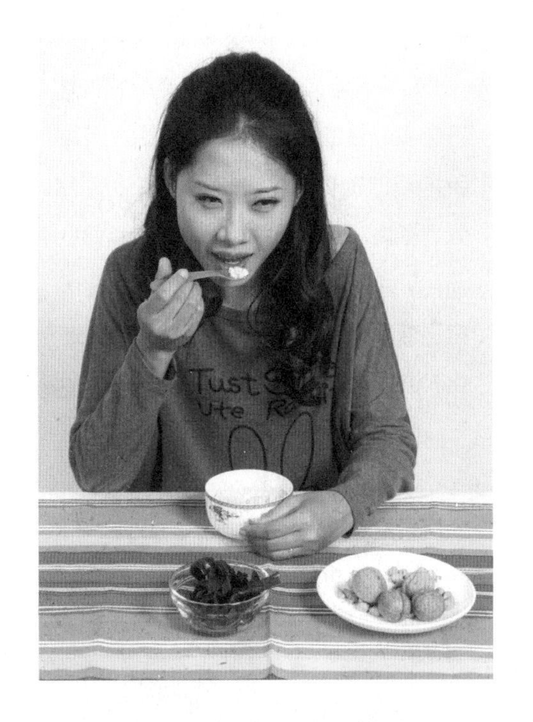

6. 乳汁不足。产后乳少或全无、乳汁清稀、乳房柔软无胀感、面色少华、神疲食少、舌淡少苔、脉虚细。

许多坐月子期间整日出汗不止的产妇，都以为这是生产造成的身体虚弱的表现，其实如果没有其他症状，只是单纯出汗多的话，并不是体虚的症状，而是一种正常的生理现象，和产妇特有的新陈代谢活动有密切的关系。正常情况下，产妇体内多余体液排泄有三个主要途径：一是通过肾脏由尿液排出；二是通过肺的呼吸排出；三是经由血管，通过汗腺由皮肤表面的毛孔蒸发，这就是产后汗多的原因。

产妇的营养需求离不了这几样

产妇在分娩时体力消耗，加上产后出血等症状，会大量消耗产前储备的各种营养素，产后大量出汗、排出恶露也要损失相当多的营养物质，伤口的愈合也需要足够的养分。怎么补呢？中医讲究“五谷为养，五果为助，五菜为充，五畜为益，气味合而服之，以补益精气”，说的就是：饮食结构要丰富全面，不可以偏食，这样才能满足身体的需要。谷类、水果类、蔬菜类、肉类必须搭配进食，既要有丰富的蛋白质，又要有含糖较多的五谷类，还要有含维生素较高的水果、蔬菜类，一样都不能少。

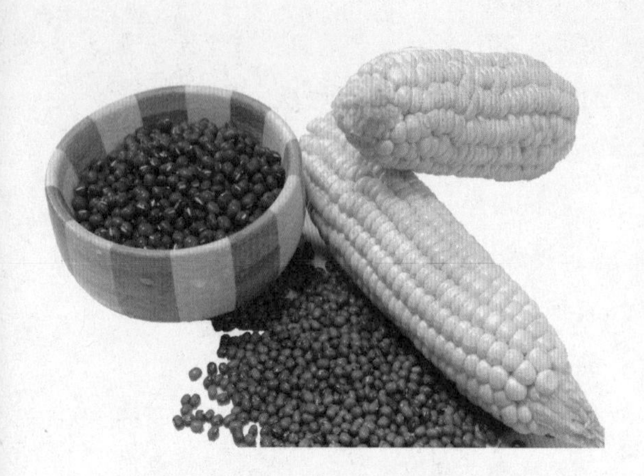

因此，建议产后以白面、米饭为主食，多进食蛋白质，兼食水果、蔬菜，这才是全面、正确的饮食调养。比如，每天主食400～500克，鸡蛋2个，鱼或精肉100～200克，豆制品100～200克，牛奶或豆浆150～250毫升，植物油25～50克，蔬菜及水果500克以上。

产妇月子里的营养需求：

1. 优质蛋白质。蛋白质含量丰富的食物主要有鸡肉、蛋类、奶及奶制品、大豆及豆制品。产妇每餐食物中都要有蛋白质，把好质量关，控制好量，不能过量进食，以免加重胃肠负担而不利于营养吸收。

2. 各种维生素。维生素均以维生素原（维生素前体）的形式存在于食物中，人体不能生成，它们的需求量虽少，但必不可缺。产妇每日维生素的推荐摄入量：维生素A 1200微克，维生素D 10微克，维生素E 3毫克。

3. 矿物质（钙、铁）及长链多烯不饱和脂肪酸。由于新生儿体内还不能生成钙，需要从乳汁中摄取，所以产妇应多食用豆类或豆制品、乳酪、虾米、芝麻或芝麻酱、西兰花及甘蓝等，以增加乳汁中的钙含量，促进新生儿骨骼、牙齿的发育。产后贫血者更需补充含铁丰富的食物。长链多烯不饱和脂肪酸（DHA）的补充有助于新生儿的大脑及视神经的发育。

4. 足够的水分。产妇在分娩后，出血和恶露、褥汗的排出都会使身体流失掉大量的水分，另外，新生儿对于母乳的需求量从最初的几十毫升到后来的几百毫升的增加都依赖于妈妈的乳汁分泌能力。因此，产妇在产褥期内应该多饮用高营养的汤水、粥类及其他流质、半流质食物，如牛奶、鸡汤、鱼汤、排骨汤、猪蹄汤等。

小贴士 | 剖宫产妈妈的饮食指导

从营养方面来说，剖宫产产妇对营养的要求比正常分娩的产妇高。因为手术刀口的疼痛，食欲或多或少都会受到影响，在手术后，可以先喝点萝卜汤，帮助因麻醉而停止蠕动的胃肠道保持正常运作，肠道排气了才可以开始进食。进食一般以稀粥、米粉、藕粉、果汁、鱼汤、高汤等流质食物为主，第三天后，可以正常饮食，每天可选用主食350～400克、牛奶250～500毫升、肉类150～200克、鸡蛋2个、蔬菜水果500～1000克、植物油30克左右。

月子里必吃的几种明星炖补食材

产后调养的重点是促进子宫收缩、恶露排出、乳汁通畅及补充气血。饮食要以“三高”及富含维生素、矿物质为原则。三高为高蛋白、高热量、高汤饮食。其中，食用高汤饮食的部分原因是为了给产妇补水，促进其体液的循环，有些专家也认为其实汤中的营养物质并没有传说中的那么多，所以在食用高汤饮食的时候，一定要连汤带食材一起吃才能营养全面。

烹调方式以维持原味且较无油脂的蒸煮、炖煲为佳，少用油炸、煎等能够造成营养物质大量流失的烹饪方式。以下介绍几种月子里炖补菜肴里必不可少的食材:

1. 猪肝。含有丰富的营养物质，具有营养保健功能，是最理想的补血佳品之一。

2. 猪腰。具有补肾气、通膀胱、消积滞、止消渴、促进子宫收缩的功效。

3. 猪蹄。具有壮腰、补膝和通乳的作用。

4. 乌鸡。具有滋阴清热、补肝益肾、健脾止泻等作用。

5. 黄花鱼。健脾升胃、安神止痢，对贫血、失眠、头晕、食欲不振及产后体虚有较好的疗效。

6. 鲫鱼。通乳催奶，对产后脾胃衰弱有很好的滋补作用，还能刺激胃液分泌，提高食欲。

7. 鲤鱼。有补脾健胃、利水消肿、通乳、清热解毒、止嗽下气的作用。

8. 蛤蜊。低热量，高蛋白，滋阴润燥，利尿消肿。

9. 牛肉。含有丰富的蛋白质，有补血、修复组织、暖胃的功效。

10. 羊肉。对腹部冷痛、体虚怕冷、腰膝酸软、面黄肌瘦、气血两亏等症状有补益效果。

11. 红糖。含多种微量元素和矿物质，补血，防治产后尿失禁，促进恶露排出。

12. 牛奶。补钙，缓解疲劳，促进伤口愈合。

13. 鸡蛋。含蛋白质丰富而且利用率高，还含有卵磷脂、卵黄素及多种维生素和矿物质。

14. 红枣。富含钙和铁，对防治骨质疏松、产后贫血有重要作用，能够安神和缓解产后抑郁。

15. 小米。含较多的维生素 B_1 和维生素 B_2，纤维素含量也很高。能够帮助恢复体力、刺激胃肠蠕动、增进食欲。

16. 芝麻。富含蛋白质、脂肪、钙、铁、维生素 E，可提高和改善膳食营养质量。

17. 核桃。具有补心健脑、补血养气、润燥通便等功效。

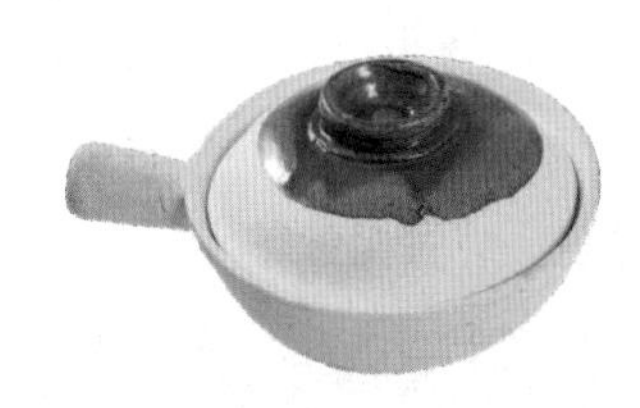

18. 豆腐。素有“植物肉”之美称，可补中益气、清热润燥、生津止渴、清洁肠胃。

19. 香菇。是高蛋白、低脂肪、多糖的食材，含有多种氨基酸和维生素，能够提高机体免疫功能。

20. 莲藕。含丰富膳食纤维，含铁量较高。能消食开胃、滋补养性、预防内出血。

21. 竹荪。具有滋补强壮、益气补脑、宁神健体的功效。

22. 当归。补血活血，调经止痛，润肠通便。

23. 黄芪。益气固表，敛汗固脱，托疮生肌，利水消肿。

24. 枸杞子。用于虚劳精亏、腰膝酸痛、眩晕耳鸣、内热消渴、血虚萎黄、目昏不明。

25. 甘草。用于心气虚、心悸怔忡、脉结代，以及脾胃气虚、倦怠乏力等。

26. 益母草。治疗水肿、小便不利、产后恶露不尽、瘀滞腹痛。

27. 川芎。活血行气，补血，治血虚头痛。

选对了食材，还要注意炖补得当，下面介绍炖补的注意事项：

1. 选料要得当。做好进补汤的关键就是选料，肉中的蛋白质和核苷酸溶于水中，是汤中鲜味的主要来源。注意，活鱼于宰杀后3～5小时进行烹制，其营养更容易被人体吸收。

2. 搭配有讲究。有些食物可以互补，如煲鲤鱼汤时可以加入花生、红豆，酸性的肉类可以加入海带，这样能够起到组合效应。

3. 火候要适宜。大火烧沸后小火慢炖，使营养物质溶解在汤中。汤中放蔬菜的话，应该随放随吃，以此减少蔬菜中维生素的流失。

4. 放料。辣椒、胡椒、葱、蒜等刺激性食物尽量少放，味精、鸡精不能多吃，盐要最后放。

5. 了解中药药性。选择无任何副作用的中药，比如当归、枸杞子、黄芪等，而且要根据自身体质选择合适的中药。

关键第1口——生产当天这样吃

自从孕妈妈的身体发出即将分娩的信号，家人的注意力就会转移到新生儿的降生过程上来，在这忙乱的一天里，很可能会忽略了孕妈妈要吃些什么。分娩后，产妇的胃肠功能趋于紊乱，从而食欲不振、食而无味，这种情况是正常的，不用过多担心，产妇只要放松心情，科学膳食结构，很快就会恢复体力。

应该吃什么

分娩当天的饮食应稀、软、清淡，以补充水分、易消化为主。产妇第1餐，可进食适量比较热且易消化的半流质食物，如红糖水、牛奶、藕粉、蒸蛋羹、蛋花汤等。第二餐，可以正常膳食。以下几种功能性食品可供选择：

1. 富含B族维生素、维生素C的食物，如各种水果、菜粥等，维生素可以帮助产后恢复食欲，尤其是B族维生素、维生素C类水溶性维生素。

2. 易消化吸收的食物，如烂糊面、菜肉粥、鱼片粥等，易消化吸收，不会影响肠胃活动。

3. 富含优质蛋白质的食物，如蛋花汤或蛋羹、奶等，优质蛋白可以帮助伤口愈合。

4. 帮助睡眠的食物，如牛奶、奶粉等，如果没有喝牛奶胀气过敏的情况，一杯温奶或是孕产妇奶粉冲的奶液，都可以帮助产妇安神助眠。

5. 帮助通气的食物，如萝卜汤。

6. 剖宫产妈妈，手术后约24小时胃肠功能即可恢复，应该食用流食1天，忌用牛奶、豆浆、大量蔗糖等胀气食品，情况好转后改用半流食1～2天，再转为正常膳食。

小米粥

原料： 小米45克、红糖适量。

做法： 小米加水煮至米烂，加入红糖即可。

食谱营养： 小米中含有多种维生素、氨基酸、脂肪和碳水化合物，营养价值较高。此粥补血益气，对体质虚弱的产妇尤为适用。

莲藕粥

原料： 莲藕250克、粳米100克。

做法： 莲藕刮净，切薄片，粳米淘洗好，两者同下锅，用水煮成粥即可。

食谱营养： 莲藕中含有大量淀粉、维生素和矿物质。煮熟后能够健脾开胃，清除产妇腹内积存的淤血。

不要吃什么

1. 忌生食。没有煮熟的食物，含菌量高不宜食用。

2. 忌冷。冷食不易消化，会加重肠胃负担，还会使子宫口收缩，不利恶露排出。

3. 忌辛、酸、辣。此类食物对味觉神经刺激太强，也不利于有效营养的消化吸收。

4. 忌烤、炸。此类食物常在高温下生成有毒物质或致癌物质，平时就不宜多摄取。

5. 忌硬质食物。产妇的牙齿常会有松动的情况，硬质带皮坚果类容易硌伤牙齿，不宜消化吸收，可以煮熟、煮软烂后再食用。

6. 忌发奶食物。起初两天最好不要多吃鲫鱼、鸡蛋等发奶的食物，新生儿胃口不大，奶量过多容易淤积而引起乳腺炎。

花生红枣补血粥

原料：糯米400克、花生仁100克（连衣用）、红枣50克、红糖适量。

做法：

1. 将花生仁用清水浸泡一夜，红枣浸泡后剔去枣核，糯米淘洗干净。
2. 锅中放入清水、糯米、花生仁、红枣，大火煮沸后改小火，煮至粥成，加入红糖调匀，出锅即可。

食谱营养：糯米中含有维生素B_1、维生素B_2、蛋白质、脂肪、糖类、钙、磷、铁及淀粉等，营养丰富，为温补强壮食物；花生富含丰富的蛋白质、不饱和脂肪酸等营养元素，有增强记忆力的功效；红枣富含维生素A、维生素C、维生素E、胡萝卜素、磷等矿物质，有助于提高人体免疫力。此粥能补益脾胃、养血补血、补虚止血。

以下情况不适合食用花生，产妇及家属需注意：痛风患者、胆囊切除者、胃溃疡患者、慢性胃炎患者、慢性肠炎患者、糖尿病患者、高脂蛋白血症患者、消化不良者、跌打淤肿者。

以下情况不适合食用红枣，产妇及家属需注意：

1.糖尿病人最好少食用，因为红枣的含糖量太高。

2.红枣皮纤维含量很高，不容易消化，吃多了会胀气，特别是胃肠道不好的人一定不能多吃。红枣可以经常食用，但每次不可过量，否则会有损消化功能，造成便秘。

第2天，产妇需要补充能量

经过分娩的劳累，产妇需要补充大量的能量来恢复体力，所以食物应以高蛋白、低脂肪为主，用餐次数可酌增为一日5餐，并要摄取均衡的营养。据研究，在产后一年之内哺乳妇女每日大约需要热量12800千焦（喂配方奶的产妇需要9600～10400千焦的热量）、蛋白质90～100克、钙2克、铁15毫克、维生素A 3900国际单位、B族维生素116毫克、维生素C 150毫克 。这样大的营养量，全部要从饮食中摄取，若仅靠碳水化合物的摄入，其热量是远远不能满足需要的，另外还要增添一些高蛋白、高热量的食物，如牛肉、羊肉、瘦猪肉、鸡蛋、果仁或鱼虾类。

分娩后的产妇，身体仍处在极度虚弱的状态，胃肠的蠕动能力也比较差，所以对食物的消化与营养的吸收功能尚未完全恢复，大量进补只会加重胃肠负担。进补要考虑身体状况，更需要注意针对性。有的产妇为了迅速恢复身材，在月子里就开始节食，回避高热量食物的摄取，这种做法其实是不对的，因为如果摄入的热量不足，不仅会使你的身体变得虚弱，还会减少乳汁的分泌量，新生儿的“口粮”就得不到保证，必然会影响他（她）的生长发育。

紫菜鸡蛋滋补汤

原料：鸡蛋2个、紫菜（干）30克、食盐3克、香油15克、葱花10克、虾皮5克。

做法：

1. 将紫菜切（撕）成片状，鸡蛋加食盐打匀成蛋液备用。
2. 锅中加入适量清水，待水烧开后把蛋液倒进去迅速搅拌成蛋花，再放入紫菜和虾皮，最后放入食盐和葱花，并淋入香油。

食谱营养：鸡蛋中含有丰富的蛋白质、脂肪、维生素和铁、钙、钾等人体所需要的矿物质，紫菜营养丰富，含碘量高。此汤能够调养产妇肝脏并补气养血。

以下情况不适合食用此汤，产妇及家属需注意：消化功能不好、脾虚者少食，可致腹泻；腹痛便溏者禁食；乳腺小叶增生以及各类肿瘤患者不宜食用；脾胃虚寒者切勿食用。

紫菜的挑选与保存：

1. 若凉水浸泡后的紫菜呈蓝紫色，说明干燥包装前已被有毒物污染，不能食用。

2. 紫菜是海产品，容易返潮变质，应将其装入黑色食品袋中，并置于低温干燥处或放入冰箱中，以保持其味道的鲜美和预防营养流失。

第3天，产妇需要补充的必需营养素

产妇为了恢复身体和保证乳汁充足，特别要加强蛋白质、钙及铁等营养素的摄取，饮食不仅要营养丰富，更应该多样化，鱼、肉、奶、蛋、蔬菜、水果都要摄取，才能恢复健康。最好是荤素兼用、粗细搭配、植物蛋白和动物蛋白混合着吃，避免偏食，否则容易便秘。

此时间，产妇需要补充多种营养素，可从下列食物中摄取：

1. 蛋白质。瘦肉、鱼、蛋、乳和禽类（如鸡、鸭等）都含有大量的动物蛋白质；花生、豆类和豆类制品（如豆腐等）含有大量的植物蛋白质。

2. 脂肪。肉类和动物油中含有动物脂肪；豆类、花生仁、核桃仁、葵花子、菜籽和芝麻中含有植物脂肪。

3. 糖类。所有的谷物类、白薯、土豆、栗子、莲子、藕、菱角、蜂蜜和食糖中都含有大量的糖类。

4. 矿物质。油菜、菠菜、芹菜（尤其是芹菜叶）、雪里蕻、荠菜、莴苣和小白菜中含有的铁质和钙质较多。猪肝、猪肾、鱼和豆芽菜中含磷量较高。海带、虾、鱼和紫菜等含碘量较高。

5. 维生素。

（1）维生素 A。鱼肝油、蛋类、动物肝脏、乳制品都含有较多的维生素 A；菠菜、荠菜、胡萝卜、韭菜、苋菜和莴苣叶中含胡萝卜素量较多，胡萝卜素在人体内可以转化成维生素 A。

（2）B 族维生素。小米、玉米、糙大米、标准面粉、豆类、肝脏和蛋类中都含有大量的 B 族维生素，青菜和水果中也富含 B 族维生素。

（3）维生素 C。各种新鲜蔬菜、柑橘、橙、柚、草莓、柠檬、葡萄、红果中都含有维生素 C，尤其是鲜枣中的含量较高。

（4）维生素 D。鱼肝油、蛋类和乳类中含量丰富。

西红柿鸡蛋面

原料：面条1人份，西红柿1个，鸡蛋2个，食盐、香油、葱花、油各适量。

做法：

1. 将西红柿洗净，用开水烫一下，剥皮后切片，备用。

2. 鸡蛋打入碗中，蛋液里加食盐，用筷子充分搅打至鸡蛋起泡。

3. 锅内放油，油热后倒入蛋液，炒成蛋花，盛出。

4. 另放油，倒入西红柿片翻炒，待西红柿出水后再倒入蛋花同炒，如果觉得西红柿酸味太重，可以加一点白糖。

5. 加水后（水可以比做汤的时候稍多一些）加盖煮5分钟，放食盐，盛出倒在碗里。

6. 另起一锅煮面，面熟后盛入装有西红柿汤的碗中，滴入香油，撒上葱花即可。

食物营养：西红柿鸡蛋面，色泽鲜艳、味道鲜美、含大量蛋黄磷质、维生素 C 等丰富的营养物质。

以下情况不适合食用西红柿，产妇及家属需注意：

1. 不宜和黄瓜同食，黄瓜中含有一种维生素 C 分解酶，会破坏其他蔬菜中的维生素 C，而西红柿中富含维生素 C，如果二者一起食用，会达不到补充营养的效果。

2. 服用肝素、双香豆素等抗凝血药物时不宜食用；服用新斯的明或加兰他敏时禁食；急性肠炎、菌痢及溃疡活动期病人不宜食用。

3. 空腹时不宜食用，容易引起胃肠胀满、疼痛等不适症状。

4. 不宜食用未成熟的西红柿，会让口腔感到苦涩，轻者出现头晕、恶心、周身不适、呕吐及全身疲乏等症状，严重时还会有中毒现象。

5. 不宜食用长时间加热后的西红柿，这样的西红柿已经失去了原有的营养与味道。

西红柿的挑选：选西红柿要选颜色粉红、浑圆、表皮有白色小点点的，不宜选有棱角、变形、青色、太硬的。

走出坐月子期间的几个饮食误区

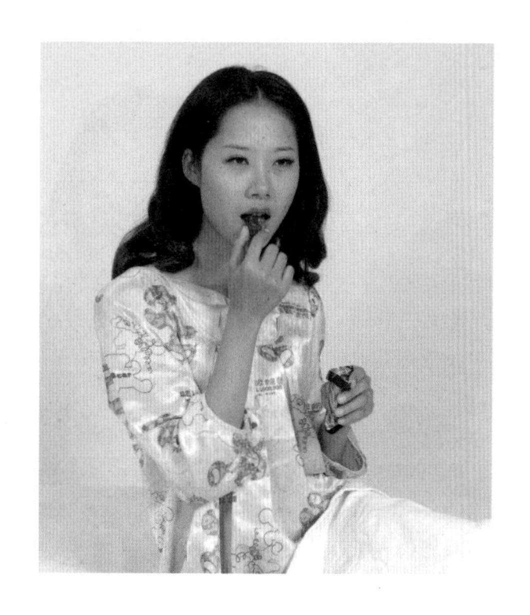

误区 1：大量吃鸡蛋等高蛋白食物

其实一天吃 2 ~ 3 个鸡蛋就足够了，过多会加重胃肠道负担，并影响其他营养物质的摄入，使合理营养失去平衡。而且动物性蛋白与植物性蛋白要搭配食用，以利于产后身体恢复和哺乳需要。

误区 2：喝麦乳精补身体

麦乳精中含有大量的麦芽，而麦芽是回乳退奶的食物，经常喝麦乳精会导致乳汁明显减少，母乳喂养的产妇坚决不要食用。

误区 3：只喝汤不吃肉

产后多喝汤可以促进乳汁的分泌，但是大量饮汤会加重心脏、肾脏的负担。新生儿的胃口还不大的时候，喝汤过多会加快乳汁分泌，导致乳汁淤滞而引起乳房胀痛，严重的可患急性乳腺炎。

误区 4：只吃母鸣，不吃公鸡

有的产妇认为，在月子期间吃母鸡要比吃公鸡好。其实，分娩之后，体内的雌激素和孕激素会有所降低，以促进乳汁的分泌，而母鸡体内的卵巢和蛋衣都含有一定量的雌激素，能够抑制乳汁的分泌。而公鸡的睾丸中含有雄激素，可以调整产妇体内的雌雄激素的比例，有增加乳汁分泌的作用，所以公鸡才是下奶的佳品。

误区 5：常吃巧克力

产前食用巧克力可以给待产妇补充大量的能量，以保证分娩时的能量供应。但是产后就不要食用了，因为巧克力中含有可可碱，会通过母乳流入新生儿的身体内，损害神经系统和心脏，从而影响新生儿的健康。

误区 6：经常喝茶

喝水可以补充产妇体内的水分，增加乳汁分泌，但是茶水中的咖啡因会刺激大脑使其兴奋，令产妇难以入睡，咖啡因还会通过乳汁进入新生儿的体内，引发肠痉挛，出现无由啼哭的现象，影响其健康。茶水中含有鞣酸，它可以与食物中的铁相结合，从而影响肠道对铁的吸收，促使产妇出现贫血症状。想要补水，可以选用富含维生素和矿物质的新鲜果汁及清汤，将更有利于身体恢复。

误区 7：不吃蔬菜、水果

有些地区的产妇在“坐月子”期间忌食蔬菜、水果，认为“蔬菜、水果水汽大，吃了会伤身”，其实要知道，产妇在分娩过程中体力消耗大，腹部肌肉松弛，加上

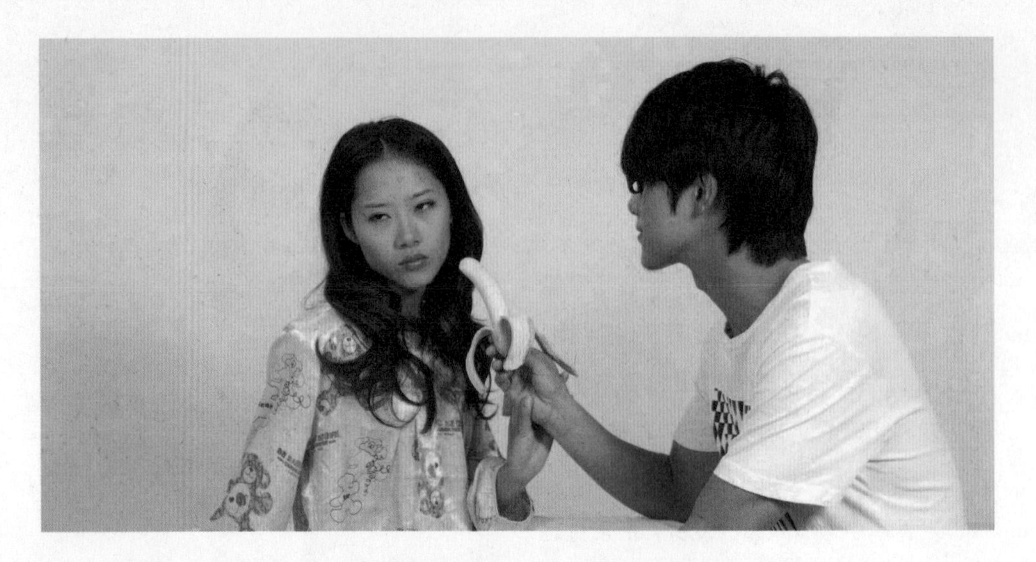

长时间卧床且运动量减少，胃肠蠕动变慢，容易发生便秘。水果、蔬菜中含有大量膳食纤维，能够有效促进胃肠蠕动，从而预防便秘。另外，蔬菜、水果中含有肉类、谷物类中所没有的矿物质和维生素，如果食用过少，就会营养不良，从而影响了身体的恢复速度和恢复质量。

误区 8：大量喝红糖水

红糖不仅能够活血化淤、补血养血，而且还能促进恶露的排出，是产后补益的佳品。但是，产妇也不能长期大量饮用红糖水。一般在产后 10 天左右，恶露就会开始减少，子宫也基本恢复正常，如果此时再喝红糖水，就会使恶露增加或引起失血，从而造成贫血。

误区 9：吃辛辣食物开胃

很多产妇在坐月子时胃口不好，喜欢食用辛辣的食物来开胃，但是过于辛辣的食物，会导致体内生热，导致口舌生疮、大便秘结等，而体内的热又会通过乳汁传给新生儿，影响他（她）的健康。

误区 10：产后立刻吃人参

人参具有调气养血、安神益智、生津止咳、滋补强身的功效，可是产后急于用人参补身是有害无益的。人参中含有多种有效成分，这些成分能够对人体产生广泛的兴奋作用，刺激中枢神经，使中枢神经保持兴奋，使得本该好好卧床休息的产妇难以入睡，更有可能造成产后大出血。所以，产后 7 天内是不宜服用人参补身的，此后也不宜服用过多。

误区 11：多吃少动

产后如果卧床不动，大量进食高脂肪、高蛋白的食物，加上缺少运动，会使大量脂肪聚积体内，进而导致肥胖，体内糖和脂肪代谢失调，增加糖尿病、冠心病等疾病的发生率。如无特殊情况，产妇于分娩后 6 ~ 8 小时即可坐起，第二天就可以下地活动。早下床活动，有利于恶露的排出及子宫的恢复，有助于肠道和膀胱功能的恢复，防止产后尿潴留和便秘的发生。

新手父母“走马上任”

小宝宝终于呱呱坠地了，产妇一定欣喜若狂，分娩的阵痛还在继续，可是已经迫不及待地要看一眼这个在肚子里住了9个多月的小家伙到底是什么样子。同时，也伴随着一系列的疑问，比如，如何给新生儿喂奶，怎么抱新生儿等，下面将给走马上任的新手父母最全面的指导。

幸福回味：新生儿刚出生的样子

其实刚刚出生的宝宝长得都差不多，皮肤红红的、凉凉的，甚至有种透明的质感，眼睛微肿，鼻子扁扁，头发湿润地贴在小头皮儿上，四肢紧紧地蜷曲着，小手也握得紧紧的，哭声非常响亮，身体也扭动着探索这个与母亲子宫大不同的新鲜世界。也许在第一声啼哭之后仍有困意，眼睛紧闭，小嘴嘟嘟，哪管外面发生着什么，只是淡然地熟睡，也许正在睁着眼睛打量着眼前的一切，跃跃欲试的小嘴也在积极寻找妈妈的位置。

新生儿的啼哭

新生儿的第一声啼哭很重要，他（她）小小的肺部开始接触空气了，医生会用器械吸新生儿的嘴巴和鼻腔，以清除残留在里面的黏液和羊水，以确保鼻孔完全打开，能够畅通地呼吸。

新生儿的皮肤

新生儿的皮肤极其柔软，肤色相对红润，瘦弱的新生儿可能出现皱纹，全身都是胎脂，早产儿会更多一些，随着他们的成长会逐渐消失，发皱的皮肤也会慢慢变得平整。

新生儿的头部

头部相对较大，是整个身长的1/4，而腿长仅占1/3。自然分娩或者使用吸引器助产的新生儿，头部因为外力作用会出现不同程度的变形，剖宫产出生的新生儿，头部是圆的。抚摸新生儿头顶时，会发现有一块没有骨头软乎乎的地方，这就是囟门。囟门是头骨在通过产道时为了能变形而留下的空隙，通常在新生儿出生后12～18月会闭合。位于前囟后面的是较小的后囟，在新生儿出生后的4个月内会闭合。头发呈褐色或深棕色，大多较为稀疏。

新生儿的面部

面部较平，鼻梁不挺，眼睛稍肿，眉毛、睫毛已清晰可见。

可能会有一只眼的眼神游离或两只

眼无法一起灵活转动的情况，这是正常的，随着新生儿眼部肌肉力量的增长和协调能力的提高，这种现象会逐渐消失。新生儿外耳的软骨极其柔软，有可能会叠在一起，以后会慢慢舒展开。偶尔会有新生儿在出生时就已长出一颗或多颗牙齿，这些牙齿通常会脱落。医生可能要将这些牙齿拔掉，以避免日后因此而窒息。

新生儿的身体

1. 胸腔。正常新生儿的呼吸频率为 30 ~ 50 次/分。新生儿的胸部可能变大，原因是他（她）在子宫内被高含量的雌性激素包围，这种现象只是暂时的，不必担心。

2. 生殖器。母体激素可能还会导致新生儿生殖器的肿胀，女婴阴唇尤为明显。

3. 腹部。脐带剪断后，脐根部还在，会有结扎和消毒用的棉线和纱布在上面。

4. 手臂和腿。新生儿可以非常灵活地活动四肢，喜欢将四肢弯曲起来靠近身体。双腿通常在髋部张开，看起来像青蛙腿一样。四肢弯曲，拳头紧攥。足月的新生儿会长出指甲。指纹与脚上的纹理已经成型。

检查新生儿各项指标

每对父母都希望自己刚出生的宝宝是健康的，那么该如何判定新生儿的健康程度呢？

体格发育

1. 体重。足月的新生儿出生时的平均体重为 3000 ~ 4000 克，低于 2500 克属于低出生体重儿，男婴比女婴略重一些。

2. 身长。平均为 49 ~ 50 厘米，男婴比女婴略长些。

3. 头围。男婴头围平均约为 34.4 厘米，女婴头围平均约为 34.01 厘米。

4. 胸围。男婴胸围平均约为 32.65 厘米，女婴胸围平均约为 32.57 厘米。

5. 皮肤。全身皮肤柔软、红润，表面有少量胎脂，皮下脂肪已较丰满。

6. 头部。新生儿的头顶前中央的囟门呈长菱形，开放而平坦，薄薄的头皮下有时可见搏动。

7. 腹部。腹部柔软，较膨隆。

8. 四肢。双手握拳，四肢短小，并向体内弯曲。

9. 体温。新生儿的正常体温在 36℃ ~ 37.5℃，但新生儿的体温中枢功能尚不完善，体温不易稳定，受外界温度环境的影响，体温变化较大。

10. 呼吸。新生儿降生后先啼哭数声后开始用肺呼吸，以腹式呼吸为主，新生儿的呼吸浅表且不规律，有时还会暂停。

11. 循环。心率比成人快，为 90 ~ 160 次/分。新生儿的脉搏以每分钟 120 ~ 140 次为正常。

12 排泄。新生儿一般在出生后 12 小时开始排胎便，胎便呈深、黑绿色或黑色黏稠糊状。

13. 尿量。初生儿第一天的尿量很少，为 10 ~ 30 毫升。在出生后 36 小时之内排尿都属正常。

感觉发育

1. 运动机能。新生儿出生时就会大声啼哭，以后会一阵阵地哭。新生儿出生后有觅食、吸吮、伸舌、吞咽及拥抱等反射。

2. 触觉。对妈妈的触摸、抚抱感受灵敏，并显示出喜爱。

3. 嗅觉。对母乳的香气感受灵敏，并显示出喜爱。

4. 味觉。新生儿味觉也很灵敏。甜味可引起吸吮动作，苦、咸、酸等味则可引起不快的感觉，甚至停止吸吮。

5. 视觉。视觉发育较弱，只能看见距离眼睛 20 ~ 30 厘米远的鲜艳物体，对光是有反应的。

6. 听觉。醒着时，能听见 10 ~ 15 厘米处发出的响声。

7. 睡眠。新生儿每天需睡眠 20 小时以上。

要尽早给新生儿喂奶

如果分娩很顺利，产妇和新生儿的状况也都非常好，那么就应该尽早开始尝试首次哺乳。尽管此时可能并无乳汁分泌，但新生儿吸吮的刺激对产妇以后乳汁的正常分泌和母婴相依感情的建立有极其重要的作用。此后应以新生儿的饥饿啼哭信号为准，根据按需哺乳的原则不定时给予哺喂。

新生儿在出生后 20 ~ 30 分钟吮吸能力最强，如果未能得到吸吮刺激，将会影响以后的吸吮能力，而且出生后 1 小时是新生儿的敏感时期，是建立母子相互依恋感情的最佳时间。出生后 2 小时后，新生儿有可能又睡着了，致使哺乳时间延迟，如果喂奶过晚，则可能会对新生儿产生很多不利的影响，如加重黄疸、引发低血糖和脱水热等，所以一定要尽早喂奶。

第一次喂奶的具体方法是在新生儿的脐带结扎以后，如果没有异常情况，就把他（她）身体上的血迹擦干净，在护士的帮助下，让新生儿全裸地俯卧在产妇的胸腹部，应注意天冷时要做好保暖工作，同时用产妇的乳头刺激新生儿的面颊部或口唇，以引起觅食反射。当他（她）嘴张大、舌向下的一瞬间，护士的手密切配合，柔和地将乳头引入其口内，从而引起吸吮动作。这种早皮肤接触、早吸吮对日后的母乳喂养成功与否奠定了基础。

初乳不可浪费

产后，产妇体内的激素水平发生了变化，刺激乳房开始分泌乳汁。但泌乳是有一个过程的，一般把产后4～5天内的乳汁称为初乳，此后的乳汁都是常乳。母乳的这种质与量的变化，正好适应了新生儿的消化吸收能力，以及身体对于营养物质偏重的需要。初乳的特性是成分浓稠，量少，微黄。

初乳是新宝宝的第一道抵御外部病菌的屏障。初乳中的蛋白质、维生素、矿物质含量远远高出常乳，含有比常乳更丰富的免疫球蛋白、乳铁蛋白、巨噬细胞、中性粒细胞和淋巴细胞，能够有效防止感染和增强新生儿机体免疫力；初乳中脂肪含量没有成熟乳高，这正好和新生儿胃肠道对脂肪的消化和吸收能力差相适应；其中含有大量的生长因子，尤其是上皮生长因子，可以促进新生儿胃肠道上皮细胞生长，促进肝脏及其他组织的上皮细胞迅速发育，调节胃液的酸碱度。

通常在刚开始的时候，新生儿不太习惯吸吮妈妈的乳头，此时产妇要有耐性，绝不可放弃。应该尽量母乳喂养，如果不愿意或者不能够的话，也要把宝贵的初乳留给新生儿。

新生儿喂奶姿势有讲究

哺乳不仅有益于新生儿的健康，还有助于增进母子间的感情。正确的哺乳姿势可以让身体舒适，更有益于乳汁排出。

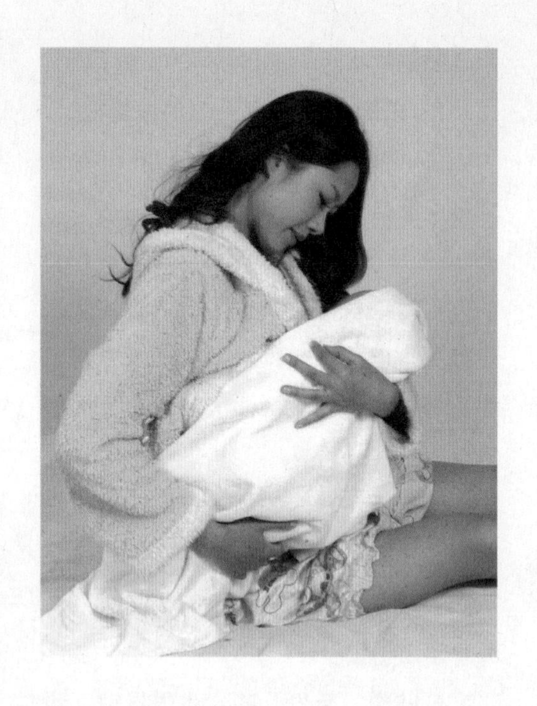

正确的喂奶姿势

1. 卧位哺乳。产后第一天，产妇身体疲倦、虚弱或伤口疼痛，适宜采取卧位或侧卧位喂奶。卧位是产妇仰卧，新生儿俯卧在妈妈的胸腹部吃奶，这时要注意搂住新生儿，以防止其滑落，喂奶时间也不要太久，以免长时间压着产妇的胸腹部而影响其呼吸和内脏运作。侧卧位方法是产妇和新生儿面对面侧卧在床上，产妇用下侧的手臂扶住新生儿头背臀，手掌可轻轻握在新生儿的臀部大腿处，如果乳房较大，上侧乳房有挤压新生儿头部脸部的情况，另一只手就需要扶稳上侧乳房，防止影响新生儿呼吸。夜间哺乳常采用此法，但要尤为注意防止新生儿窒息。

2. 坐位喂乳。除分娩后的最初几天可采取卧位哺乳外，一般宜采用坐位。方法是产妇将要哺乳一侧的脚稍稍抬高或翘起二郎腿，或者脚踩一个小凳子，或者腿上垫上垫子；抱新生儿于斜坐位，将他（她）的头部、肩部枕于要哺乳一侧的肘弯；用另一手的食指、中指轻轻夹住乳晕两旁，手掌托住乳房，将大部分乳晕及乳头送入新生儿嘴里，注意不要压住他（她）的鼻子。现在市场有卖一种哺乳枕，呈环形状，围在产妇的腰上，新生儿躺在上面，方便哺乳，省去了很多托举新生儿或固定姿势的力气，有效缓解了肩膀和手臂的酸痛。

3. 哺乳完毕。如果新生儿没有自己吐出乳头，产妇可以用食指轻压婴儿下颏，将乳头轻轻拔出，切忌在口腔负压的情况下拉出乳头，否则很容易造成新生儿局部疼痛或皮肤破损。喂奶后可挤出少量乳汁均匀地涂在乳头上，因为乳汁中丰富的蛋白质和抑菌物质对乳头表皮有保护作用。

注意事项

1. 喂奶前，产妇先要给宝宝换上干净的尿布，换好尿布后清洗双手，再用温水擦净乳头，才能开始哺喂。平时产妇要勤换内衣，保持乳头的清洁，防止乳头及乳房发生疾病。

2. 一定要让新生儿带着乳晕一起含进去，仅仅吮吸乳头，新生儿的牙床会挤压乳头根部，很容易造成乳头皲裂，如果新生儿含得不对，要拔出来重新含好，不能姑且了事。

3. 要做到“三贴”，即胸贴胸、腹贴腹、下颌贴乳房，新生儿头部与背部在一条直线上。产妇要用充满爱意的眼神望着新生儿，不能目光呆滞，心不在焉，要让他（她）带着愉悦的心情来吃奶。

4. 有的新生儿喜欢吃几口就停下来睡一会，再接着吃，这时可轻揉他（她）的耳朵或耳垂，或轻轻将其摇醒，让他（她）继续吸吮，防止其摄入母乳不足，影响生长发育。喂完奶后，不要让新生儿继续含着乳头入睡，乳头皮肤娇嫩，长时间泡在口水里，容易破损，而且会影响宝宝牙床的发育。

5. 喂奶后一定要注意防止新生儿溢奶、吐奶或呛咳。将其轻轻抱起、抱直，头靠产妇肩部，轻拍背部，让他（她）将喝奶时吞入胃中的空气排出。放在床上时应采取头稍高、右侧卧位，这样即使吐奶了，也不至于将乳汁吸入气管引起窒息，不压迫胃部的姿势有利于食物的分解吸收。

几种不宜马上哺乳的情况

生气时哺乳

人体在生气或发怒时，就会兴奋交感神经系统，使其末梢释放出大量的去甲肾上腺素，与此同时，肾上腺髓质也会过量分泌肾上腺素。这两种物质在人体如分泌过多，就会出现心跳加快、血管收缩、血压升高等症状，影响产妇的健康。产妇切勿在生气时（或刚生完气）给新生儿喂奶，以免影响他（她）的健康。如果要哺乳，最少要过半天或一天，还要先挤出一部分乳汁，用干净的布擦干乳头后再哺乳。

运动后哺乳

中等强度以上的运动会使体内产生乳酸，乳酸潴留于血液中使乳汁变味。因此，母乳产妇只宜从事一些温和的运动，运动结束后也要先休息一会儿再喂奶。

性生活后哺乳

性生活时，情绪十分兴奋，中医认为“相火内动”，会影响乳汁的质量，对新生儿不利。

浴后不宜马上哺喂

产妇刚洗完热水澡后，并不太适宜立即哺乳，因为热水洗浴会使体热蒸腾，乳汁也为热气所侵，这时产生的“热乳”可能会伤害到新生儿；冷水洗澡后产妇的血脉受冷收缩，母乳受冷的影响，其质和量也都可能发生了变化，新生儿吃了这样的母乳也容易产生不适。新生儿洗澡之后也不宜马上喝奶，洗澡后会令他（她）的气息产生变化，此时喂奶会损伤脾胃，所以，凡是洗澡之后，都应当休息一段时间，再喂奶。

如何掌握新生儿吃奶的量

对于初为人母者来说，间隔多长时间给新生儿喂一次奶、他（她）到底吃饱了没有都是让其非常关注的问题，专家提示：母乳喂养最主要的原则就是按需哺乳。

间隔多久喂下一顿奶？

近年来，通过反复的对比研究发现“按需哺乳”是一种最符合人体生理需要的顺乎自然的哺乳方法。不拘泥于时间表，只要新生儿饿了就喂，不仅可以及时排空乳汁，防止胀奶，还能通过频繁的吸吮刺激泌乳，增加奶量，满足新生儿逐渐增大的胃口，经常和新生儿贴身接触，母子感情也会得到很好的培养，有效预防产后抑郁。但要注意，不要把喂奶当成是安抚新生儿的唯一手段，他（她）每次哭闹的时候都用喂奶来解决，而应仔细观察找出新生儿哭的原因。

新生儿吃饱了没有？

有些家长用新生儿吃奶的时间长短来衡量其吃奶量的多少，以此判断他（她）是不是吃饱了，但是新生儿喝奶时间和本身的体质、家长喂食时间有关，就和大人吃饭有快有慢一样，不能用它来作为判断的标准。另外，有时新生儿吃奶时是在干吸，并没有咽下乳汁，这些干吸的时间，对于判断新生儿吃奶多少是没有用的，该怎么办呢？

真正有用的是看新生儿吞咽乳汁的

时间。每次喂奶，新生儿吞咽乳汁的时间总共达到了十来分钟，一般就可以吃饱了，他（她）会自动吐出乳头，安稳地睡去。如果新生儿还表现出饿的样子，就应该让他（她）继续吃，这就是按需哺乳的实质；如果新生儿是在大口大口吞咽过程中把乳头吐出来，这有可能是因为他（她）累了，应让他（她）休息一会儿再接着吃；如果只是干吸，吞咽很少，这可能就是吃饱了的信号，也可能是吃进去了空气不舒服，需要拍嗝了。产妇们也可以用自己的乳房来判断，如果比刚喂奶的时候摸起来更柔软，且摸不到硬块了，就说明已经排空了乳汁，新生儿也已经喝饱了。产妇应尽量让两侧乳房都排空，以免因胀奶而难受，如果新生儿胃口小，吃不了，可以用吸奶器吸出来，不用担心吸出来后他（她）下顿就没有乳汁喝了，因为产妇的泌乳能力是很强的，只要营养充足了，乳汁分泌量就会很充足。

新生儿的第一次排便

新生儿大小便是判断其是否健康的一个重要标准。

大便

正常情况下，新生儿出生后 24 小时内排出的棕褐色或者墨绿色的黏稠大便就是“胎便”。胎便中含有胎儿时期的肠黏液腺分泌物、脱落的上皮细胞、皮脂、胆色素等，这种肠腔中的混合液并非是肠道出血，父母完全不必担心。在喂养合理的情况下，一般 3 ~ 4 天就可能转成黄色正常大便。如果新生儿出生 24 小时后尚无大便排出时，应该请医生检查是否患有先天性消化道畸形。

小便

新生儿可在分娩中或出生后立即排小便，尿液色黄、透明，开始量较少，如果无尿或尿少，要增加哺乳次数或给他（她）喂些糖水，这样尿量会渐渐增多。如果在吃得饱且不缺水的情况下，新生儿出生后 24 小时还是无小便排出时，要请医生检查是否患有先天性泌尿道畸形。

第 1 次排便后的护理

及时移走脏尿布，用婴儿专用湿巾轻轻擦拭新生儿的臀部，待干燥后再换上新尿布。

新生儿不排便应该怎么办

正常新生儿会在出生后的 24 小时内排出人生第 1 次大便——胎便，并在 2 ~ 3 天内排尽，此后排出喝母乳产生的正常大便。如果他（她）超过 24 小时才排便或只排少量便便，这意味着有肠道方面的异常状况，一定要去医院检查。

大多数先天性的肠道疾病会出现胎便排出延迟的现象，发病的肠管处于痉挛狭窄状态，胎便不能通过，所以24～48小时内排不出便便或只排出少量，这时父母可以用手指、肥皂条、开塞露等刺激新生儿的肛门，促进其排便。如果除便秘外，新生儿出生2～6天内有呕吐症状，呕吐物含有胆汁或粪便样液体，肚子明显胀大，就要怀疑是先天性巨结肠了，一般要采取手术治疗。如果不尽早治疗，病情恶化，就会出现体重不增、营养不良、肠穿孔、小肠结肠炎等并发症。

如何抱新生儿更科学

贴身抚抱是亲子感情交流的第1步，对新生儿的身心发育十分重要。而面对刚出生的新生儿，很多父母都因心情紧张而手足无措，不知如何来抱起这软软的小家伙，其实母性的潜能会让产妇无师自通地抱起新生儿，但如果还是对自己没有信心，那么就来学习一下吧。抱新生儿可分为三步：

首先，一般抚抱都在新生儿睁眼睡醒时，抱起新生儿前可先用眼神或说话声音逗引，使他（她）注意，一边逗引，一边准备伸手将他（她）慢慢抱起。

然后，把一只手（指尖对着新生儿）轻轻地放到新生儿的头下，用手掌包住整个头部，注意要托住新生儿的颈部，支撑起他（她）的头。稳定住头部后，再把另一只手（指尖对着自己）伸到新生儿的屁股下面，包住新生儿的整个小屁屁，力量都集中在两个手腕上。

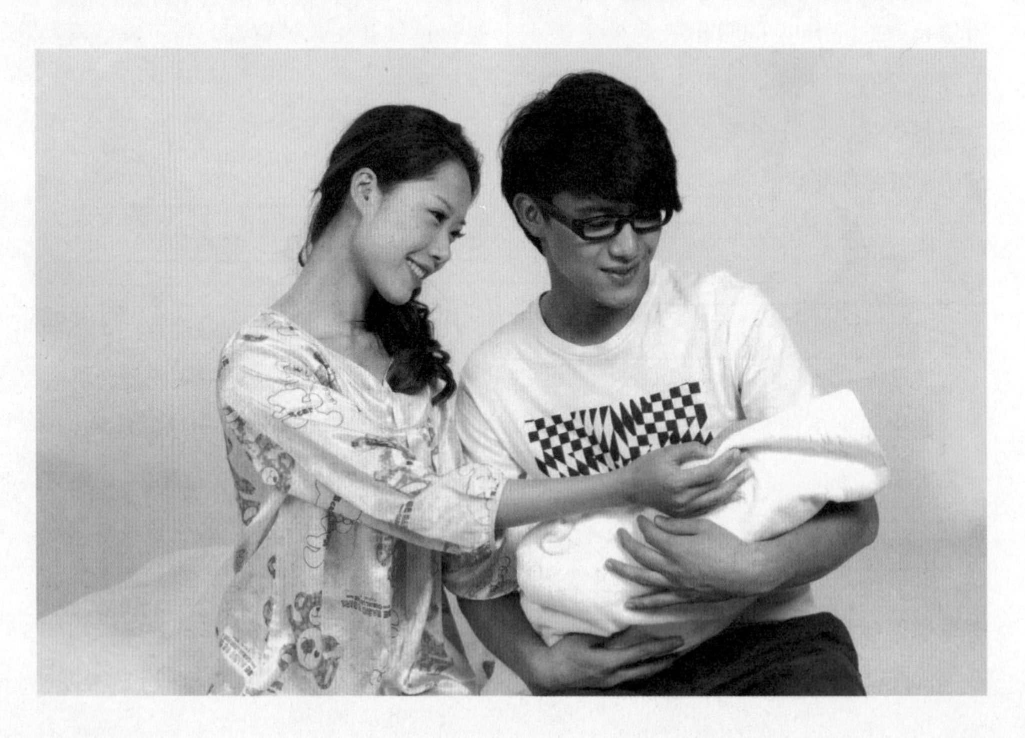

最后，慢慢抱离小床，腰部和手部力量相配合，托起新生儿，使其贴于胸前。使新生儿头部稍高于脚部，倾斜度不可超过36°，头部和身体一定要呈直线状。待新生儿稍大一点后，可以将头部慢慢滑入家长的臂弯里，用小手臂上端托住头颈部，手腕手掌托住臀部和大腿，另一只手重叠在第一只手下，手掌托住第一只手的手腕，指尖对着自己，手臂拦住新生儿臀部和腿部。

抱仰卧的新生儿可一手伸至头颈后及背部，另一手从另一侧托住臀部和大腿，让他（她）在大人的手臂上躺一会儿，使他（她）感到安全舒适，再轻轻将他（她）抱起，使他（她）尽量靠大人的躯体，紧紧依偎着大人。亲切温暖安全的拥抱会让新生儿感到十分满足。抱俯卧的新生儿可一手托住他（她）的下巴、颈胸，一手从外侧伸入下腹，抓住对侧臀部及大腿，轻轻将新生儿翻过来拥入怀中。

尤为值得注意的几点：

1. 在抱新生儿之前，大人应洗净双手，不要留长指甲，摘掉手上的戒指、手、表、手链、手镯，以免划伤新生儿娇嫩的肌肤，并待双手温暖后（天气冷的时候可用搓手法预热手掌），再抱新生儿。

2. 抱新生儿时，动作要轻柔，大人应当始终微笑地注视着他（她）的眼睛，即使在其哭闹时动作也不要太快、太猛。大人们抱着新生儿的时候都会习惯性地摇晃他们，但是如果没能掌握好力度，很可能会给新生儿带来伤害，建议采用抚摸头、颈、背的方法来安抚他（她），效果可能更好。

3. 满3个月前，婴儿头大身子小，颈部肌肉还没发育成熟，没有力量支撑起整个头部的重量，所以在抱起和放下婴儿的过程中，要特别注意托着头颈部，避免婴儿背部脊椎向后翻倒而受伤。

4. 除了拍嗝的时候，不要竖抱新生儿，因为他（她）的颈部肌肉发育尚不完善，竖抱不当会直接伤害到脊椎。

5. 不要久抱，新生儿不适宜频频抱起，除了喂奶、换尿布、拍嗝外，不要过多地抱新生儿，影响其睡眠，每次抱3～5分钟即可，长时间抱着尤其是让新生儿睡在你的怀里，会让他（她）形成习惯，将来训练他（她）独自入睡会变得非常困难，给父母带来负担。

新生儿喜欢自己被包裹

由于新生儿的神经系统发育尚不完善，当受到外来声响、摇动等刺激后会发生全身反应，就像受到了惊吓一般。如果晚上新生儿是一个人睡在自己的小床里，即使盖着厚被子，但失去了妈妈有力而温暖的怀抱，他们通常也因为缺乏安全感而睡得不太安稳。

另外，新生儿身体很柔软，抱起来不是很方便，喂奶的时候也不容易保持固定的姿势，如果用包被将新生儿包起来，就可以方便妈妈把新生儿抱起来喂奶，也会带给新生儿足够的温暖和安全感。

正确包裹新生儿的方法

给3个月以内的婴儿准备一个包被是非常必要的，尤其是那些容易哭闹、不易入睡、触觉敏感的婴儿，可以选择市售的专门给婴儿设计的包被，也可以自己准备正方形或长方形的毯子来代替。下面介绍一下大约62厘米 ×92厘米的长方形毯子作为包被的包裹方法：

1. 要先确保新生儿的四肢是紧贴着身体两侧的。

2. 把毯子平铺在床上，呈菱形，将上角的一小部分叠至毯子前，将新生儿放在毯子的顶部，肩膀刚好与刚才的折角平齐。

3. 扶着新生儿的右臂，用毯子裹住他（她）的右肩膀并盖过身体，注意要保持毯子的紧固度。将毯子塞进他（她）的左腋下，放在背后及左臀部下，拉直左肩膀下的毯子以防松懈。

4. 在新生儿的左边抓住他（她）的左臂，拿起毯子底部的一角将它贴身塞入新生儿的左肩膀中（如果毯子不够长，可以塞进脖子下V形的位置）。

5. 轻轻折起右上角的毯子，只要一点就好，将整个右边的毯子折起，贴着新生儿的身体放在身下的位置，像一个皮带的样子。

6. 最后一角塞入V形的位置里面即可。

现在绝大多数家庭都采用婴儿睡袋，睡袋要选用新生儿的尺码，太大的睡袋不利于新生儿的活动，小手伸不出来，会影响触觉发育，而且紧固度不高，保暖度就会降低。睡袋合适，新生儿可以穿一件上衣，躺在睡袋里，使用起来比包被方便，也便于换尿布，是不错的选择。

蜡烛包的危害

老一辈人带新生儿时，喜欢将其紧紧地捆起来，俗称“蜡烛包”。理由是这样能阻止新生儿的小手乱摸乱晃，能让腿长得直，睡得更安稳。但它终归是一种弊大于利的包裹方法，最大危害是会导致新生儿骨骼畸形，新生儿的腿弯弯的并不是病态，而是生理弯曲，随着年龄的增长，自然就会变直，长成O形腿并不是因为小时候没有把腿绑起来，而是维生素D的缺乏导致的佝偻病的症状，如果强行把新生儿的腿扳直包裹，反而容易使他（她）的髋关节脱位，影响以后走路。另外，还会限制新生儿的胸部活动，阻碍正常呼吸，而且压迫了腹部会影响食欲，导致新生儿经常吐奶、便秘等。新生儿被强行束缚，不能自由地接触外界事物，影响以后的动作发育，会养成宝宝做事情畏首畏尾的性格。

如何给新生儿穿脱衣服

新生儿皮肤非常娇嫩，摸起来就像剥了皮的熟鸡蛋一样，家长在给新生儿换衣服的时候往往觉得不忍下手，生怕稍有摩擦，造成其皮肤破损而感染。给新生儿穿衣服确实不是件容易的事情，尤其是他（她）不会配合穿衣的动作，往往弄得家长手忙脚乱，这就需要家长们掌握正确的穿衣、脱衣的方法，才能给新生儿的肌肤最全面的保护。

给新生儿换衣服的步骤

1. 地点选择。新生儿由于吐奶、溢奶、排便、排尿较频繁，需要经常更换衣服。应选择在一个比较宽大的平面上为他（她）穿脱衣服，如大人的床或铺上毯子的地板。

2. 换衣服前的准备工作。应先将干净的衣服准备好，如果是里外几件衣服要一起更换，要先把衣服和衣服、裤子和裤子按照里外顺序套在一起，并把袖子向着肩部、裤腿向着裆部推上去，呈短袖短裤状，这样穿衣服的时间会减少到最低限度，以此减少新生儿受凉的风险和不安情绪的发展。

3. 不同类型衣服的正确穿脱方法。

（1）开衫（系带和尚服或对襟按扣）。

垫一条不掉毛的浴巾在新生儿身体下面，把套好的衣服展开平放，让新生儿平躺在衣服上，将他（她）的一只胳膊轻轻地抬起来，先向上再向外侧伸入袖子中，将身体下面的衣服向对侧稍稍拉平，准备再穿另一只袖子，这时抬起另一只胳膊，使肘关节稍稍弯曲，将小手伸向袖子中，并将小手拉出来，再将衣服的袖子和左右对襟放平整，带子系好（按扣扣好）就可以了。或者大人的手从衣服的袖口伸到袖子里，从衣服的袖子内口伸出来，大人的另一只手将新生儿的小手抓住并送入大人袖子里的手中，再将小手拉出来，用同样的方法将另一只袖子穿上。在拉小手时动作要轻柔、慢慢拉，以免损伤新生儿的手臂关节。

（2）套头（带领扣或肩扣）衫。

先打开领部的扣子，把套衫收拢成一个圈，并用两拇指在衣服的领圈处撑一下，再套过新生儿的头，然后把袖口收拢成一个圈，弄宽，轻轻地把他（她）的手臂牵引出来，最后把套衫往下拉平，按上按扣。同时，为了避免套头时新生儿因被遮住视线而感到不安或恐惧，可以和他（她）说说话来分散注意力。

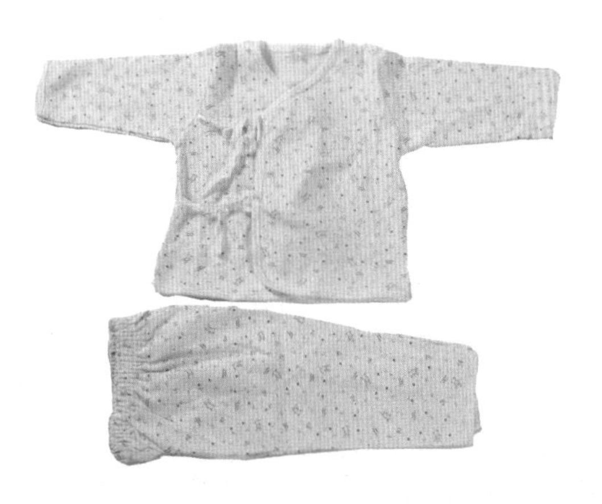

（3）连体衣（哈衣爬服）。

连体衣可以让新生儿在里面自由活动，暖和又不太热，不会勒着肚子，对生长发育有好处，容易穿脱，换尿布也很方便。连体衣是国外宝宝必穿的衣服，在中国其样式进行了适合国情的改良，一部分连体衣的裆部是开裆裤形式的。长袖长裤的连体衣有3种，一种是按扣从领口到裆部或脚部一直连下来的；一种是领口有肩扣或前（后）领扣或信封式领口，裆部腿内侧有按扣，躯干处无按扣的；一种是背后有按扣一直连到腰部，裆部腿部无按扣的。具体怎么穿呢？穿第1种连体衣时，先解开上面的所有扣子，展开平放在床上，让新生儿躺在上面，脖子对准衣领的位置，先穿裤腿，再用穿上衣的方法将手臂穿入袖子中，然后扣上扣子即可；穿第2种连体衣时，先解开裆部的扣子，然后用穿套头上衣的方法穿好上身和袖子后把连体衣往下拉平，按上裆部按扣；穿第3种连体衣时，先解开上面的所有扣子，把上衣部分圈到腰部，用穿裤子的方法穿裤子部分，最后把连体衣往上拉平，穿上袖子，按上背部按扣。如果裤子是连脚的，就直接把新生儿的脚伸进去，不采用拉小脚的方式。

（4）裤子。

穿裤子时也要先把裤腿折叠成圆圈形，大人的手从中穿过去抓住新生儿的脚脖，将脚轻轻地拉过来，并把裤子拉直，另一条裤腿也是这么穿。最后把裤腰提上去包住上衣，并把衣服整理平整。

4. 脱衣服时将上述步骤反过来即可。

不同季节穿多少衣服合适

月子里的新生儿多数时间都是在包被里度过的，所以衣服不必穿得太多，在夏季，长款短袖系带和尚服是最合适的，穿脱方便，换尿布也方便，既不勒肚子，又可以保护腹部不受凉，再包上一层薄款的包被，在空调房里就足够了。在冬季，长袖长裤连脚的空气棉材质的连体衣是最合适的，要选择裆部有按扣或者是开裆裤的那种，便于不脱衣服就可以换纸尿裤，避免换衣频繁使新生儿受凉生病，再包上一层厚款夹棉的包被，在暖气房里就足够了。在春秋季节，长袖长裤连脚的空气棉材质的连体衣，加上薄款的包被是最佳组合。

注意事项

1. 新生儿一般不喜欢换衣服，会害怕把正穿得舒服的衣服脱掉或裸露自己的身体，给他（她）换衣服的时候也许会哭闹反抗，所以，大人要用温柔的语气来安慰新生儿，让他（她）知道换衣服不是一件可怕的事情，换上干净的衣服会更舒服，用玩具引逗、放一些音乐转移新生儿的注意力也是不错的办法。

2. 由于新生儿身体很软，脖子还直不起来，手脚也不是很有力气，不能配合穿衣，所以给他（她）换衣服不要太频繁，如果新生儿经常吐奶，可以给他（她）戴一个围嘴，或是用湿巾在脏的部位做局部清理，尽量不要每次都全身上下换一套。

3. 动作一定要轻柔，要顺着新生儿肢体弯曲和活动的方向进行，不能生拉硬拽。大人在给新生儿穿衣服时要注意观察新生儿的表现，这样可以及时发现他们身体是否有异常。

4. 扣扣子的时候，不要往新生儿的身上按，要把衣服拽起来按上，以免弄痛或弄伤其娇嫩的肌肤和骨骼。

新生儿的脐带护理

脐带是胎儿与母体相互“沟通”的重要通道，母体通过脐静脉将营养物质传递给胎儿，又通过脐动脉将代谢废物经由母亲的身体排泄出去。新生儿出生后，医生会将脐带做结扎处理，但是残留在新生儿身体上的脐带残端，在未愈合脱落前，如果护理不当，病菌会趁机而入，轻者变成脐炎，重者引起全身感染，导致新生儿患败血症而面临生命危险。因此，护理好脐带是护理新生儿的重要内容之一。

应当保持脐带断端的清洁干燥，不要覆盖过多的纱布、护脐带、衣物，干燥的环境有利于脐带的尽早脱落。脐带脱落前，不能让新生儿泡在浴盆里洗澡，可以先洗上半身，擦干后再洗下半身，或者进行擦浴。要经常检查包扎的纱布外面有无渗血，如果出现渗血，则需要重新结扎止血。要避免纸尿裤和衣服对新生儿脐部的刺激，如有可能，这段时期尽量使用尿布，而不是纸尿裤，尿布不要捂在脐部，以免尿液沾到伤口处引发感染，脐带一旦被水或被尿液浸湿，要马上用干棉球或干净柔软的纱布擦干，然后用酒精棉签消毒。具体方法：用棉签蘸 75% 浓度的酒精，一只手轻轻提起脐带的结扎线，另一只手用酒精棉签仔细在脐窝和脐带根部细细擦拭，不可来回地乱擦，以免将周围皮肤的病菌带入脐根部，清洁后要把提过的结扎线也用酒精消毒。每天都应该进行这样的消毒处理。

脐带异常情况的应对措施：

脐带不脱落

一般情况下，新生儿的脐带会慢慢变黑、变硬，脐带脱落的时间与新生儿出生后结扎脐带的方法有关，如残留端很短，则会在出生后 3 ~ 4 天脱落，反之，则需要 5 ~ 7 天才脱落。如果 7 天以上，甚至更长时间不脱落，就要去医院请医生处理，千万不能自己剪断。

脐带有分泌物

这是正常的，采用上面的酒精消毒法就可以处理干净，如果肚脐的渗出液像脓液或有恶臭味，说明脐部可能出现了感染，应该带新生儿去医院进行检查。

脐带发红

这在脐带残端脱落的过程中是正常现象，不用担心。但如果很红而且发烫，就说明已经感染，要及时带新生儿去看医生。

脐疝

脐疝是婴幼儿常见病，症状为脐带脱落后在肚脐处会有一个向外突出的圆形肿块，大小因人而异，在新生儿直立、哭闹、咳嗽、排便时尤为明显。发生脐疝的原因是新生儿脐带脱落后，脐孔两边的腹直肌尚未合拢，一旦腹腔内压力增高，腹膜便向外突出而造成疝，脐疝的内容物是肠管的一部分。如有这种情况，要去医院做相应的处理，避免病情加重。

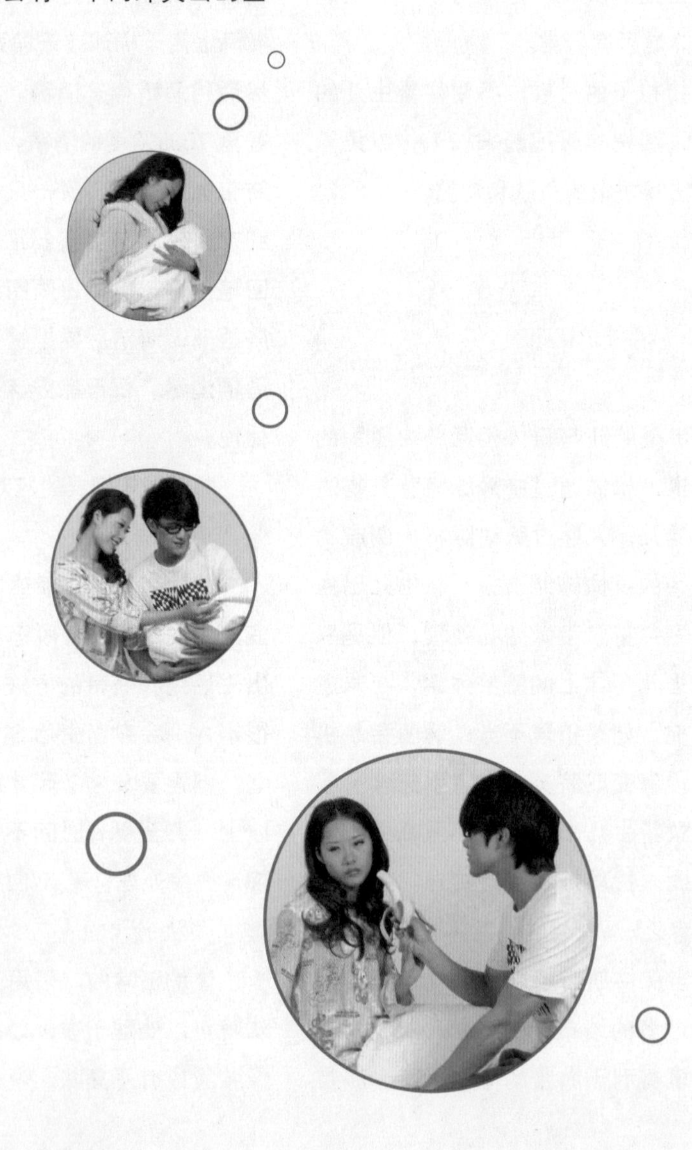

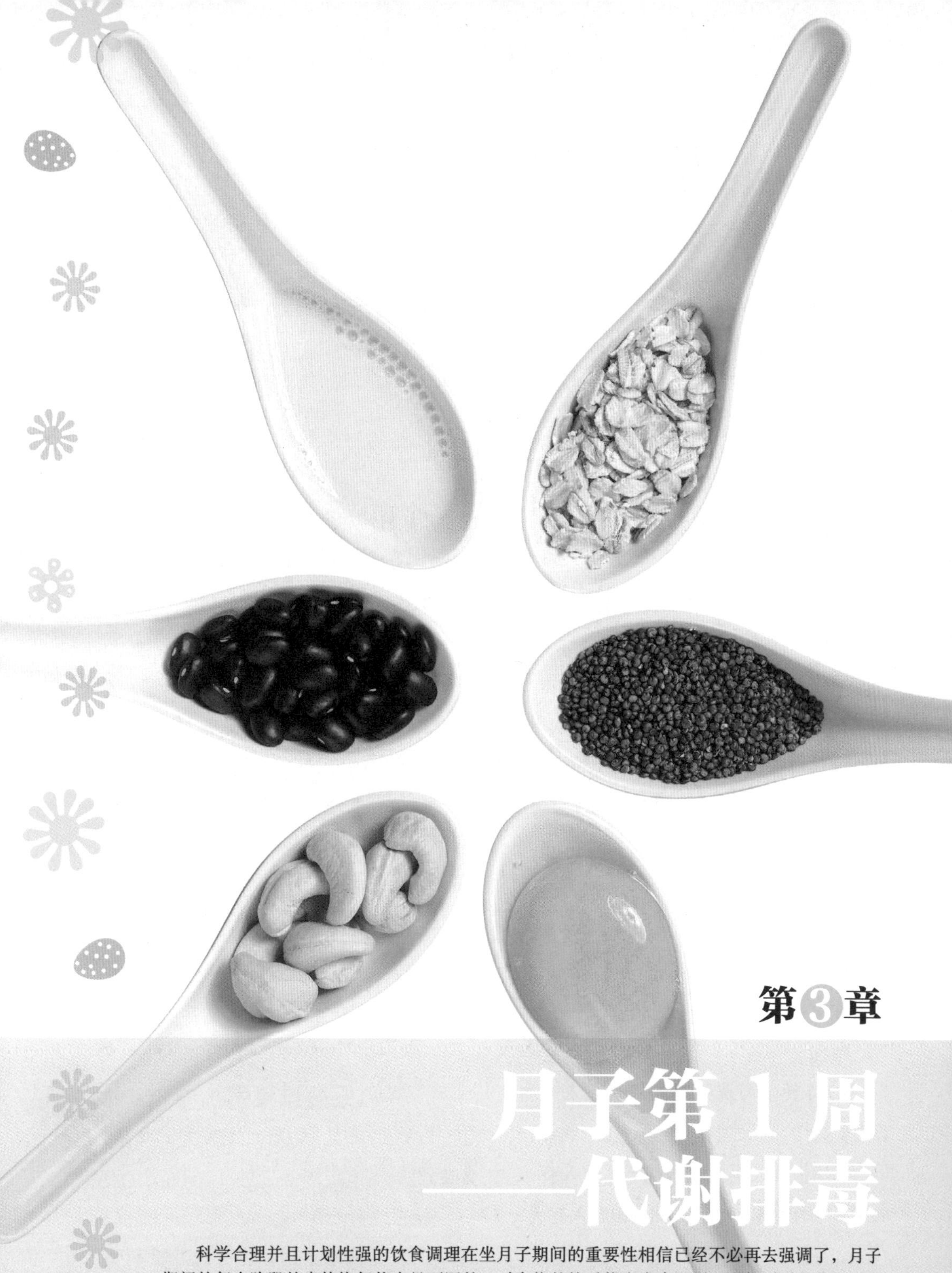

第3章

月子第1周——代谢排毒

科学合理并且计划性强的饮食调理在坐月子期间的重要性相信已经不必再去强调了，月子期间的每个阶段的身体恢复状态是不同的，对食物的接受能力也有区别，比如刚刚分娩后，由于食欲不佳，就需要给产妇吃一些开胃的食物，如果一味为了进补而做一些大鱼大肉等油腻的菜肴，反而会让产妇难以下咽，浪费了食材；产妇身体恢复到了一定程度后，亏空了的身体能量急需大量的补充时，就要多摄入含蛋白质、脂肪、热量、糖分高的食物，这时候如果饮食中添加水果、蔬菜过多，往往无法在体力方面得到改善。

产后的第一周，属于血性恶露期，身体排出大量残余的子宫余血，随着恶露的排出，子宫就会加速愈合，所以这一周的食补应该以利尿排毒、活血化淤、促进恶露排出、加快新陈代谢为主。

挑荤拣素

月子第 1 周该怎么吃

针对不同时期的不同营养需求，本章按照主食、肉食、蔬菜、点心、茶饮、药膳等几个方面，推荐了大量的适合产妇的营养食谱，产妇可以有选择性地适度进补。月子第 1 周的饮食要点是易于消化吸收、适应产妇尚未完全恢复功能的胃肠系统，在此将指导大家用最简单的食材、在短时间内做出有营养的食物。

第 1 周营养主食类

大米红糖粥

原料：大米 100 克、红糖适量。

做法：将大米淘洗干净，放入开水锅内，大火烧开后转小火煮至粥黏稠；加入适量红糖搅匀，再次煮开即可。

功效：大米可健脾胃、补虚损，红糖能排除淤血、补充失血。

鸡蛋花粥

原料：粳米 100 克、鸡蛋 1 个、食盐少许。

做法：

1. 将粳米淘洗干净，鸡蛋磕入碗内搅匀。

2. 锅内放入适量清水烧开，放入粳米煮熟至米粒裂开，把蛋液均匀地倒入粥内，再稍煮片刻，加少许食盐，搅匀即可。

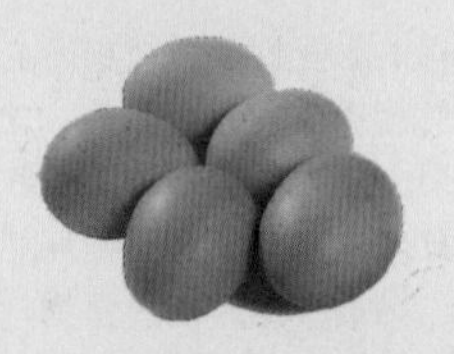

功效：营养丰富，滋补身体，有利于身体早日恢复健康。

红薯粥

原料：红薯 200 克、粳米 100 克。

做法：

1. 将红薯洗净，去皮，切成块，粳米淘洗干净。

2. 锅内放入适量清水、粳米、红薯块，熬煮成粥。

功效：健脾养胃，益气通乳，润肠通便。

豌豆排骨粥

原料：豌豆 50 克、猪排骨 250 克、食盐适量。

做法：

1. 豌豆洗净备用；排骨洗净后剁成小块，注意剔除碎骨头，可先焖制排骨 1 小时后盛出备用。

2. 锅内放入适量清水，加入豌豆、排骨，煮至豌豆烂熟，放入食盐调味即可。

功效：健脾和胃，下乳。

花生大米粥

原料：熟花生米 50 克、低脂鲜牛奶 250 毫升、大米 150 克、白糖少许。

做法：将大米放入锅里煮熟，加入熟花生米和低脂鲜牛奶，拌上白糖即可。

功效：醒脾益气，润肠通便，催乳，止血补血。

白扁豆粥

原料：白扁豆 60 克、粳米 100 克。

做法：把白扁豆放入锅中炒至半熟，捞起备用；粳米放入锅中煮开，加入白扁豆，继续煮至粥成即可。

功效：清热化湿，健脾和胃。

第 1 周肉补元气类

牛肉片炖卷心菜

原料：牛肉 250 克、西红柿、卷心菜各 150 克，料酒 3 克，食盐 4 克，猪油 10 克。

做法：

1. 将西红柿清洗干净，切成方块；卷心菜清洗干净，切成薄片；牛肉洗净，也切成薄片。

2. 牛肉片放入干净的锅内，加清水，没过牛肉，大火烧开，撇去上面的浮沫，放入猪油、料酒，烧至牛肉快熟时，将西红柿块、卷心菜片倒入锅中，炖至熟烂，加入食盐调味即可。

功效：开胃纳食，增强食欲；促进恶露排除，促进子宫恢复。

香油猪肝

原料：猪肝（挑选时，选择用手指压下去感觉软厚有弹性且颜色粉粉的肝；如果压下去硬硬、干干的则是柴肝，不太好吃）300 克、带皮老姜 5 克、纯胡香油适量、米酒水少许。

做法：

1. 将猪肝用米酒水洗净，切成 1 厘米厚的片；老姜洗净，连皮一起切成薄片。

2. 将香油倒入锅内，大火烧热，放入老姜片，转小火，炒至姜片的两面均“皱”起来、呈褐色但不焦黑。

3. 转大火，放入猪肝片炒至变色，加入米酒水煮开，关火，趁热吃即可。

功效：促进子宫内的污血排出体外。

西红柿花生炖排骨

原料：西红柿 2 个、花生米 30 克、排骨 250 克、食盐适量。

做法：

1. 将排骨切成小块，在开水中焯一下捞出备用。

2. 另起一锅，把西红柿切成小块放入锅中，加入适量清水，开火煮沸。

3. 将排骨块、花生米放入西红柿汤

中，大火熬煮5分钟，转小火加盖煮45分钟，加食盐调味，关火即可。

功效：健脾开胃、通乳补血。

西红柿炖牛腩

原料：牛腩250克、西红柿2个、土豆2个、洋葱1个、葱10克、姜5克、八角5克、桂皮5克，番茄酱、油各适量。

做法：

1. 牛腩切成小块，放入热水中焯一遍后再用热水冲洗干净，1个西红柿、1个土豆、洋葱均切成小丁，另外1个土豆和西红柿均切大丁。

2. 锅内加油烧热，放入洋葱丁炒香，放入西红柿和土豆大丁，待西红柿炒碎后放入牛腩块，加入番茄酱炒匀，加入热水，烧开后改小火，放入葱、姜、八角、桂皮。

3. 小火慢炖60分钟左右，加入西红柿、土豆小丁，续煮一会儿，最后加食盐调味即可。

功效：提高机体抗病能力，补充失血，修复组织，缓解产后恶露不尽。

第1周高纤蔬菜类

糖醋卷心菜

原料：卷心菜250克、白糖和醋各15克、酱油10克、食盐5克、花椒5粒，油适量。

做法：

1. 卷心菜洗净切块，油锅烧热后先炒花椒，然后放入卷心菜，炒至半熟。

2. 将白糖、醋、酱油、食盐放在一起调好，倒入锅中急炒几下即可。

功效：开胃，促食欲。

鲜口蘑炒豌豆

原料：鲜口蘑100克、豌豆角200克、植物油15克、酱油15克、食盐3克。

做法：

1. 豌豆角去壳取豆，鲜口蘑洗净切丁。

2. 锅内放入植物油烧热，放入鲜口蘑丁、豌豆煸炒几下，加入酱油、食盐，大火快炒至熟即可。

功效：促食欲，通乳。

发菜素鸡丝

原料：发菜8克，面筋2条，冬菇8个，笋90克，青椒、红椒各1个，姜2片，葱2棵，蚝油15克，生抽15克，白糖、香油、食盐、油各适量。

做法：

1. 面筋洗净，切丝；青椒、红椒去蒂、籽，洗净，切丝；笋、冬菇洗净，切丝。

2. 锅内放油，放入青椒丝、红椒丝略炒，盛起。

3. 锅烧热，放入蚝油，放入面筋丝、笋丝、冬菇丝炒匀，盛起。

4. 发菜洗净，用食盐、姜、葱浸渍

一下，沥干水分。

5. 锅内放入清水、白糖、香油、食盐、生抽，煮沸，然后放入发菜、面筋丝、冬笋丝、冬菇丝煮至收干，再加入青椒丝、红椒丝炒匀，盛入盘中即可。

功效：补血，乌发。

核桃仁拌芹菜

原料：芹菜300克，核桃仁50克，食盐、香油各适量。

做法：

1. 将芹菜择洗干净，切成3厘米长的段，放入沸水锅中焯2分钟捞出，注意不要焯得太熟。

2. 焯后的芹菜用凉水冲一下，沥干水分，放入盘中，加食盐、香油。

3. 核桃仁用热水浸泡后去掉表皮，再用开水泡5分钟后取出，放在芹菜上，拌匀。

功效：治疗产后便秘和高血压。

香菇豆腐

原料：香菇75克、豆腐300克、白糖10克、酱油20克、胡椒粉0.5克、料酒8克。

做法：

1. 豆腐切成3.5厘米长、2.5厘米宽、0.5厘米厚的长方条，香菇洗净去蒂。

2. 热锅后，放入豆腐条，用小火煎至双面结硬壳且呈金黄色。

3. 倒入料酒、香菇、白糖、酱油、胡椒粉后加水，用大火收汁后出锅。

功效：补充蛋白质、膳食纤维，防便秘。

牛奶白菜汤

原料：白菜叶400克、牛奶75克、植物油2小匙、食盐1/2小匙、葱5克、姜3克、素高汤300克。

做法：

1. 将白菜叶用手撕碎，洗干净；葱、姜分别洗干净，均切成末。

2. 锅内倒入植物油烧热，放入葱末、姜末爆香，放入素高汤、食盐、白菜叶，待煮沸后加入牛奶，再次煮沸后盛出即可。

功效：催乳。

第1周点心甜品类

香蕉冰糖汤

原料：香蕉4个、冰糖适量、陈皮1片。

做法：

1. 香蕉去皮，切成3段；陈皮浸软，去白。

2. 将香蕉、陈皮放入锅内，加适量清水，小火煮沸后继续煮15分钟，加入冰糖，煮至糖溶化即可。

功效：润肠通便，润肺止咳。

莲子红豆沙

原料： 红豆100克、莲子（已去衣）25克、冰糖110克、果皮1片。

做法：

1. 红豆洗净，用热水浸泡一夜，果皮洗净后浸软。

2. 冰糖放入锅内，加水后盖上盖子，大火煮6分钟。

3. 加入红豆、果皮和莲子，中火煮50分钟，再用大火煮30分钟即可。

功效： 补血，生血。

红糖椰果布丁

原料： 蛋清60克、牛奶200克、红糖10克、椰果30克。

做法：

1. 蛋清打散。

2. 牛奶微波加热至40℃左右，缓缓冲入蛋清中，一边倒一边搅拌均匀，即得布丁液。

3. 将布丁液过滤一遍，用棉纸将表面的泡沫沾去。

4. 蒸锅中加水，大火烧至冒气后转小火，将盛布丁液的碗放入锅内，加盖，蒸15分钟左右，取出。

5. 将红糖、椰果加水调成味汁，浇于蒸好的布丁表面即可。

功效： 温胃暖气血，尤其适合生理期或产后女性。

橘瓣银耳羹

原料： 干银耳10克、橘瓣100克、冰糖30克、水淀粉10克。

做法：

1. 将银耳放在碗内，加清水浸泡，涨发好后去掉黄根、杂质，洗净。

2. 锅内放入清水，加入银耳，烧开后转小火，继续煮至银耳软烂，加入冰糖、橘瓣，用水淀粉勾薄芡，盛入碗内即可。

功效： 补益，开胃促食欲。

第1周清心茶饮类

大豆核桃露

原料： 黄豆1杯（豆浆机附带小量杯）、核桃仁50克。

做法：

1. 黄豆提前用清水浸泡6小时。

2. 将黄豆洗净，与核桃仁一起放入豆浆机中。

3. 加水至指定水位线，按下全豆豆浆键，15分钟后即可饮用。

4. 如果没有豆浆机，可以将所有材料用料理机打碎，再放入锅中熬开饮用。

5. 若喜欢细滑口感，可以使用滤网过滤。

功效： 补充蛋白质。

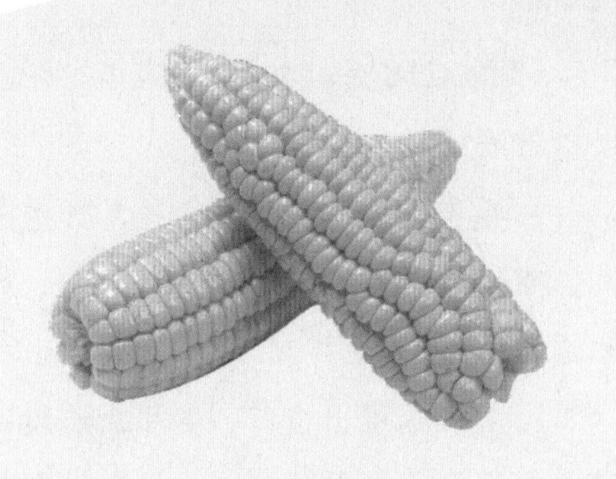

自制玉米汁

原料：甜玉米4个、白糖或蜂蜜或淡奶油适量（这些可以根据自己口味选择）。

做法：

1. 甜玉米去皮洗净，用刀顺着玉米棒子将玉米粒切下来。

2. 将玉米粒倒入锅中，加入清水，大火煮开后撇掉浮沫，改中小火煮10分钟左右。

3. 稍凉之后将玉米连汤汁一起倒入搅拌机中（1次装不下就分成2次），搅打出浆，过筛，用勺子按压漏网中的玉米茸，使玉米汁尽量多地被过滤出来。

4. 根据自己的口味在玉米汁里加入白糖或蜂蜜或淡奶油，搅拌均匀即可。

功效：增加有益菌，抑制有害菌，防止细胞老化，延缓衰老。

红枣茶

原料：红枣7～8颗。

做法：红枣撕开，去掉枣核，放在锅里，倒入适量水，泡4个小时或者一夜；泡好后把锅直接放在火上加热，煮沸后继续煮5分钟即可。

功效：健脾益胃，补气养血，安神。

薏苡仁红豆汤

原料：薏苡仁、红豆、红枣、桂圆各适量。

做法：将所有材料洗净，放入锅中，加水后开火煮至水沸，关火闷1小时；再开火，煮至锅中水再次沸腾，关火闷1小时；再开火，煮至锅中水再次沸腾，关火，将汤滤出当水喝，红豆和薏苡仁当饭或粥吃。

功效：利尿，健脾胃。

山楂果茶

原料：山楂300克、干银耳10克、冰糖50克。

做法：

1. 山楂洗净，去梗、蒂，切开去核；干银耳泡发好后洗净。

2. 将处理好的山楂肉、泡发好的银耳放入砂锅中。

3. 加水，大火煮开后，转小火煮40分钟，其间煮到30分钟时，放入冰糖。

4. 晾凉后，连汤带料一起倒入搅拌机中，打成糊状即可。

功效：开胃健脾。

花生牛奶

原料：花生米30粒、干银耳10克、牛奶225克、冰糖适量。

做法：花生米放入热水中去皮，银

耳泡软后洗净。将所有材料放入搅拌机中，加水，打成乳白色的花生汁即可。

功效：补血。

第1周经典药膳类

黄芪猪肝汤

原料：猪肝500克、黄芪60克、食盐少许。

做法：

1.将猪肝、黄芪洗净，黄芪切片后用纱布包好。

2.砂锅内加适量水，放入黄芪、猪肝，煮成汤，熟后捡除黄芪，将猪肝捞出切片，加食盐调味，即可吃肝饮汤。

功效：益气养血，通乳。

芡实莲怀枣鸡汤

原料：芡实15克，莲子15克，怀山药15克，红枣10颗，鸡肉250克，香油、食盐各适量。

做法：将鸡肉洗净，切片；锅内加入适量清水，放入鸡肉、芡实、莲子、怀山药、红枣，大火煮沸后，转小火炖至鸡肉熟烂，放入香油、食盐调味即可。

功效：补气益血。

当归羊肉羹

原料：当归15克，羊肉100克，姜3片，面粉150克，食盐、葱花各少许。

做法：

1.羊肉用开水洗净，切片，将羊肉片、姜片、葱花、当归一同放入锅内，加水适量，放入食盐拌匀，煲2～3小时。

2.从汤中捞出当归、姜片，继续煮沸，加水和面粉搅拌均匀，将面粉糊煮熟即可。

功效：补血虚，温脾胃。

生化汤粥

原料：当归、桃仁各15克，川芎6克，黑姜10克，甘草3克，粳米100克，红糖适量。

做法：将当归、桃仁、川芎、黑姜、甘草一同放入锅内煮沸，去渣取汁，再放入淘洗干净的粳米煮成稀粥，调入红糖即可。

功效：活血散寒，祛淤止血。

黄芪橘皮红糖粥

原料：黄芪30克、粳米100克、橘皮末3克、红糖适量。

做法：将黄芪洗净，放入锅内，加入适量水煮沸，去渣取汁，同淘洗好的粳米和适量清水一起煮粥，待粥煮好后，加入橘皮末稍煮，最后加入红糖调匀即可。

功效：敛疮生肌，利尿排毒，理气健胃，祛湿化痰。

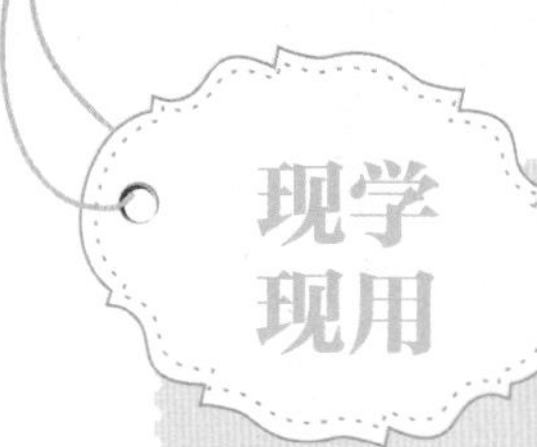

新手父母这样照顾小宝宝

经过前几天的接触，新手父母是否已经开始熟悉自己的宝宝了？逐渐掌握了新生儿的作息规律后，是不是照顾起他（她）来就没有那么手忙脚乱了？但是还有更多的知识等着你们来学习呢，比如怎么给新生儿洗澡、换尿布、冲奶粉、选择合适的衣服等。

新生儿的生活规律

新生儿有自己独特的生物钟，基本保持了在母体内的状态，想让他们适应这个白天、晚上相轮换的日复一日的世界还是需要一些时间的。

新生儿每天 90% 的时间都处于睡眠状态，觉醒时间总共才 2 ~ 3 小时，1 天中会展现 6 个状态：深睡、浅睡、瞌睡、安静觉醒、活动觉醒及哭。新生儿出生后，作息时间完全因人而异，有的半小时就会醒来 1 次，不是要吃奶就是尿湿了要换尿布；有的保留了在母体子宫内的习惯，会黑白颠倒，白天多睡、晚上醒来哭闹，大人则被折腾得精疲力竭而无法安睡。

产妇要注意在日常生活中掌握新生儿醒来和睡觉时间的长短、几种哭声有什么区别等规律，也要设法摸清自己身体的规律，如体力如何、胃肠情况如何、恶露情况如何、能否自己料理新生儿的一切等，设法建立一个对自己和新生儿都适合的生活规律。比如，若新生儿黑白颠倒，家长可以在白天他（她）醒来时尽可能地逗他（她），让其少睡一些，这样新生儿晚上的睡眠时间就会长一些，家长也可以安心睡眠。

在醒来的时间里，新生儿最多的活动就是哭泣了，以不同的哭声表达不同的需求，家长们只要细心体察，就会发现规律，更好地护理新生儿（后面章节会有介绍新生儿哭声信号的内容）。

新生儿特有的反射运动

反射是一种自我保护的本能，所有新生儿生来就具有相同的反射。医生会在新生儿出生后的几小时内检查新生儿的早期反射，用以评估新生儿的成熟性，对新生儿是否有神经系统或大脑方面的异常状况进行筛查。目前已经识别了 70 种早期反射，其中较常见的反射大概有 9 种。

觅食反射

用乳头或奶嘴刺激新生儿的脸颊、嘴唇时，新生儿就会把头转向它，张开小嘴，向前伸着舌头，上唇受刺激时头部会后仰，刺激下唇时下巴会垂下。在喂奶前做这个试验较好。

手嘴反射

抚摸新生儿的脸颊或手掌时，他（她）的嘴会保持不动，但会抬起手臂，当他（她）的手碰到嘴后，可能会非常用力地吮吸自己的小拳头，并持续几分钟。

踏步反射

将新生儿抱直，把他的脚底放在平稳的表面上，他会交替弯曲双腿，好像在走路一样。

拥抱反射

用一只手托起新生儿的颈和背部，另一只手托起头的枕部，然后突然将托起枕部的手下移4～5厘米（手不离开枕部），使新生儿的头及颈部向后倾10°～15°。正常新生儿会出现两上肢外展、伸直，手指张开，然后上肢屈曲回缩呈拥抱状态。

握持反射和巴宾斯基反射

新生儿具有很强的抓握反射能力，把手指放进他（她）的手掌中，他（她）就会紧紧地将其握住。轻轻地按压新生儿的脚底，他的脚趾就会向下蜷曲。如果抚摸新生儿脚底的外侧，他（她）的脚趾会张开，而且大脚趾还会往上翘。

惊跳反射

巨大噪声或粗暴动作都会使新生儿缩回手臂和双腿、伸直脖子、放声大哭，随后会双臂互抱并弯曲双腿。

抬头反射

慢慢推着新生儿的后背使他（她）成坐立姿势时，他（她）会极力尝试着把头抬起来。

吮吸反射和吞咽反射

把东西放到新生儿口中时，他（她）会吸吮、吞咽。

呕吐反射

轻押新生儿舌根，他（她）会作呕。

新生儿睡觉不需要枕头

新生儿的脊柱是直的，没有成年人脊柱特有的生理弯曲，平躺时，后背与后脑会处于同一平面上，所以不会因颈部肌肉紧绷而引起落枕，而且新生儿头大，几乎与肩同宽，平睡、侧睡都很自然。因此，新生儿睡觉是不需要枕头的，如果使用枕头，反而会让他（她）不舒服，进而影响骨骼的发育。建议3个月后再给婴儿用枕头，此时婴儿的脊柱开始出现了生理性弯曲，就可以像成年人一样使用枕头了。

给3个月大的婴儿挑选第一个枕头的要则：

1. 枕芯质地应柔软、轻盈、透气、

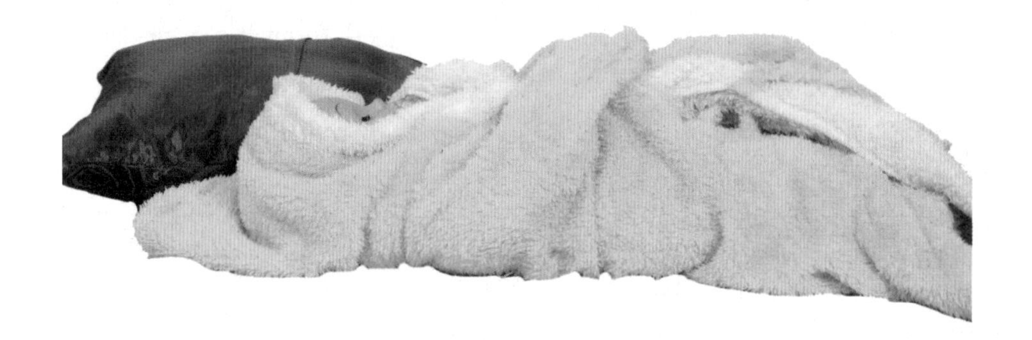

吸湿性好，尽量选择天然材料。泡沫塑料、腈纶、丝棉等透气性差和小米、高粱米、荞麦皮等硬物不适合做婴儿枕的填充物，长期使用过硬的枕头容易造成头颅变形，使脑袋扁平，或一侧脸大、一侧脸小，影响外形美观，甚至会影响脑部发育。枕套可选择颜色较浅不会褪色的柔软全棉布。

2. 婴儿新陈代谢旺盛，头部出汗较多，所以枕头要及时洗涤、暴晒，保持枕面清洁。

3. 刚开始使用枕头的婴儿可先使用对折的纱布毛巾（普通毛巾毛绒长，容易掉毛，婴儿吸入对身体不好），慢慢让其适应高度，最后过渡到婴儿枕头。

人工喂养的注意事项

人工喂养的必备物品：奶嘴 2 个（0 ~ 6 个月十字孔）、奶瓶 1 个（150 毫升以下，玻璃材质为宜）、奶瓶刷（1 大 1 小）、剪刀（剪开奶粉袋专用）、暖奶宝或奶瓶保温桶（为奶液保温，可选）、奶瓶干燥架（可选）。

还是要重申一下，没有任何一种奶粉可以代替妈妈的乳汁。即使不想母乳喂养新生儿，也应该在他（她）出生后的头几天里，给新生儿哺喂妈妈的乳汁。

冲调奶粉的禁忌

切忌先加奶粉后加水，正确的冲调方法是按照奶粉的使用方法将定量的40℃ ~ 60℃的温开水倒入奶瓶内，再加入适当比例的奶粉摇匀。切忌将已冲调好的奶粉再次煮沸，已经冲调好的奶粉如果再煮沸，里面的蛋白质、维生素等营养物质的结构就会发生变化，从而失去原有的营养价值。切忌自行增加奶粉的浓度及添加辅助品，这样会增加新生儿的肠道负担，使其消化功能紊乱，引起便秘或腹泻。此外，不可将药物加到奶粉中给新生儿服用，配方奶粉里含有多种营养素，可能会和药物发生化学作用，降低药效。

控制好奶液的温度

最好的试温方法是：将奶在手腕内侧滴上几滴，以感觉不烫为宜。

错误的喂奶姿势

不要在新生儿平躺的状态下喂奶，或者把奶瓶保持在一定位置后让他（她）自己一点一点地吃奶，这样的姿势会让新生儿吃得特别不舒服，还可能引起呛咳和呕吐。正确的姿势是妈妈自己要先坐稳，用一只手把新生儿抱在怀里，让新生儿上身靠在自己的肘弯里，手臂托住新生儿的臀部，新生儿整个身体与地面约呈 45° 角；另一只手拿奶瓶，用奶嘴轻触其口唇，他（她）就会自己张嘴含住，开始吸吮。

让奶嘴充满奶液

奶瓶的倾斜角度要配合新生儿的吸吮角度，保持奶嘴及瓶颈部充满奶液的状态，防止新生儿吸入空气而引起涨肚、腹痛。

让新生儿以自己的速度吸食

有的新生儿吃奶速度慢或者喜欢吃吃停停，遇上急躁的家长就会生硬地把奶嘴塞进暂时不想吃奶的新生儿嘴里，或者将奶嘴孔开得很大，这样做是不对的，应该让新生儿以自己的速度吸食。每个新生儿的个性不同，只要最终能喝完，时间和过程不必强求、硬塞会让其产生抵触心理，奶嘴孔太大，容易发生呛咳，而且奶粉尚未和唾液发生化学作用就快速胀满新生儿的胃不利于其消化吸收营养物质。

不要强迫喂奶

新生儿出生后 4 ~ 6 小时就可以喂奶粉了，此时他（她）的食量很小，每次只喝 10 毫升奶也是正常的事，不用一味按照奶粉的用量表来强行喂食，他（她）需要一个慢慢接受奶粉的过程，消化系统也在慢慢发育，一般 3 ~ 4 天后，他们就可以喝下家长所期望的奶量了。对于每次吸吮奶量少的新生儿，可以少食多餐，以保证营养的供给充足。

喂完奶后给新生儿拍嗝

一般新生儿吃完奶后会自己吐出奶嘴表达已经吃饱了的信息，如果喝完了奶粉却还在空吸奶嘴，家长应该轻轻地拔出奶嘴，新生儿要是咬住不放，可以将手指塞进嘴和奶嘴的缝隙中，使之分离。每次喂完奶后，不要马上让新生儿躺下，最好是先将其竖直地抱起，然后用手轻扣他（她）的背部，使其打嗝，把吸到胃里的空气排出，防止吐奶。有

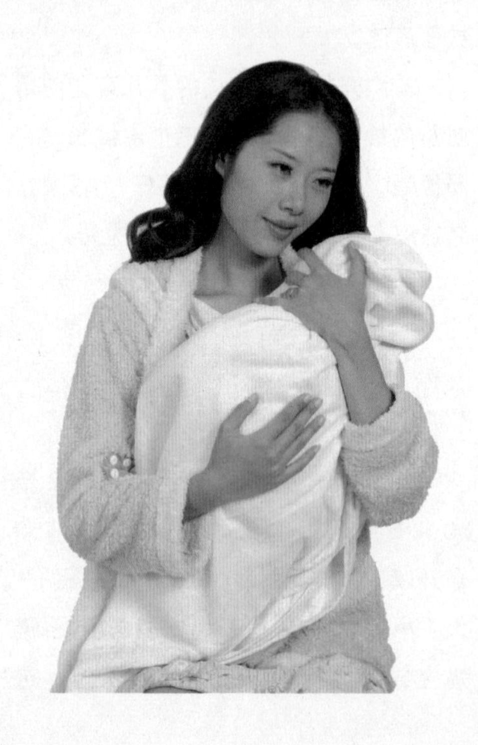

时新生儿可能会随着打嗝吐出一点凝结的奶块，这是正常现象。

放置2小时以上的奶液不能给新生儿喝

注意奶液放置2小时以上就不要再给新生儿喝了，如果怕浪费，大人可以喝掉，虽然味道怪怪的，没什么甜味，可是很有营养。

新生儿如何传达饱、饿信息

新生儿饿了，他（她）就会：饥饿性哭闹；发出觅食反射，通过嘴部动作寻找奶嘴；一接触奶嘴，立刻衔住吸吮；专心地喝奶，周围一切事情都不能再引起他（她）的注意。

新生儿饱了，他（她）就会：吃奶不专心，不用力气；有一点动静就停止吸吮，甚至吐出奶嘴，寻找声源；多次用舌头把奶嘴抵出来，甚至扭头回避奶嘴。

人工喂养谨防营养过剩

在人工喂养时，父母常将配方奶粉的量冲得很多，并常在满月后就将营养米粉或奶糕调入奶粉中让婴儿吃，这样容易造成过度喂养，并使婴儿的胃容量扩大，摄入量也增大。

配方奶粉的选择

“任何婴儿配方奶粉也比不上妈妈的母乳”，这是说在前面的话，母乳喂养并没有想象中那样困难，尽早哺喂，加强亲子交流，其实新生儿还是更容易接受母乳的，没有一个新生儿会拒绝妈妈的怀抱。但生活中，很多妈妈因为客观因素无法给新生儿进行母乳喂养，所以选择好的配方奶粉便是令家长们头疼的大事。市场上的奶粉品牌多种多样，各有特色，大打概念牌，在商家的博弈中，家长们究竟该如何选择呢?

首先要了解婴儿配方奶粉的分类：早产儿配方奶粉、普通婴儿配方奶粉、水解蛋白配方奶粉（消化能力弱，腹泻宝宝使用）、不含乳糖婴儿配方奶粉（有乳糖不耐症，对牛奶过敏的宝宝使用），建议家长根据医生的建议选择新生儿最需要的一种。

段数正确

国内销售的奶粉一般分为1段（0～6个月）、2段（6～12个月）、3段（1～3岁）、4段（3～6岁），同一品牌同一系列但不同段数的配方奶粉也是不同的，以适应不同月龄宝宝的身体需求和消化能力。家长们一定要针对宝宝的月龄选择合适的奶粉，每个段数的奶粉不要买太多，如果宝宝消化能力弱，可以适当延后食用下一段奶粉的时间。

品牌正规

尽量在大型超市、商场购买，保留小票或发票，产生问题可以维权。选择知名企业的产品，正规的奶粉厂家在包装上印有咨询热线、公司网址等服务信息，以方便消费者咨询。正规奶粉都会遵照国家规定在包装上注明厂名、厂址、

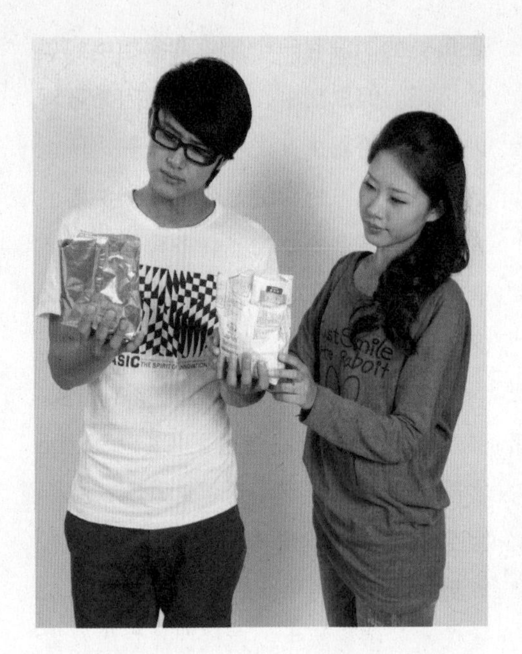

生产日期、保质期、执行标准、商标、净含量、配料表、营养成分表及食用方法等项目，缺少上述任何一项都最好不要购买。

配方合理

奶粉主料都是牛奶，其他营养物质含量对比牛奶的含量显得微乎其微，各品牌的配方都大同小异。营养成分表中一般要标明热量、蛋白质、脂肪、碳水化合物等基本营养成分，维生素类如维生素A、维生素D、维生素C、部分B族维生素，微量元素如钙、铁、锌、磷，或者还要标明添加的其他营养物质。奶粉含有棕榈油成分，容易引起新生儿钙质不吸收、上火、大便干硬，尽量选择植物油配方的奶粉。麦芽糊精和白糖只是廉价的填充物质和调味剂，尽量选择使用乳糖和低聚果糖来调味的奶粉。

实物检查

好奶粉应该是带有轻淡的乳香气，颜色为白色且略带淡黄色，捏起来松散柔软、有轻微的沙沙声，冲调起来无结块、无沉淀、不挂壁，奶香纯正，如果有轻微泡沫是正常的，一般这样的奶粉里没有掺入消泡剂，只要冲调得当，泡沫量就不会那么多了。有的新生儿对奶粉的口味很挑剔，家长们可以少量尝试不同品牌，找到适合新生儿的，但不要频繁换奶粉，以免引起新生儿的消化不良。

实验鉴别

用水溶解奶粉后，滴入碘酒，如果变成蓝色，说明奶粉中添加了大量淀粉和麦芽糊精，属于劣质假奶粉。或者，把奶粉均匀地撒在一张纸上，然后点燃，蛋白质燃烧会有焦臭味，假奶粉则没有。

腹部按摩减轻新生儿吐奶

吐奶是新生儿的正常胃肠道反应，因为他们的胃容量很小，胃肠蠕动差，容易发生胃食管反流现象，就是吐奶。但吐出的奶量远少于喝进去的奶量，只要新生儿没有表现出不适，没有体重减轻、频繁呕吐、哭闹、咳嗽等异常现象，家长就不必太过担心。

对于吐奶，最简便易行的缓解方法就是腹部按摩。腹部按摩可以通过神经系统来促进胃泌素分泌，增加胃肠蠕动，同时使胰岛素水平升高，促进糖脂等物质代谢，改善消化吸收功能，进而减少频繁溢奶、吐奶。

按摩一般为每隔 4 ~ 6 小时 1 次，夜间可延长至 6 小时以上，均在喂奶半小时后进行，持续时间 5 ~ 10 分钟。吐奶减轻后，按摩次数减至每日 2 ~ 3 次，直至吐奶现象完全消失。如果新生儿出现打嗝、肠鸣或肛门排气等现象，说明按摩已经起到了改善胃肠功能的作用。

腹部按摩步骤：

第一步：将新生儿平放在床上，家长将掌心贴在新生儿的肚脐上，以肚脐为中心顺时针方向按摩 5 ~ 10 分钟，同时稍稍用力下压腹部。

第二步：手掌放在新生儿的上腹部，以胸部剑突（从肚脐向上摸，最先摸到的胸骨既是）为中心，按照顺时针和逆时针的方向各按摩 20 次。

第三步：用中指的指腹轻轻揉按膻中穴（两乳头连线的中点）1 ~ 3 分钟，然后用两个拇指自膻中穴向外分推 30 ~ 50 次。

第四步：将新生儿的左腿屈起，用拇指揉按足三里穴（膝盖骨正下，宝宝 4 根手指横放的宽度处，胫骨边缘，酸麻胀感最强烈的地方，家长可以先在自己的腿上找位置，记得这时候就是家长的 4 横指了哦）30 ~ 50 次。

新生儿呕吐后如何喂奶

遇到新生儿呕吐的情况时要根据新生儿当时的状况来决定是否继续喂奶：如果吐奶后，精神状态依然很好，没有不适的感觉，可以试着继续喂奶；如果再次喂奶后，仍会吐奶，就要停喂半小时，让新生儿的消化系统休息一下，期间可以补充一点温开水，以清除吐奶后口腔里的异味和不适感；如果吐奶后，精神状态不佳，明显很难受，就要停喂半小时后，依据情况先喂温水，等他（她）饥饿的时候再喂奶。

给新生儿选购衣服有讲究

颜色材质

颜色鲜艳的衣服往往含铅量高，因为其中添加了很多染色材料，新生儿长期穿着容易铅中毒，所以提醒家长在给新生儿选择衣服的时候，一定不要贪图服装颜色鲜艳，最好选购白色或贴近肤色的浅色衣服。贴身穿着的衣服要柔软、透气、吸汗，不含荧光剂，纯棉布料为上选，化纤布料虽然透气、易干，但是会刺激新生儿娇嫩的肌肤，引起过敏反应，最好不要选择。

样式尺码

新生儿不喜欢频繁脱换衣服，而且要经常换尿布，所以衣服要选择方便脱换、样式简单的，系带和尚服或者长款的对襟睡袍都是很适合新生儿的。尺码宜大不宜小，有些衣服是按月龄分类的，如0月、3月、6月等，有些衣服是按身高分类的，如48厘米、56厘米、62厘米等，具体还是应该按照新生儿穿着合适的衣服的衣长、胸围、袖长等来选择购买衣服。

细节

最好到正规的商店，买带有标识和使用说明齐全的衣服。

1. 标签。做工讲究的衣服，一般会将标签缝在衣服外面，避免刺激新生儿的皮肤，在穿前应该剪去贴身衣物的标签。

2. 线头。在给新生儿穿衣服前，用剪刀剪去多余的线头，以免摩擦新生儿的皮肤。

3. 清洗。所有的衣服在给新生儿穿之前，都应用开水烫洗后在太阳下暴晒杀菌。清洗的时候注意衣服的洗涤说明以免损伤衣物，最好手洗，并使用婴儿专用的洗衣液或天然成分的洗衣液。

4. 袜子。必备品，要选择松口、纯棉、弹力好的，注意剪去袜子里面的线头。

5. 图案。尽量买绣花的衣服而不是印花的，印花的衣服不透气，但贴身衣物最好不要有绣花。尽量不选择有亮片珠粒的衣服，以防掉落后被新生儿误食。

6. 附件。不选择带有金属扣子和金属拉链的衣服，内嵌塑料按扣和系带（带子不要太长）的衣服比较适合新生儿。不宜购买带有花边的衣服，因为新生儿可能会把手指插进去。

如何给新生儿换尿布

换尿布前的准备工作：选择平坦的大床或者是尿布台，垫上隔尿垫，防止新生儿在换尿布的时候突然大小便而弄脏床褥；清洁双手，温暖双手；准备出擦屁股用的湿巾、尿布疹宝宝用的护臀膏。

尿布

新生儿每次大小便后，都要及时解开固定着的尿布，一只手提起他（她）的双脚脚脖，另一手抽出脏尿布，放到新生儿摸不到的地方；用湿巾轻轻擦拭沾上尿液和大便的皮肤，涂上护臀膏；待干燥后，换上干净的尿布（长方形或者三角形的），固定好，男婴在尿布前面加厚一层，女婴在尿布后面加厚一层，以增加特殊部位的吸湿性，松紧要适度，以能伸进去手指为宜；不要把尿布盖在肚脐上，保持脐带的干燥和清洁；给新生儿穿上衣服，大人洗净双手。

纸尿裤

解开纸尿裤的腰贴，将它粘在纸尿裤上，以免粘在新生儿身上或衣服上。一只手提起新生儿的双脚脚脖，另一只手将纸尿裤的前半部分折到后半部分上，防止污物二次污染新生儿的臀部；用湿

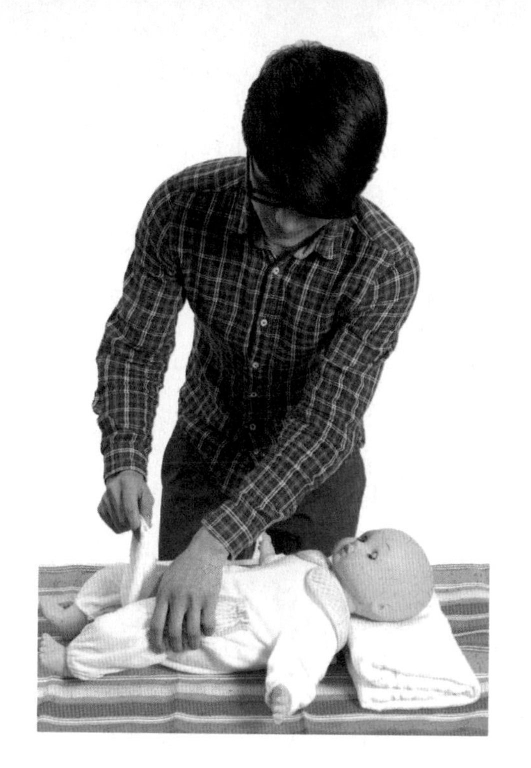

巾轻轻擦拭沾上尿液和大便的皮肤，从前往后擦（尤其是女婴）涂上预防尿布疹的护臀膏（已经有尿布疹的新生儿要停用纸尿裤）；待干燥后，给新生儿换上干净的纸尿裤，纸尿裤的上端（带有腰贴的部分）要放在新生儿的后腰处，扣好腰贴，松紧要适度，以能伸进去手指为宜，具体请参考纸尿裤包装上的使用说明；给新生儿穿上衣服，将脏纸尿裤上的大便倒在马桶里冲走，卷起纸尿裤去进垃圾桶，并及时清倒。

尿布、纸尿裤、湿巾的选择

尿布

应选用柔软、吸水性强、透气性好、耐洗的棉织品，从环保节约方面来讲，旧的棉布、床单、衣服都是很好的备选材料，经过多次洗涤已经没有了刺激物质，新生儿用起来安全。市面上也有销售成品尿布，家长们可依据需要购买。尿布的颜色以白、浅黄、浅粉为宜，尿湿后便于发现，不要用深色的，尤其是会褪色的布料。尿布不宜太厚或过长，长时间使用这样的尿布新生儿会很不舒服，不方便活动，还会影响骨盆和下肢发育。每个新生儿一昼夜大概需要更换20条尿布，准备40条比较合适。尿布脏了之后要及时更换、清洗、消毒、暴晒。使用尿布的新生儿要在小床里配合使用隔尿垫（上面是吸水透气的棉质层，下面是隔水的塑料层），防止尿布湿透后浸湿床褥。也可以搭配使用隔尿垫巾（一次性薄质无纺布），放在尿布上，这样新生儿的大便就可以留在上面，不污染尿布，到时只要丢掉隔尿垫巾就可以了，尿液是可以渗出被尿布吸收的。市面上有售一种用来固定尿布的固定扣和固定带，方便配合使用。

纸尿裤

纸尿裤使用起来非常方便，很多新手父母都喜欢使用纸尿裤，可以接多次尿液，而表面还很干爽，新生儿不会太难受，一次性使用也省去了洗尿布的麻烦。

1. 尺码。要选择对应体重的尺码来给新生儿使用，一般纸尿裤分为NB（新生儿）、S（3～8千克）、M（6～11千克）、L（9～14千克）、XL（13千克以上）、XXL（15 千克以上）。不同品牌对于尺码的界定稍有不同，有的纸尿裤品牌有男女之分。

2. 腰贴。有魔术贴、胶贴两种。魔术贴的优点是柔软，不会粘到新生儿皮肤上；缺点是不够牢固。胶贴的优点是粘贴稳固；缺点是容易粘到新生儿皮肤上，打开时声音大。

3. 吸水性。纸尿裤里含有吸水凝胶，摸起来像是沙子，吸收尿液后会变成饱满、有弹性的透明珠粒，添加过少会导致纸尿裤不够干爽，添加过多会在胀满后撑破纸尿裤，露出吸水珠粘到新生儿身上。薄的纸尿裤里面都含有较多的吸水凝胶，而厚的则含有较多的绒毛浆。

4. 柔软性。外层为棉质的纸尿裤，触感舒适、柔滑，降低了对新生儿皮肤的摩擦；外层为塑料膜的纸尿裤触感发硬且透气性不好，容易磨红新生儿的肌肤。

5. 侧漏。一般纸尿裤都有立体防侧漏设计，里面包的是橡皮筋，橡皮筋过紧会勒红新生儿的大腿根，不利于血液循环。

6. 尿显。即尿湿显示，一般是在纸尿裤的正前方的一条竖线，里面有遇尿液便会褪色的化学物质，但对新生儿皮肤无刺激，新生儿尿湿后，方便家长及时发现并更换纸尿裤。

7. 外观。好的纸尿裤应干净平整、无异味，表面无破损、无污迹。

每个厂商都有自己个性化的设计，长短宽窄都不相同，家长们如果拿捏不准哪种纸尿裤适合新生儿，最好先选择小包装试用，并从舒适性、透气性、吸水量、有无侧漏、性价比，以及尺寸大小几个方面为新生儿找到最适合他（她）的纸尿裤。

湿巾

1. 材质。婴儿湿巾的原料应该以水刺无纺布（也叫不织布）为好。

2. 厚度。柔韧性好，延展性强，厚一点的比较好，不会磨损新生儿的皮肤，也不会在擦屁股的时候弄破，拉扯也不易变形。

3. 配料。主要是经过处理的纯净水，加入一些营养、护肤、滋润的成分，常见的有芦荟、洋甘菊、维生素 E、绿茶等。不应该含有酒精、香精等非天然的添加剂，否则会对新生儿的皮肤产生刺激。

4. 包装。有塑料扣盖的比较好，取用方便，也可以防止水分的蒸发和外界细菌的侵入。包装上需要注明生产厂家信息、主要成分、卫生许可证号、卫生标准号、生产日期、保质期等内容。

新手父母如何给新生儿洗澡

对新手父母来说，给新生儿洗澡可不是件简单的事情。新生儿出生后，在产妇还没出院的这些日子，会有专门的护士给新生儿洗澡，一旦出院，父母就要亲自给他（她）洗澡了。

准备物品

1. 消毒脐带用品（新生儿脐带未掉落之前），如酒精棉棒（棉球）。

2. 干净的婴儿包被、衣服、帽子、尿片、婴儿爽身粉（如非必要，不推荐使用）、婴儿油。

3. 小毛巾2条（擦脸、擦生殖器，最好用纱布毛巾，掉毛少，更安全），柔软的大浴巾（擦身体）、婴儿专用沐浴棉（可选）、婴儿水温计（可选）、婴儿沐浴露（可选）。

4. 带浴床、浴架（脐带脱落后的新生儿使用）的澡盆。

5. 冷水、热水，如用热水器，将澡盆放满合适温度的水后，还需另外准备一盆热水，在洗澡时水温变凉后加入，不要在新生儿还在澡盆的时候直接将热水用喷头放进去，否则容易烫伤新生儿。

6. 检查一下自己的手指甲，以免擦伤新生儿，再用洗手液洗净双手。不要佩戴戒指、手镯、手表、手链；不要涂指甲油；要穿防滑的拖鞋，防止洗澡后抱新生儿去穿衣服时被地上的水滑倒。

洗澡环境

新生儿是娇嫩的，他（她）刚离开最安稳的母亲子宫不久，所以得十分细心地为他（她）营造出一个理想的环境和适宜的温度。给新生儿洗澡的时间应安排在喂奶后1～2小时，以免引起吐奶。室温维持在26℃～28℃，水温则以37℃～41℃为宜。使用婴儿水温计或用手腕、手肘试一下，使水温恰到好处。洗澡时要避免阵风的正面吹袭，以防着凉生病。新生儿的洗澡盆最好专用，洗澡前先将盆刷干净，用热水把洗澡盆烫洗一遍，以免留下细菌。

洗澡方法

1. 将婴儿专用的沐浴液倒入水中搅拌均匀，新生儿可适量按使用说明上的用量减少使用。

2. 出生后第1周内，新生儿脐带未脱落时，可采用“分段沐浴法”，即脱下新生儿衣服，并将此衣服包裹于胸腹上，暂以保暖。用左肘部和腰部夹住他（她）的屁股，左手掌和左臂托住新生儿的头，用右手慢慢清洗。食指和拇指轻轻将新生儿耳朵向内盖住，防止水流入他（她）的耳朵里。开始依次洗脸、洗头及颈部；然后是腋、前胸、后背、双臂和手；最后洗下身，将新生儿的头部靠在左肘窝，左手握住新生儿的左大腿，依次洗新生儿的阴部、臀部、大腿、小腿和脚。整个过程中，身体的皱褶及弯曲部位，应特别注意洗净、擦干，且动作要轻柔。已经脱落脐带的新生儿可以放在浴床浴架上直接入水洗澡。最后，抓紧新生儿腋下和臀部，抱离水中，用大毛巾包裹好，到床上抹干全身。

各部位具体擦洗方法：

1. 脸。新生儿脸部清洗要由内向外。用沐浴棉或小毛巾从眼角内侧向外侧轻轻擦洗，新生儿的眼皮非常嫩，所以动作一定要特别轻柔；接着由鼻梁向两边擦洗，从脸部中央向外侧洗涤；用手指裹毛巾轻轻擦拭耳廓及耳背。洗脸的时候最好使用没有沐浴液的水。

2. 头。将婴儿专用、对眼睛无刺激的洗发水倒在手上，然后在新生儿的头上轻轻揉洗，注意不要用指甲接触他（她）的头皮。如果头皮上有污垢，可以在洗澡前将婴儿油涂抹在头上，使头垢软化后更加易于去除，然后将新生儿头上的洗发水冲洗干净。如果水流到脸上，要及时用脸部专用的毛巾擦干，免得新生儿有不适感而拒绝继续洗澡。洗完头后应用毛巾擦干，再继续洗身体，防止头发储存水而使新生儿受凉感冒。

3. 生殖器。使用专用小毛巾擦拭，女婴要从前往后洗，男婴不要翻包皮，动作一定要轻柔。

洗后护理

1. 用浴巾裹住新生儿的全身，留出脐部，用酒精棉棒从中间向外清洁脐部，排除污物或血痂，重复3次，注意保持脐部的干燥和清洁。如果脐部发红、有脓液或有难闻的气味，就应该找医生处理。用毛巾一角擦干耳朵里的水，不要给新生儿掏耳朵。

2. 通常在皮肤皱褶处，可替新生儿抹些爽身粉（不含滑石粉，纯天然材质的），以保持皮肤的干爽舒适，注意用手挡住他（她）脸部不让爽身粉飞入鼻子和嘴巴。在新生儿的臀部涂上婴儿油或护臀霜，防止尿液刺激皮肤产生尿布疹。如果新生儿的脸部皮肤干燥，还可以在脸上涂少量的婴儿油或婴儿护肤乳液，以保持皮肤湿润、光滑。新生儿如果有头垢，也可涂些婴儿油来软化，但不要用手刮拭，以免损伤头皮，用指肚按摩就可以了。护肤品不可直接涂于新生儿皮肤上，要先撒在大人的手上，再涂抹在新生儿身上。如果皮肤上有疹子、红臀等情形，就应保持干燥，按照医生嘱咐涂药，不需要额外使用护肤品。

3. 给新生儿穿上尿布和衣服。适当使用包被，不要裹得太紧，以免影响新生儿的活动和血液循环。使用纸尿裤的新生儿一定要等臀腹部皮肤完全干燥后再穿，否则，透气性较差的纸尿裤容易让他（她）产生尿布疹。

4. 如果新生儿指甲较长，应使用婴儿指甲钳（指甲刀）修剪，防止其抓伤自己娇嫩的皮肤，若新生儿乱动抗拒，可以等睡着之后再进行，剪完之后，也可以在指甲上涂些婴儿油。

5. 对新生儿的身体进行抚触。

新生儿的大便是否正常

新生儿大便的状态，会随着食物的不同和疾病而改变。仔细观察新生儿大便的性状，不仅能了解其消化功能的状况，而且有助于及早发现身体的异常。

因此，要学会分辨正常和异常的大便。

1. 新生儿出生 24 小时内排出胎粪，胎粪颜色墨绿，黏稠，没有臭味。

2. 随后 2 ~ 3 天，棕褐色的为过渡便，以后就转为正常大便了。

每日正常的大便次数

1. 母乳喂养的新生儿。新生儿大便次数较多，一般为一天排便 2 ~ 5 次，但有的也会每天排 7 ~ 8 次。随着月龄的增长，大便次数会逐渐减少，3 个月后大便次数会减少到每天 1 ~ 2 次。

2. 人工喂养的新生儿。对于奶粉喂养的新生儿，大便要看周期规律和性状如何。有的新生儿一天一次，有的两三天一次，有的甚至更长，但只要大便呈糊状且无泡沫、颜色正常、周期有规律，就不必担心。

不同大便的身体信号

细心的父母可以通过观察新生儿的大便，了解母乳的质量，判断妈妈的营养是否充足，以便调整饮食结构，并进行科学哺乳。母乳喂养的新生儿，大便呈金黄色，偶尔会微带绿色且比较稀，或呈软膏样且均匀一致，带有酸味且没有泡沫。人工喂养的新生儿大便通常呈淡黄色或土黄色，比较干燥、粗糙，如硬膏样，并带有难闻的粪臭味。还有其他几种性状的大便，有些需要注意，可能是身体疾病的反映。

1. 白色便。大便为白陶土样，提示新生儿有胆道梗阻病症，或者服用过多白色的药物。

2. 黑色便。大便呈黑色，说明大便里含铁比较多，首先应看看是否给新生儿服用过补铁的药品，如果伴有精神萎靡、乏力、吃奶不多、面色苍白，就有可能是上消化道出血，需要去医院做进一步的便检了。如果母亲乳头有裂伤出血，大便可能像柏油一样，这都属于正常大便，母亲乳头正常而新生儿大便呈柏油状，就不是正常大便了。

3. 红色便。可能是肠套叠，需要注意。如果大便上带鲜血，要看新生儿有没有尿布疹、假月经、外伤、肛门裂。排除这几种情况后的大便有血，建议马上送医院检查。

4. 绿色便。粪便量减少，次数多，便中有黄绿色或深绿色的肠黏液，则为“饥饿便”。长期喂养不足的新生儿会出现这种绿色便，只要能足量喂养，即可逐渐恢复正常。

5. 水样。新生儿的大便呈黄色，且粪与水分开，成蛋花状，大便次数增多，说明新生儿消化不良，提示母乳中含糖分太多。也多见于肠炎、秋季腹泻等疾病。

6. 硬块。当母乳中蛋白质过多时，新生儿的大便有硬结块，臭味特别重，排便时也会很痛苦，母乳喂养的产妇应该注意限制鸡蛋和肉类的摄入量。

7. 黏液便。当肠道有感染时，大便就会呈溏薄或水样的黏液状，臭味重。大便呈黄绿色且带有黏液，有时呈豆腐渣样，这可能是霉菌性肠炎。

8. 奶瓣。奶瓣是指新生儿大便中有白色颗粒或瓣状物，是消化不良引起的。有点奶瓣没关系，关键要注意他（她）的精神状态和食欲情况，只要精神佳、吃奶香，就不必担心。

另外有些新生儿换下的每一块尿布上，都沾有一点粪便。这不是什么病，而是由于新生儿的神经系统发育尚未成熟，对肛门的控制还不完善造成的。

新生儿惊跳是怎么回事

新生儿睡着后，局部肌肉会出现抽动的现象，手指或脚趾轻轻颤动，要是受到强光、声音或震动的刺激时，双手向上张开，成拥抱状，很快又收回，有时还会伴随啼哭，这就是“惊跳”反应，是正常的生理现象，家长们不要担心。这是因为新生儿大脑皮质功能发育还不完善，神经纤维周围的绝缘组织即神经髓鞘还没有形成，外界响声从听神经传入大脑神经中枢时，神经冲动可同时波及大脑控制四肢肌肉的神经纤维上，引起四肢肌肉的抖动。惊跳反应到三四个月时就会慢慢消失，被有意识的、自主的动作代替。

发生惊跳时，家长只要用手轻轻按住他（她）的身体的任何一个部位，就可以使他安静下来。

但是，如果新生儿对一般触觉或听觉产生过度兴奋、尖声啼哭、易激惹、两眼凝视、震颤、不断眨眼、口部反复地做咀嚼吸吮动作、呼吸不规则、面部口唇青紫、面部肌肉抽动、四肢抽搐，这些则是新生儿惊厥的表现，说明患有某种疾病，特别是颅内疾病，要及时请医生诊断、治疗。

新生儿黄疸的应对

新生儿的肝脏发育尚未成熟，胆红素代谢异常，血中的胆红素浓度升高，在皮肤和眼白中沉积，就会出现皮肤和眼球的发黄，这就是新生儿黄疸，半数以上的新生儿在刚出生的第 1 周内都会有一定程度的黄疸，是生理性的，没有其他不良的症状，精神状态、吃奶都很好，随着肝脏的发育，黄疸 1 ~ 2 周就会自动消失。新生儿摄入的流体越多，胆红素的排除量就越大，所以要给新生儿多喝奶，多让其接触日光，不要隔着玻璃晒太阳。

如果医生判定新生儿的胆红素含量过度升高，或长时间不消退，新生儿就需要入院接受光线疗法，也就是将其置于波长类似于紫外线的光照中，并排除其他肝脏病变和先天性疾病。

新生儿出院后如黄疸仍未全部退尽，可给予完全暴露的太阳直接照射，有助于黄疸的消退。如医生诊断为母乳性黄疸，就需要暂停母乳喂养 3 天，改用人工喂养，有助于黄疸消退。

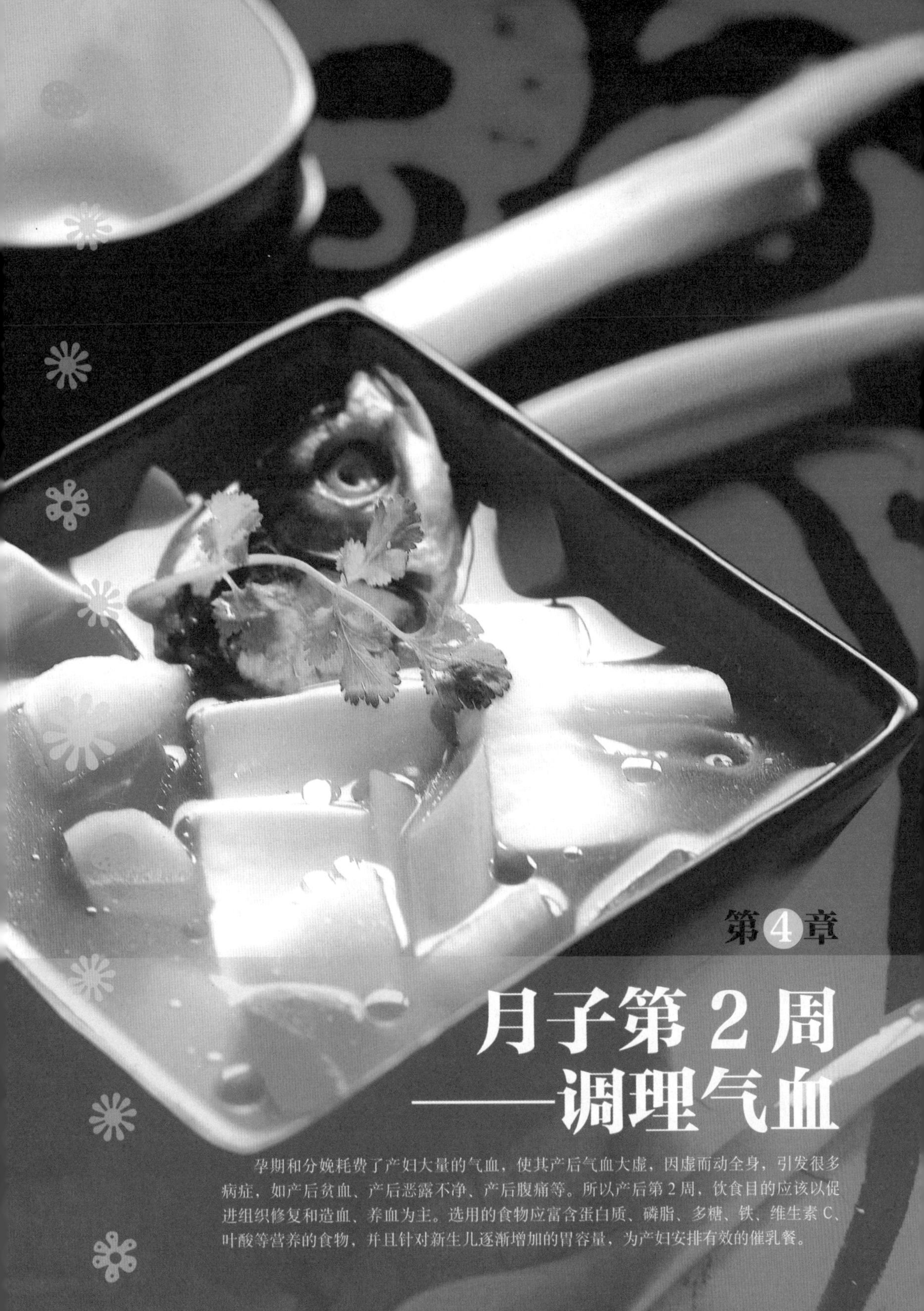

第4章

月子第2周——调理气血

孕期和分娩耗费了产妇大量的气血，使其产后气血大虚，因虚而动全身，引发很多病症，如产后贫血、产后恶露不净、产后腹痛等。所以产后第2周，饮食目的应该以促进组织修复和造血、养血为主。选用的食物应富含蛋白质、磷脂、多糖、铁、维生素C、叶酸等营养的食物，并且针对新生儿逐渐增加的胃容量，为产妇安排有效的催乳餐。

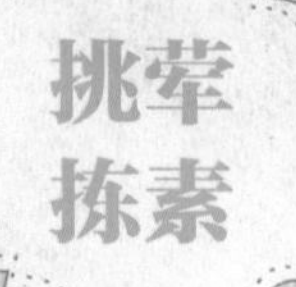

月子第2周该怎么吃

月子第2周的饮食要点是补血益气，补充好生产时流失的血液，加速身体组织的造血能力，促进血液循环，加快体力的恢复，适当食用一些具有促进泌乳功效的食材和药膳，并注意水果、蔬菜的摄入量，以预防便秘的发生。

第2周营养主食类

甜糯米粥

原料：糯米150克、桂圆（龙眼）肉100克、米酒水2000克、红糖200克。

做法：将糯米、桂圆肉和米酒水放入锅中，加盖泡8小时；泡好后以大火煮沸，然后改以小火煮1小时，加入红糖搅拌均匀即可。

功效：增强肠蠕动，预防便秘。

豆渣肉饼

原料：豆渣250克、猪肉馅250克、鸡蛋1个，面粉、食盐、油各适量。

做法：

1.把豆渣倒入碗里，加入面粉、鸡蛋、食盐，搅拌均匀成糊状，注意不要太干。

2.烧热平底锅，倒入少许油，用勺子舀1勺豆渣面糊均匀摊开，然后放上些猪肉馅，并用筷子均匀拨散开。

3.再舀上1勺面糊，摊平，一面煎好后再翻面煎，煎至两面均呈金黄色即可。

功效：高蛋白高脂肪，补充能量。

鸡丝汤面

原料：煮熟的面条200克、熟鸡肉100克、紫菜10克、香菜25克、熟猪油30克、酱油25克、食盐1.5克、葱花8克、姜末2克、鲜汤300～400克、香油8克。

做法：

1.将熟鸡肉用刀切成丝或用手撕成丝，香菜洗干净后切成长3厘米的段，紫菜洗后用手撕成小片，将事先煮熟的面条盛入碗内。

2.锅内放熟猪油烧至七成热，放入葱花、姜末炝锅，煸出香味后，倒入鲜汤烧开，撇去浮沫，加入酱油、食盐，调好味道，撒入香菜段、紫菜拌匀，淋入香油，舀入面条碗内，再把鸡肉丝放在面条上即可。

功效：营养丰富，利于产妇恢复身体。

猪蹄粥

原料：猪蹄1个，通草3克，漏芦10克，粳米100克，葱白、食盐各适量。

做法：

1. 将猪蹄去毛、洗净后切成块，通草、漏芦放入锅中，加适量清水熬煮至汁浓，去渣取汁，备用。

2. 锅内放入猪蹄、药汁、粳米、葱白，加清水煮至猪蹄熟烂，加入食盐调味即可。

功效：通乳汁，利血脉。

桃仁粥

原料：桃仁30克、粳米100克、红糖少许。

做法：

1. 将桃仁去皮，加水磨成浆汁；粳米淘洗干净。

2. 锅内放入清水、粳米、桃仁浆汁，用大火煮沸，改小火煮约20分钟，加入红糖调味即可。

功效：活血调经，祛淤止痛。

红曲粳米粥

原料：红曲米30克、粳米100克、红糖少许。

做法：

1. 将红曲米、粳米分别去除杂质，并淘洗干净。

2. 锅内放清水、粳米，煮沸后再加入红曲米，用小火煮至粥成，加红糖调味即可。

功效：活血化淤，健脾消食。

鲤鱼汁粥

原料：鲤鱼1条（约500克），粳米100克，姜末、葱花、香油、料酒各少许，食盐适量。

做法：

1. 将鲤鱼剖肚，去除内脏和鳃，保留鱼鳞，洗净，放入锅中，加入姜末、葱花、料酒，用小火煮至鱼肉脱骨刺，去骨刺留汁备用。

2. 锅内加入适量清水、淘洗干净的粳米煮粥，等粥汁黏稠时，加入鱼汁与食盐搅匀，稍煮片刻即可，食用时淋入香油调味。

功效：利水消肿，利小便，下乳。

莴苣猪肉粥

原料：莴苣30克、猪肉150克、粳米50克、食盐2克、酱油3克、香油10克。

做法：

1. 莴苣去皮，用清水洗净，切成细丝；粳米淘洗干净；猪肉洗净，切成末，放入碗内，加入少许酱油和食盐腌10～15分钟，备用。

2. 锅内加入适量清水，放入淘洗好的粳米煮沸，加入莴苣丝、猪肉末，改小火煮至米烂汁黏时，放入食盐、香油，搅拌均匀，稍煮片刻即可。

功效：通乳汁，利小便。

鲢鱼小米粥

原料：鲢鱼1条，丝瓜仁10克，小米100克，葱花、姜片、香油、食盐各适量。

做法：

1.将鲢鱼去除鳞、鳃及内脏，洗净，去刺，切成片，放入盆中，加入葱花、姜片、香油、食盐拌匀，腌渍片刻；小米淘洗干净；丝瓜仁洗净。

2.锅内放入小米、丝瓜仁、适量清水煮粥，等粥将熟时，加入鱼片再煮片刻至鱼熟即可。

功效：通经下乳。

红枣阿胶粥

原料：红枣20颗、阿胶粉10克、粳米100克。

做法：

1.将红枣洗净，去核；粳米淘洗干净。

2.锅内放入清水、红枣、粳米，用小火煮成粥，调入阿胶粉即可。

功效：益气固摄，养血止血。

绿豆粥

原料：绿豆30克、粳米100克。

做法：将绿豆、粳米淘洗干净，放入锅内，加水煮至米烂汁黏即可。

功效：健脾益气，养血生津。

第2周肉补元气类

花生米炖猪蹄

原料：花生米150克、猪蹄250克、胡椒粉2克、料酒10克、食盐3克、姜片10克、葱段10克、高汤适量。

做法：

1.将花生米去皮洗净；猪蹄洗净、去毛后，放入沸水中汆烫一段时间后捞出。

2.锅内放入猪蹄、花生米、料酒、食盐、胡椒粉、姜片、葱段、高汤，大火烧开，小火炖至肉熟烂，拣去葱段、姜片即可。

功效：补血健脾，润肺化痰，止血增乳，润肠通便。

龙眼鸡翅

原料：鸡翅12只、龙眼200克、红葡萄酒100克、白糖20克、酱油10克、食盐4克、水淀粉10克、高汤1000克、葱段15克，油适量。

做法：

1.鸡翅去毛洗净，用酱油、食盐腌渍15分钟。

2.锅内放油烧热，放入鸡翅炸至呈金黄色，捞出。

3.锅内留油少许，烧热，放入10克葱段，煸炒出香味，加高汤、红葡萄酒、鸡翅、食盐、白糖，烧至鸡翅熟透、脱骨，整齐地码放在盘中。

4.龙眼用高汤焯熟，围在鸡翅周围，

将余下的葱段用油煸出香味，滤入烧鸡翅的汤汁，用水淀粉勾芡，浇在鸡翅上即可。

功效：补心健脾，养血安神，温中益气，强腰健胃。

鸭丝绿豆芽

原料：烤鸭脯肉200克，绿豆芽300克，香油25克，食盐3克，醋、姜末各2克，花椒1克。

做法：

1.将烤鸭脯肉切成丝；绿豆芽洗净，掐去根部。

2.锅内放香油烧热，放入花椒炸煳后捞出；放入姜末稍煸，放入烤鸭脯肉丝、绿豆芽，加入食盐、醋后快速翻炒，至豆芽无生味时，盛入盘中，淋入香油即可。

功效：营养丰富，预防便秘。

黄焖柳叶鸡

原料：柳叶鸡2只，食盐、酱油、甜面酱、白糖各适量，八角、茴香共5克，淀粉10克，花椒油5克，葱末、姜末各5克，油适量。

做法：

1.将柳叶鸡去毛、内脏、脚爪后洗净，放入锅内煮至半熟，捞出洗净，剁成块。

2.锅中加油烧热，放入八角、茴香炸一下，捞出扔掉，放入葱末、姜末煸香，加入甜面酱炒熟，放入鸡块、食盐、酱油、白糖，加适量水烧开，撇去浮沫，盖上盖子，煨至肉烂汤浓时，用水淀粉勾芡，淋上花椒油，出锅装盘即可。

功效：健脾胃，滋补强壮。

花生鸡脚汤

原料：鸡爪10只（约200克），花生米50克，黄酒5克，姜片、食盐各3克，鸡油10克。

做法：

1.将鸡爪剪去爪尖，洗净；花生米放入温水中浸泡半小时，换清水洗净。

2.锅内加入适量清水，大火煮沸，放入鸡爪、花生米、黄酒、姜片，加盖煮2小时，加食盐调味，再用小火焖煮一会儿，淋上鸡油即可。

功效：养血催乳，活血止血，强筋健骨。

锅贴柳叶鸡

原料：柳叶鸡脯肉250克、肥柳叶膘150克、2个鸡蛋的蛋清、雪菜叶50克、料酒10克、食盐5克、葱末和姜末各5克、干淀粉适量、水淀粉20克、猪油20克。

做法：

1.将柳叶鸡脯肉放入凉水中浸泡30分钟，切成大薄片，用料酒、食盐、1个蛋清和水淀粉抓匀浆好；把肥柳叶膘放入沸水锅内焯至七分熟，捞出切厚片

（共6片）。

2. 雪菜叶洗净；1个蛋清放入碗内，加入干淀粉调成蛋清浆。

3. 把肥柳叶膘片铺在案上，抹上葱末、姜末，盖上柳叶鸡脯肉片，盖上一片雪菜叶，抹上蛋清浆制成柳叶鸡肉坯。

4. 锅内放猪油，烧至四成热，用微火把柳叶鸡坯两面煎至呈金黄色时盛出，每片切成四条，码在盘中即可。

功效：补中益气，滋阴润肺。

黄花杞子蒸瘦肉

原料：猪瘦肉200克，黄花菜15克，枸杞子10克，料酒、酱油、香油、淀粉、食盐各适量。

做法：

1. 将猪瘦肉洗净，切片；黄花菜用水泡发后洗干净，与猪瘦肉、枸杞子一起剁成末。

2. 将猪瘦肉、枸杞子、黄花菜末放入盆内，加入料酒、酱油、香油、淀粉、食盐搅拌至黏稠，摊平，放入锅内隔水蒸熟即可。

功效：补气，补血，催奶。

炖香油鸡

原料：鸡腿4只、姜80克、米酒100克、食盐少许、白糖1小匙、黑香油2大匙。

做法：

1. 鸡腿剁块后洗净，姜去皮后洗净、拍碎。

2. 锅烧热后，放入黑香油爆香姜碎，加入鸡腿块和少许温水炒到鸡腿块半熟。

3. 加水煮开，转小火煮20分钟，加米酒续煮5分钟，放入食盐和白糖调味即可。

功效：滋阴补血，驱寒除湿。

清炖鸡

原料：肥母鸡肉（净）250克、笋片30克、冬菇4个、生火腿20克、红枣10颗、姜2片、葱10克、料酒5克、食盐适量。

做法：

1. 将肥母鸡肉洗净，切成3厘米左右见方的小块；生火腿切片。

2. 锅中加水，放入肥母鸡肉块、生火腿片，大火煮沸，取出洗净。

3. 将肥母鸡肉块放入瓦罐内，鸡皮朝上，再放入生火腿片、红枣、笋片、冬菇、葱和姜。

4. 在步骤2的煮鸡块的汤中加入料酒、食盐，煮沸，撇去浮沫，倒入瓦罐中，加盖，用棉筋纸封好，炖3小时左右即可。

功效：营养丰富，滋阴补血。

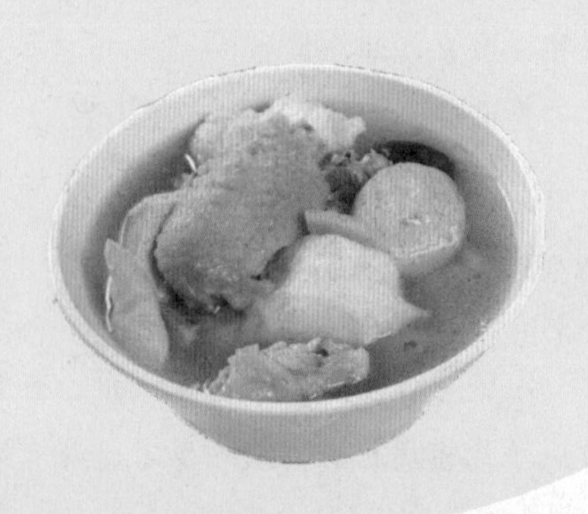

三杯鸡块

原料：鸡腿1只，九层塔（罗勒）50克，葱2棵，姜10克，大蒜2瓣，红辣椒1个，猪油1/2大匙，甜米酒、酱油、黑醋、黑胡椒粉、白糖、香油、油各适量。

做法：

1.将鸡腿洗净，剁成3厘米见方的块，放入碗中，加入甜米酒、酱油、黑醋、黑胡椒粉、白糖、香油浸泡1小时。

2.将九层塔洗净；葱切成1厘米长的段；大蒜、姜去皮，红辣椒去蒂，均切成末。

3.锅中热油，放入猪油，爆香葱段、姜末、蒜末和红辣椒碎，放入鸡块，用大火炒至呈微黄色时加入酱油和香油使颜色更深些，再加入5小匙水，用小火焖煮至熟，加入九层塔续焖一下即可。

功效：温中益气，健脾胃，活血脉，强筋骨。

第2周活力海鲜类

木耳海参猪肠汤

原料：猪大肠500克、木耳30克、水发海参250克、食盐适量。

做法：

1.木耳用清水泡发好，洗净；海参洗净，切丝；猪大肠洗净，切小段。

2.把全部用料放入锅中，加适量清水，大火煮沸后，转小火煲1～2小时，加食盐调味即可。

功效：滋阴养血，润燥滑肠。

鲜虾炒彩椒

原料：鲜虾肉100克，1个鸡蛋的蛋清，西葫芦50克，彩椒1个，食盐5克，白糖、淀粉、葱末、姜末、油各适量。

做法：

1.将鲜虾肉清洗干净，用蛋清、淀粉、食盐、白糖等腌渍好后备用；西葫芦洗净、切片；彩椒洗净后切成小块。

2.锅内加油，待油热后放入葱末、姜末，煸香后放入调好味的鲜虾肉，大火快炒，放入西葫芦片、彩椒块，快速翻炒至熟后加入食盐调味即可。

功效：蛋白质和维生素含量丰富。

韭黄炒鳝鱼

原料：鳝鱼、韭黄各适量，姜丝、香菜、葱花、香油、水淀粉、蒜末、酱油、胡椒粉、白糖、料酒、油各少许。

做法：

1.韭黄洗净切段，鳝鱼洗净备用。

2.锅内加油烧热，放入葱花爆香，倒入鳝鱼翻炒，加入白糖、料酒、酱油、胡椒粉和适量水，大火翻炒后加入韭黄段，炒约2分钟，淋入水淀粉及香油，起锅后倒入蒜末，主菜两旁放一些香菜与姜丝。

3.热油1勺，倒入蒜末中，食前将蒜油与鳝鱼拌匀，撒入姜丝与香菜即可。

功效：健胃，提神，保暖。

胡萝卜鱼汤

原料：鱼500克、猪瘦肉100克、胡萝卜500克、红枣（去核）10颗、陈皮1小片、食盐、油各适量。

做法：

1. 胡萝卜去皮洗净，切厚片；红枣（去核）、陈皮（浸软、去白）分别洗净。

2. 猪瘦肉洗净，切块；鱼去鳞、鳃、内脏，洗净，抹干水，放入油锅煎黄。

3. 把全部用料放入开水锅内，大火煮沸后，小火煲2小时，加食盐调味即可。

功效：清补益气，健脾化滞。

鲢鱼丝瓜汤

原料：鲢鱼1条，丝瓜300克，食盐、姜各适量。

做法：

1. 鲢鱼去鳞、鳃、内脏，洗净，切小块；丝瓜去皮，洗净，切成段。

2. 丝瓜段与鲢鱼块一起放入锅中，再放入姜和食盐，大火煮沸后，改用小火慢炖至鱼熟即可。

功效：温补气血，生乳、通乳。

菠菜鱼片汤

原料：净鱼肉100克，菠菜50克，火腿15克，熟猪油30克，食盐3克，料酒3克，葱、姜适量。

做法：

1. 将净鱼肉切成0.5厘米厚的薄片，加入食盐、料酒腌30分钟；菠菜择洗干净，切成2.5厘米长的段，用沸水氽一下；火腿切末；葱择洗干净，切成小段；姜洗净，切片。

2. 锅内放入熟猪油，烧至五成热，放入葱段、姜片爆香，放入鱼片略煎，加水煮沸，用小火焖20分钟，放入菠菜段，加食盐调味后撒入火腿末，盛入汤碗即可。

功效：增乳，通乳。

白斩鲤鱼

原料：鲤鱼500克、香油20克、酱油8克、料酒7克、五香粉3克、姜17克、鸡汤50克、食盐3克。

做法：

1. 鲤鱼去鳞、鳃，剖腹去内脏，洗净；姜洗净后切丝。

2. 炒锅烧热，加水烧沸，放入鱼，煮熟后捞出，放入盘中。

3. 锅内放入香油烧热，放入姜丝略煸，烹入料酒，加入酱油、食盐、五香粉、鸡汤，烧开后浇在鱼上即可。

功效：通乳下奶。

奶油鲫鱼

原料：鲫鱼1条，熟火腿2片，豆苗15克，笋片25克，白汤500克，熟猪油25克，料酒、食盐、葱段、姜片各适量。

做法：

1. 将鲫鱼去鳃、内脏，洗净，用刀

在鱼背上每隔1厘米宽划出刀纹。

2.把鱼放入沸水锅中焯一下，捞出，洗净。

3.炒锅置大火上烧热，加入熟猪油，烧至七成热，放入葱段、姜片爆出香味，放入鲫鱼略煎，翻面后烹入料酒略焖，放入白汤、水、熟猪油，盖上锅盖煮3分钟左右，使汤白浓，转中火焖至鱼眼凸出，放入笋片、食盐，转大火再次烧至汤呈乳白色，加入豆苗略滚，拣掉葱段、姜片，起锅装碗。笋片、熟火腿片一起放在鱼上面，豆苗放两边。

功效：通乳下奶。

红豆鲤鱼汤

原料：红豆100克、鲤鱼1条、食盐适量。

做法：

1.将鲤鱼剖洗干净，去除鳃、鳞、内脏；红豆洗净。

2.锅内加入适量清水，放入红豆、鲤鱼，用小火煮至熟烂，调入食盐即可。

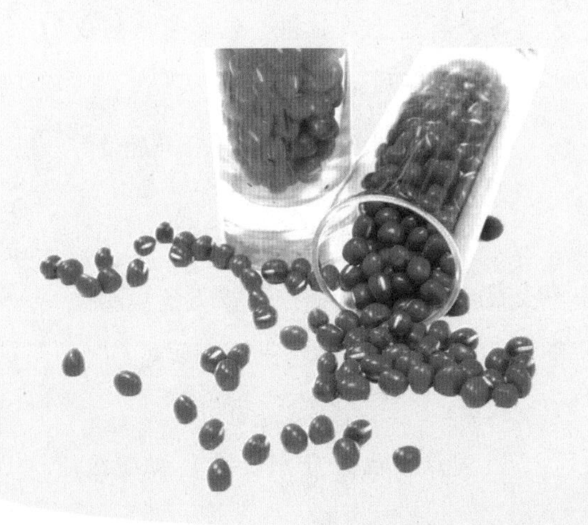

功效：健脾，活血，通乳。

瓜姜黑鱼片

原料：黑鱼1000克，酱瓜片20克，酱姜片20克，蛋清、鸡汤、料酒、淀粉、葱姜汁、胡椒粉、香油、食盐各适量。

做法：

1.黑鱼宰净，剔去鱼皮，拆去鱼骨，鱼肉入清水中略泡，捞出沥干水分，加入料酒、食盐、葱姜汁、胡椒粉略腌，用蛋清、淀粉拌和上浆，淋入香油拌匀，放入冰箱涨发片刻。

2.锅内放油烧至五成热，放入鱼片划散至熟，捞出，原锅留底油，放入酱瓜片、酱姜片略炒，烹入料酒，加入鸡汤、食盐，用淀粉勾芡，倒入鱼片翻炒，淋入香油，起锅装盘即可。

功效：驱风开胃，增加食欲。

鸡丁烧鲜贝

原料：鸡脯肉150克，鲜贝125克，冬笋15克，香菇15克，鸡蛋1个，水淀粉40克，花生油、料酒、食盐、葱、姜、高汤各适量。

做法：

1.将鸡脯肉洗净，切成1厘米见方的丁；鸡蛋磕入碗内取蛋清，加水淀粉35克，调成稠糊，放入鸡丁，抓拌均匀。

2.将大的鲜贝切开，小的不动，放入沸水锅中焯一下，捞出，沥干水。

3. 将冬笋、香菇都切成1厘米见方的丁；葱去皮，切成葱花；姜洗净，切丝。

4. 锅内热油，烧至五成热时，放入拌好的鸡丁，滑至八分熟时捞出，沥干油。

5. 锅内留少许油，置于火上，加入葱花、姜丝炝锅，放入冬笋、香菇、鲜贝，略翻炒，再放入食盐、料酒、高汤，煮沸后，加入鸡丁，翻炒至汤汁收干时，用水淀粉勾芡即可。

功效：滋补养身。

糖醋参鱿片

原料：海参1只，鱿鱼100克，胡萝卜20克，香菇2朵，红辣椒1个，蒜苗1棵，葱、姜、酱油、米酒、黑醋、白糖、水淀粉、黑胡椒粉、食盐、油各适量。

做法：

1. 将海参洗净，去肠泥，切成块，放入沸水中汆熟，捞起后冲凉水；将鱿鱼洗净，切成片；香菇泡软后去蒂，切成小块。

2. 海参块、鱿鱼片、香菇块放入碗中，加酱油、米酒、黑醋、黑胡椒粉、白糖腌约1小时。

3. 把蒜苗洗净后切成斜段，葱洗净、姜去皮、红辣椒去蒂后分别切碎末，胡萝卜去皮后切成片。

4. 锅中热油，爆香葱、姜、红辣椒末，放入腌好的海参、鱿鱼、香菇，用大火快炒约3分钟，加入蒜苗段及胡萝卜片继续炒2分钟，淋入水淀粉勾芡，撒上食盐盛出即可。

功效：快速恢复身体。

小炒虾仁

原料：鲜虾仁100克、西芹50克、白果仁30克、杏仁20克、百合10克、食盐2克。

做法：西芹切段，与白果仁、杏仁、百合一同焯水；鲜虾仁放在油锅里炸一下。将所有原料放入锅中翻炒即可。

功效：营养丰富，防便秘。

第2周健康料理类

紫菜卷

原料：沙拉酱1包、莴苣1/3个、绿芦笋4根、火腿1片、紫菜2张，油适量。

做法：

1. 绿芦笋用水焯一下，火腿切条过油，莴苣切丝。

2. 紫菜摊开，放入莴苣丝、芦笋、火腿条，再挤上沙拉酱，包卷起来切成小段，摆盘即可。

功效：增加食欲。

土豆泥手卷

原料：黄瓜1根、海苔4张、沙拉酱150克、生菜8片、土豆300克。

做法：

1. 黄瓜、生菜分别洗净、切细丝，

土豆去皮、切片。

2.将土豆片放在蒸笼中蒸熟，然后捣成泥，待凉后放入沙拉酱拌匀。

3.再将海苔切成三角形，依序放入生菜丝、土豆泥、黄瓜丝，卷成筒状即可。

功效：热量低、纤维高，富含多种生命活性物质。

芝麻豆卷

原料：豆皮2张，豆芽4两，黄瓜1条，胡萝卜丝半碗，芝麻酱、油各适量。

做法：

1.胡萝卜丝、豆芽先焯水，黄瓜切细丝。

2.将豆皮摊开，把豆芽、胡萝卜丝、黄瓜丝放在上面，包卷起来。

3.锅中热油，把卷好的豆卷放在锅里炸成金黄色，捞起沥油，切成小段，吃时蘸上芝麻酱即可。

功效：品味清爽，营养丰富。

香酥虎皮卷

原料：豆皮4张，金针菇、黑木耳、胡萝卜、西芹各250克，食盐1匙，胡椒粉半匙，素鸡粉2匙，白糖少许。

做法：黑木耳、胡萝卜、西芹均切丝，金针菇撕成单独的丝状，用食盐、素鸡粉、白糖、胡椒粉调味，放在剪成长30厘米、宽10厘米的豆皮上，包好后放入油锅煎脆即可。

功效：维生素含量高。

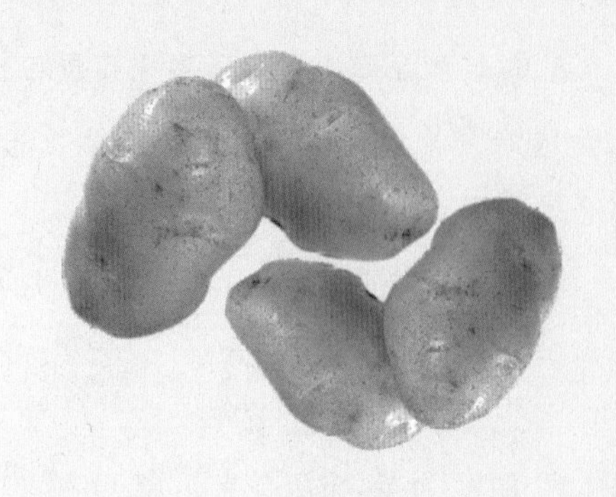

土豆卷

原料：土豆4个，青豆少许，胡萝卜1根，玉米1根，鸡蛋液、面包粉各适量，食盐、黑胡椒粉各少许，油适量。

做法：

1.土豆洗净，去皮，切成薄片，码放在碗里，放入蒸锅蒸熟。

2.趁蒸土豆的时间，洗好青豆、将玉米掰成小粒、胡萝卜洗净后切丁。

3.土豆蒸熟后，放入保鲜袋中（两层），用擀面杖碾压成土豆泥。

4.冷锅热油，油七成热后放入胡萝卜丁翻炒，再倒入玉米粒和青豆一起炒，待香味飘出且胡萝卜丁、青豆颜色变深、三样食材基本熟透后放入食盐、黑胡椒粉翻炒，装盘。

5.准备一张保鲜膜，放上适量土豆泥，拉起保鲜膜四周，把土豆泥捏成圆球形；再压扁，塑成长方形。

6.放入炒好的玉米粒、青豆、胡萝卜丁，使之均匀铺平，周围留些空间。

7.土豆泥一边折起，轻压，另一边用同样方法折起，最后卷好，两头往里收紧，把馅都包裹住。

8. 包好的卷蘸上蛋液，裹上面包粉，入油锅炸至呈金黄色，用厨房用纸吸去多余的油即可。

功效：增加食欲。

蒸白菜卷

原料：白菜叶750克、肥瘦猪肉400克、鸡蛋50克、葱6克、姜4克、料酒15克、食盐4克、水淀粉3克、葱姜汁10克，胡椒粉和香油适量。

做法：

1. 将白菜叶放入沸水中焯一下，再放入冷水中过凉，捞出备用；葱、姜切末；肥瘦猪肉洗净后剁成末。

2. 在肥瘦猪肉末中加入葱末、姜末、料酒、食盐、胡椒粉、鸡蛋、香油，搅拌均匀。

3. 将烫好的白菜叶摊开，包入猪肉馅，卷成卷，放入锅中，大火蒸5分钟，取出装盘。

4. 将锅置于大火上，加入清水、食盐、水淀粉勾成芡，淋入葱姜汁，浇在大白菜卷上即可。

功效：入脾、肾，滋养脏腑。

第2周高纤蔬菜类

西芹百合炒腰果

原料：百合50克、西芹100克、胡萝卜50克、腰果50克、食盐1/4小匙、白糖1/2小匙，油适量。

做法：

1. 百合切去头尾，分开成数瓣；西芹切丁；胡萝卜切薄片。

2. 锅内放油，放入腰果炸至酥脆，捞起放凉。

3. 锅中留油，烧热，放入胡萝卜片及西芹丁，大火翻炒约1分钟。

4. 放入百合、食盐、白糖，大火翻炒约1分钟，盛出，撒上放凉的腰果即可。

功效：预防便秘。

丝瓜炒毛豆

原料：丝瓜2根、毛豆50克、黑木耳50克、食盐5克、水淀粉10克，油适量。

做法：

1. 将丝瓜刨去外皮，切成条，浸入加了柠檬汁的清水中，防止丝瓜遇热变色；毛豆剥壳；黑木耳泡发好，洗净后撕成小块。

2. 热锅放油，油热后放入毛豆煸炒至变色，放入丝瓜条和黑木耳块继续煸炒。

3. 调入食盐，大火烧至丝瓜软糯，加入少许水淀粉勾薄芡，出锅装盘即可。

功效：缓解产后恶露不尽。

虾米娃娃菜

原料：娃娃菜200克、虾米10克、蒜1瓣、鸡汤200克、水淀粉少许、食盐、油适量。

做法：

1. 娃娃菜洗净，切成竖条；虾米用温水浸泡；蒜切成末。

2. 锅内倒入少许油，烧至五成热时放入蒜末，待蒜末炸至呈金黄色，倒入鸡汤。

3. 放入娃娃菜，加盖煮至娃娃菜变软，加入虾米和食盐，用水淀粉勾芡即可。

功效：预防便秘。

鸡蛋菜花

原料：鸡蛋2个，菜花250克，食盐、姜各少许，油适量。

做法：

1. 姜切末；鸡蛋打散备用；菜花洗净后在开水中焯一下，捞出放在凉水盆中过凉，沥干水分。

2. 锅中放油，爆香姜末，放入菜花，翻炒至熟。

3. 倒入鸡蛋液，翻炒均匀，使每一个菜花都能够蘸满鸡蛋液，加入食盐翻炒均匀即可。

功效：缓解产后恶露不尽。

栗子烩白菜

原料：栗子150克，白菜叶5片，鸡汁、葱花、食盐、香油、水淀粉各少许。

做法：

1. 栗子洗净；白菜叶切片，炒锅里加油，放入白菜叶稍炒一下，盛出备用。

2. 锅中热油，爆香葱花，放入栗子翻炒，加入少许清水，再挤入两滴鸡汁，小火炖煮至栗子熟。

3. 放入白菜叶，煮至白菜叶软熟，加食盐调味，最后加入水淀粉、香油炒匀，关火。

功效：缓解产后恶露不尽。

虾米紫菜蛋汤

原料：紫菜、虾米各适量，鸡蛋1个，香油10克，食盐、葱、香菜各少许，油适量。

做法：

1. 将虾米用开水泡软；鸡蛋磕入碗内搅匀；香菜择洗干净，切成小段；葱择洗干净，切成葱花；紫菜撕碎，放入汤碗内。

2. 锅内放油烧热，放入葱花炝锅，加入适量清水和虾米，小火煮一会儿，加食盐，淋入鸡蛋液，放入香菜段，冲入汤碗内，淋入香油即可。

功效：清热解毒，养血熄风，滋阴润燥。

第2周点心甜品类

枸杞子百合羹

原料：枸杞子、百合各15克，熟蛋黄1个，冰糖适量。

做法：将枸杞子、百合及适量清水放入锅内，煮沸，加入搅碎的熟蛋黄和冰糖，再次煮沸即可。

功效：补肝肾，安心神。

草莓山药

原料：草莓、山药、炼乳、草莓酱（或其他果酱）各适量。

做法：山药去皮洗净，放入蒸锅中蒸熟，取出后沥干水分，辗碎成泥，加入适量炼乳拌匀；将草莓切成自己喜欢的造型，放入山药泥中搅拌均匀，淋上草莓果酱即可。

功效：益气补脾，帮助消化。

芒果椰汁黑糯米

原料：黑糯米1杯，莲子、百合、椰浆各适量，枸杞子少许，芒果2个，白糖3大勺。

做法：黑糯米洗净后泡水，隔夜最佳，捞出与莲子、百合、枸杞子一起隔水蒸40分钟，煮熟后加入白糖拌匀，放入切成小块的芒果，淋上烫热的椰浆即可。

功效：健脾胃，利尿。

糖桂花紫薯山药

原料：山药适量、紫薯1个、糖桂花少许。

做法：山药和紫薯洗净后蒸熟，去皮后压成泥，混合均匀后浇上糖桂花即可。

功效：益气补脾。

第2周清心茶饮类

姜楂茶

原料：山楂12克、姜3片、红糖30克。

做法：将山楂、姜清洗干净，备用；把砂锅洗净，放入适量清水，置于火上，大火煮沸，放入山楂、姜、红糖，煮约30分钟即可。

功效：温经散寒，化淤止痛，养血活血。

牛奶红薯糖水

原料：红薯1个、姜3片、牛奶200克、冰糖50克。

做法：红薯去皮切块，在清水中浸泡30分钟左右，加入拍碎的姜和冰糖，煮20分钟左右，直到红薯酥烂，加入牛奶即可。

功效：益气生津，宽肠胃、通便秘。

黑米茶

原料：黑米400克。

做法：黑米用清水洗几遍，沥干水分，用大火炒5分钟，让水分充分蒸发，转小火，慢慢炒到黑米开裂，露出白色的米心，这个过程要15～20分钟，最后把炒好的黑米装入密封盒中保存。每次冲泡时，用40克黑米加500克开水，闷上10分钟即可。

功效：补血，清肝润肠。

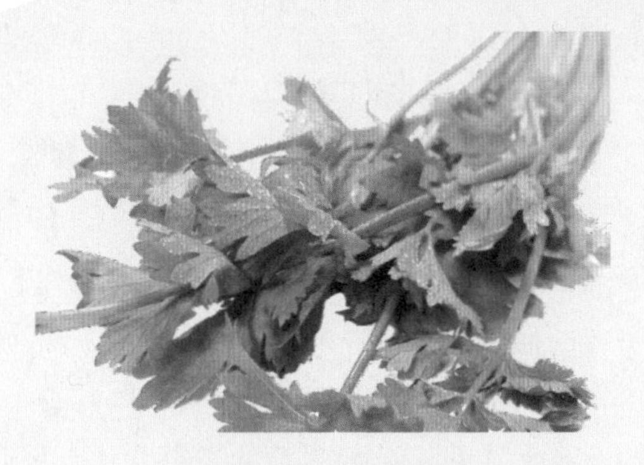

芹菜西蓝花苹果汁

原料：西蓝花50克、芹菜50克、苹果100克、白糖2茶匙、凉开水250克。

做法：苹果去皮、核，切成小块；西蓝花切块；芹菜切段；苹果块、芹菜段和西蓝花块中加入白糖，与凉开水一起放入果汁机中搅打2分钟，即可饮用。

胡萝卜苹果奶

原料：胡萝卜80克、苹果100克、熟蛋黄1/2个、牛奶80克、蜂蜜10克。

做法：苹果去皮、核，胡萝卜洗净，连同其余的原料一起放入搅拌机中，搅打均匀即可。

功效：健脾和胃，补肝明目。

荔枝红枣汤

原料：荔枝干7个、红枣7颗、红糖适量。

做法：将荔枝干去壳，与红枣一起放入小锅内，加水开火焖煮成汤，加入红糖稍煮即可。

功效：补脾益肝，生血养心，安中益气。

第2周药膳精品类

双珠雪蛤炖

原料：雪蛤100克，鲤鱼200克，天府、百合、茯苓、芹菜、香菇、冬瓜、胡萝卜、葱、姜、料酒、食盐、高汤、香油各适量。

做法：

1. 将鲤鱼制成鱼蓉，雪蛤泡好切碎，香菇、冬瓜、胡萝卜切丁，芹菜榨汁备用。

2. 天府、百合、茯苓加水煮40分钟，取汁，混入芹菜汁中。

3. 将鱼蓉、雪蛤加入葱、姜、食盐、料酒搅拌均匀，分成2份，其中一份单独制成丸子，另一份与香菇丁、冬瓜丁、胡萝卜丁混合制成丸子。

4. 将丸子放入高汤中煮至浮起，淋入香油即可。

功效：补肾养阴、润肺平肝。

青皮萸肉猪心汤

原料：青皮5克，萸肉5克，猪心1个，香油、食盐各适量。

做法：

1. 将青皮研磨成粉末。

2. 猪心洗净，切片，放入碗中，调入青皮粉末、香油及少许食盐拌匀，腌渍片刻。

3. 将萸肉与适量清水放入锅中煮沸，加入猪心煮熟，加入香油、食盐调味即可。

功效：行气，摄乳。

红豆黄精乌鸡汤

原料： 乌鸡1只、红豆200克、黄精50克、陈皮5克。

做法： 乌鸡去除内脏及肥油，洗净斩块；红豆、黄精、陈皮（去白）分别用清水洗净，备用。将上述材料全部放入砂锅内，加适量清水，大火煮沸后，改用小火煲3小时即可。

功效： 补虚劳羸弱，健脾止泻。

通草鲫鱼汤

原料： 鲫鱼1条、黑豆芽30克、通草3克、食盐适量。

做法： 鲫鱼去鳞、鳃、内脏，洗净；黑豆芽洗净；锅内加入适量清水，放入鲫鱼，用小火炖煮15分钟，加入黑豆芽、通草、食盐，等鱼熟后，捡除通草即可。

功效： 温中下气，利水通乳。

肉桂山药栗子粥

原料： 肉桂10克、干姜10克、白术20克、甘草6克、山药30克、茯苓15克、去壳栗子50克、糯米50克。

做法： 将原料中前4味中药放入砂锅内加水泡透，煎30分钟后倒出药汁，加水再煎20分钟后倒出药汁，将两次倒出的药汁混合在一起，放入砂锅内，再放入山药、茯苓、去壳栗子、糯米，小火炖煮成粥即可。

功效： 缓解产后腰痛。

党参红枣凤爪煲

原料： 党参100克、红枣10颗、鸡爪300克、姜10克、食盐20克、白糖5克。

做法：

1. 鸡爪砍去爪尖，姜去皮切片，红枣洗净，党参切段。

2. 砂锅中加入清水，加入鸡爪、红枣、姜、党参煲40分钟，调入食盐、白糖，用小火煲5分钟即可。

功效： 益气补血，养脾平胃

三七香油肝

原料： 三七粉10克，猪肝300克，姜20克，香油、米酒、食盐各适量。

做法：

1. 猪肝洗净沥干后，切成片；姜洗净，带皮切成丝。

2. 将香油倒入锅中烧热，放入姜丝炒至呈浅褐色，然后捞出姜丝放入米酒中。

3. 将剩下的香油用大火加热后，把猪肝放入锅内翻炒一下，然后再淋入泡有姜丝的米酒，接着翻炒至猪肝烂熟为止。

4. 将三七粉用80克水拌匀后，和食盐一起倒入锅中，再将猪肝翻炒一下，然后盖上锅盖，焖1分钟即可。

功效： 补血益气。

新手父母这样照顾小宝宝

这是产妇的第2周，也是新生儿的第2周，新生儿熟悉这个世界已经有1周的时间了，虽然大多数时间他们都在睡觉，但是醒来时已经开始对新环境有探索举动了，一些新情况也在不断出现，新生儿的指甲长了怎么办？打嗝了该如何处理？一直哭到底是因为什么？随着问题的增加，新手父母们有了更多要学习的育儿知识。

新生儿各种睡姿的优势比较

新生儿每天大约有20小时都是在睡眠中度过的，高质量的睡眠对新生儿是很重要的。那么，到底哪种睡姿最适合新生儿呢?

趴睡

优点：趴睡其实不会压迫胸肺部而影响新生儿发育。研究证明，趴睡时，胸部压迫床，床会产生一个反作用的压力正好按摩胸部，提高肺活量，促进呼吸系统的发育；发生吐奶，奶液会顺着嘴边流出去，不会引起呛咳窒息；符合胎儿在母亲子宫里的姿势，让新生儿觉得更有安全感；不会导致头部变形，容易塑造完美头型。

缺点：家长不易观察新生儿的肤色和表情；口水不易下咽；口鼻容易被被褥阻挡而造成呼吸困难；四肢活动不方便；胸腹部紧贴床铺，影响散热，易发湿疹。

侧睡

优点： 全身肌肉放松，能够提高睡眠时间和质量；有利于胃内食物顺利进入肠道，发生吐奶，奶液会顺着嘴边流出去，不会引起呛咳窒息；右侧卧位可以避免心脏受压。

缺点： 长时间单边侧睡，会形成大小脸，而且头两边会变得很扁，不好看；侧睡的姿势不容易固定住，新生儿可能睡得不安稳；左侧卧容易引起呕吐或溢奶。

仰睡

优点：便于父母直接观察新生儿脸部的表情；内脏器官受压小，四肢能自由活动。

缺点： 引起打鼾，阻碍呼吸顺畅；吐奶后容易回流，引起呛咳窒息；长时间仰睡，形成大扁头，不美观；容易着凉，不易入睡。

很多父母都希望新生儿能睡出好看的头型，所以就在枕头的选择上下苦工夫，其实新生儿的头型与枕头无关，而是与他（她）的睡姿有关。另外，新生儿是不需要枕头的。刚出生的新生儿，头颅骨尚未完全骨化，各个骨片之间仍有成长空隙，直到15个月左右时囟门闭合前，头部都有相当的可塑性。新生儿还没有能力决定以何种姿势睡眠，于是睡眠姿势都由父母决定，千万不要让他们只习惯某一种睡姿，否则其头部某一方位的骨片由于长期承受整个头部重量的压力，其生长的形状必然会受影响，容易把头型睡偏。应该每2～3小时给新生儿更换一次睡眠姿势，以保证头部的正常发育，睡出漂亮的头型。

如何睡得更好

为新生儿安睡创造良好、舒适的睡眠环境，不仅有利于新生儿尽快入睡，而且能够提高其睡眠质量，有利于新生儿得到充分的休息，促进生长发育。

1. 室内光线要暗，不要开电视、收音机及大声说话。保持室内空气新鲜、湿润，绝对不要在室内吸烟。

2. 睡前不做剧烈活动，可每晚洗个澡（温水中泡澡几分钟，无需沐浴液，水中抚摸新生儿即可），让新生儿身体放松，有利于睡眠质量。

3. 被褥要清洁舒适，被褥应每1～2周晾晒一次，床单每1～2周清洁一次。另外，适当地使用包被包裹新生儿，也有助于睡眠。

造成睡眠不好的原因有饥饿、缺钙、太热、腹胀、尿布湿了、想尿尿、身体不适，这时家长要及时发现解决，以免新生儿睡眠不好而影响其生长发育。

母婴同睡和分床睡的利弊比较

保证新生儿的睡眠质量很重要，怎么睡一直是父母非常关心的问题，有4种睡法：新生儿与父母同床；新生儿睡在父母房间里的独立小床；新生儿睡在和父母的床紧挨在一起的小床里；新生儿睡在自己的房间。

新生儿与父母同床

利：方便妈妈夜间进行母乳喂养；哄睡容易，入睡安稳；肌肤接触多，利于亲子关系的培养；父母能及时感知到新生儿的情况（醒了、饿了、尿了、病了等）。

弊：新生儿养成依赖性，难以独自入睡；新生儿活动空间小，被子容易盖住面部，大人翻身增加了新生儿窒息的概率；父母时常醒来，睡眠不足；新生儿距离父母近，大量吸入父母呼出的二氧化碳，对发育不利；父母生病时，易交叉感染。

新生儿睡在父母房间里的独立小床

利：养成独立入睡的好习惯；安全性高，有充分的吸氧空间。

弊：喂奶麻烦；新生儿独自一人会有孤独和恐惧感，入睡不安稳；疏离亲子感情，将来新生儿会不亲近父母。

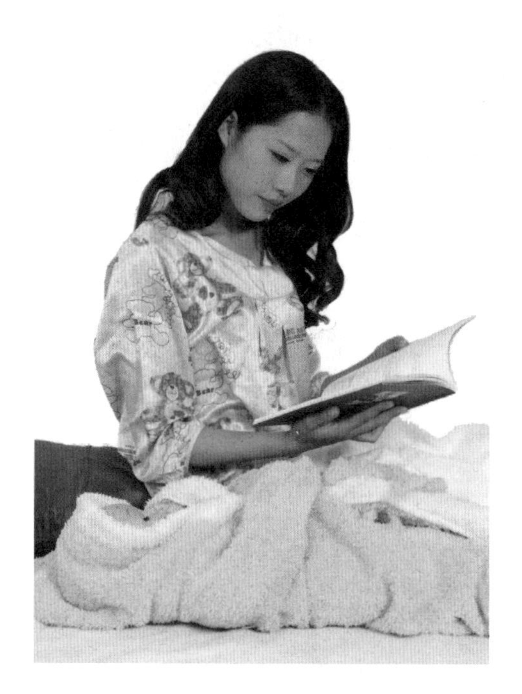

新生儿睡在和父母的床紧挨在一起的小床里。

利：方便照料新生儿和母乳喂养；降低了窒息的危险；亲子交流方便；睡眠安稳；可渐渐训练独自入睡。

弊：如果连接不好，新生儿容易掉进夹缝中；吸氧空间小；父母生病时，易交叉感染。

新生儿睡在自己的房间

利：养成独立入睡的好习惯；父母可以好好休息，不用担心压到新生儿。

弊：必须安装监视器，否则猝死概率高；喂奶、换尿布不方便，需要父母两头跑；新生儿会感到孤独、恐惧；不利于亲子感情的交流。

新生儿怎么睡并没有最好的选择，要注意把安全放在首位，根据自己的实际情况和他（她）的个性来进行调整。下面给新手父母几条安全睡眠的建议：

1. 夜间新生儿尽量采用仰睡的睡姿，不要用过于柔软蓬松的被褥，以防止窒息。

2. 婴儿床不要放在有过堂风的地方，最好两面都靠着墙，栏杆上不要搭放毯子等物品，防止掉入婴儿床而引起新生儿窒息。

3. 与父母同睡的新生儿如果躺在床边，一定要有护栏，躺在父母中间，务必保证两个人都不要睡得太死。

4. 选择正规厂家、质量有保证的婴儿床，木质床要漆有防止龟裂的保护层，且为环保无毒材料，栏杆间隔小，没有毛刺、裂痕，栏杆可以翻下，便于第三种睡法照料新生儿，使用固定牢靠的柔软床围，防止新生儿把手伸出栏杆外或者磕碰身体。

新生儿的保暖护理

新生儿抵抗能力差，体温调节能力弱，长时间处于低体温状态下，容易伤风、感冒，甚至引起呕吐、肺炎、硬肿症等；室温低，新生儿的耗氧量就会增加以保持体温，这样容易使机体氧气供给不足，影响发育；体内的糖消耗也会增加，容易引起低血糖症，影响脑功能；新生儿若有黄疸，体温过低容易引起核黄疸。

父母可根据各自的条件，采取相应

的保暖措施，如暖气、空调、热水袋都可以。

1. 在寒冷的冬季，新生儿的居室温度一般应维持在 20℃ ~ 24℃。秋冬季较为干燥，还应注意室内的湿度，一般应保持在 50% 左右，可以利用加湿器来增加室内湿度。

2. 新生儿的衣服、包被最好选用有良好保暖性的材质，穿着及包裹前要事先在暖气或炉火上预暖，但包裹新生儿时不要太紧，以免影响新生儿的四肢活动，不利于产热，反而使散热加快，也不要把尿布放在他（她）的腹部，以免尿布湿了以后导致腹部受凉。

判定需要保暖的方法：如果新生儿面色正常、四肢温暖且全身无汗，就说明保暖正好；如果新生儿手脚发凉，面色发青，说明保暖不足，应添加衣被或采取其他取暖措施；如果新生儿脸上有汗，手脚热且不安、烦躁，说明保暖过度，应减少衣被。保暖过度会让新生儿大量出汗，出现脱水、酸中毒、缺氧、脑水肿等症状，严重时可导致脑瘫、智力障碍、癫痫或死亡。

夏季的防蚊措施

新生儿的皮肤最为娇嫩，新陈代谢快的人容易被蚊虫叮咬，而新生儿的活动能力有限，即使能感知到自己正在被蚊子咬，也是无能无力的，这就需要家长的悉心照顾。对于新生儿来说，最安全的夏季防蚊措施莫过于物理防蚊了，下面介绍几种方法：

1. 给新生儿穿黄色、白色等浅色衣服。

2. 傍晚关闭室内灯光，打开门窗，待蚊虫飞到室外，再紧闭纱窗、纱门，防止蚊子飞入。

3. 室内安装橘红色灯泡，或用透光的橘红色玻璃纸套在灯泡上以达到一些驱蚊功效。

4. 使用婴儿蚊帐把蚊子隔绝在外，这是最安全最有效的方法。

5. 清除房前屋后及室内积水，可有效防止蚊虫滋生。

6. 每天天黑之前以及早晨起床后，捕杀粘在纱门与纱窗上的蚊子。

7. 每晚睡觉前用吸尘器对准床底、屋角等蚊子容易聚集处吸尘。

8. 使用电蚊拍、捕蚊灯、婴儿专用的驱蚊贴或驱蚊手带等。

9. 勤洗澡可以去除蚊子喜欢的体表分泌物的味道。

10. 摆放一两盆驱蚊鲜花，如茉莉花、夜来香、杜鹃花、万寿菊、除虫菊、薄荷等。

去除蚊子包的简单方法：

1. 取一点盐，用开水把它泡开，水凉后，用手指或者棉签蘸着盐水轻擦新生儿被叮咬的部位，可消毒、消肿。但如果皮肤已经破损，就不能采用此法。

2. 用西瓜皮有汁水的那一面擦新生儿的红肿处，也可消肿。

3. 禁用花露水、风油精、牙膏等含有化学添加剂的东西。

新生儿的皮肤护理

新生儿的各个器官组织尚没有发育成熟，皮肤也是，至少还需3年的时间才可发育得和大人一样，所以，应该格外重视新生儿的皮肤护理。

新生儿的皮肤面积与体重之比要比成人大得多，所以对于同样量的洗护品吸收得要比成人多，对过敏物质或毒性物的反应也更强烈，而且其免疫系统尚未完善，抵抗力弱，稍不注意就会出现红斑、皮炎、湿疹；皮肤黑色素生成很少，更容易被阳光中的紫外线灼伤；皮肤仅有成人皮肤的1/10厚，很容易被外物渗透和摩擦受损；皮肤的汗腺和血管还处于发育中，对环境温度的调节能力差，容易发红、干燥脱皮、瘙痒、起热痱。

新生儿皮肤日常护理要点

1. 要保持房间通风和凉爽。室内温度保持在22℃～24℃、相对湿度在55%～65%。

2. 为新生儿洗澡时注意水温。平时应安排在14点～16点，冬天则应安排在中午至14点；室温在22℃左右，水温在35℃～40℃；喂奶后1小时内不宜洗澡；在脐带未脱落前，采用擦浴，脐带脱落后，采用盆浴；每次换尿布后一定要用温热毛巾将臀部擦干净，必要时涂上护臀膏；为了避免感染，应准备一个专门的婴儿洗澡盆。给新生儿洗澡时应尽量做到手法轻柔、动作快，洗澡时间以不超过10分钟为宜。

3. 使用婴儿专用洗护用品。选择符合婴儿皮肤特性、酸碱值适中、含天然成分多、添加剂少、无香料、品质细腻、专业生产、品牌正规的洗护用品。

4. 不要随意使用药膏，尤其是含有激素类的药膏。若需使用药膏，应依照医嘱使用，一旦病情缓解立即停用，绝不可长期使用。

5. 衣物、被褥应为柔软的纯棉质地，以减少摩擦。勤换尿布，预防尿布疹。

特别提醒：早产的新生儿皮肤发育不完善，需要在医生指导下进行特殊护理。

新生儿皮肤异常护理要点

1. 突发的红斑。新生儿皮肤娇嫩，角质层薄，容易受外界摩擦、尘螨刺激，生成大小不等、边缘不清的多处红斑，多出现在头部、面部、躯干和四肢等部位，不会带给新生儿太多的不适感，属于正常生理变化，一般无需治疗，在1～2天里就会自行消退。

2. 胎记。这种青色或蓝灰色、蓝绿

色斑较多出现在腰间或者骶尾部和背部，可能只有一小片，也可能有好几片，形状不规则，多发于亚洲人种，一般无需治疗，随着年龄的增长会慢慢消失。

3. 皮下出血。新生儿皮肤薄，弹力差，经常会因为外力压迫致使毛细血管破裂而引起皮下少量出血，几天后便会自然消退。

4. 皮肤变黄。新生儿的皮肤都会出现不同程度的变黄，这是一种正常生理现象，叫做新生儿生理性黄疸。常发生在出生后 2 ~ 3 天，表现为皮肤呈淡黄色、眼白微黄、尿色稍黄但不染黄尿布，出生后 7 ~ 9 天，皮肤变黄的症状会逐渐消退。

5. 黄白色疹子。新生儿鼻尖、鼻翼或小脸上，长满了小米粒大小的黄白色的小疹子，称为粟粒疹，是母体雄激素作用的结果，一般在出生后 4 ~ 6 月会自行消退，千万不要用手去挤，以免引起局部感染。

6. 先天的红斑。新生儿出生时既有的红色斑块多发于面部、颈位和枕部，不高出皮肤，这一般是血管瘤，长大后可手术去除，如果短期内突然长得很快，应及早去医院就诊。

7. 皮肤白膜。出生时既有的布满全身的薄薄的乳白色油状物质就是胎脂，它由皮脂腺的分泌物和脱落的表皮细胞形成，有保护皮肤的作用，胎脂在新生儿出生后 1 ~ 2 天会被自行吸收，当胎脂被吸收后就可以为新生儿洗澡了，但动作要轻柔。

8. 乳痂。新生儿头皮的皮脂腺分泌非常旺盛，要是清洗不及时，这些分泌物就会和头皮上的脏物积聚在一起，形成厚厚的一层痂皮，影响美观，下面的章节会介绍去除乳痂的方法。

9. 脱皮。新生儿皮肤最表面的角质层很薄，表皮和真皮之间的连接也不是很紧密，所以常常会在脚踝、脚底和手腕等部位发生皮肤干燥、粗糙、脱皮的现象。只要家长护理得当，这种现象就会逐渐消失。

10. 皮肤出现大理石花纹。新生儿身上的皮肤时常出现犹如大理石般的略带蓝色的花纹，温度低时更为明显，这是由于低温下静脉血中的氧含量较低，使血液颜色发暗、发蓝，再加上新生儿皮肤薄，就会显现出来，属于正常现象，家长无需着急，予以保暖后就会消失。

轻松去除新生儿的乳痂

乳痂好发于 0 ~ 4 个月的宝宝，表现为头部出现厚薄不等的灰黄色或黄褐色的油腻的结痂和鳞屑，严重的可蔓延到眉、鼻唇沟、耳后等处，发展成皮脂溢出性皮炎，对头发的正常发育非常不利。如果情况不算严重，合理护理后 1

个月内就可以自愈。

乳痂的产生原因

乳痂是新生儿新陈代谢的产物，主要与以下因素有关：

1. 遗传因素。头屑较多或患过脂溢性皮炎的父母的新生儿更容易长乳痂。

2. 不良生活习惯。长时间不洗澡、洗头，乳痂就会越积越厚。

3. 乳母高油脂饮食。母乳喂养的产妇饮食中的油脂成分过高的话，新生儿喝了其分泌的母乳就很容易长乳痂。

4. 胃肠功能不完善。头皮乳痂是婴儿湿疹的一种，根源是胃肠道系统不完善，过敏原不能很好地被胃肠分解吸收，就会体现在新生儿薄薄的皮肤上。家长应该加强新生儿体质，促进其胃肠功能的完善，而不是规避过敏原，否则会导致新生儿营养不良。

乳痂的去除

为新生儿去除乳痂，可以用植物油梳理其头部，具体方法如下：

1. 把新生儿的头（头部朝外）抱在家长一只手上，背部靠在家长的前臂上，把他（她）的腿藏在家长的肘部。另一只手做成环状，将水轻轻淋在新生儿头上，注意要避免将水溅到眼睛里。勿用手指抠挠新生儿的头皮，以免抓破娇嫩的皮肤，要用整个手掌，轻轻按摩头皮。若家长手较小，盖不住新生儿的双耳洞，也可用棉花塞住新生儿两耳的外耳道以防止耳道进水，或者使用婴儿专用的耳部防水贴。

2. 为保证植物油的清洁，一般先要将植物油加热消毒，放凉后再使用。如果嫌麻烦，可以选用一些以植物油为主要成分的婴儿油或婴儿润肤露，也是帮助新生儿清洗乳痂的不错选择。

3. 用棉球（棉签）蘸上婴儿油或植物油，涂在头皮乳痂表面，滞留数小时，待头皮乳痂变得松软后，比较薄的头皮乳痂就会自然脱落下来。比较厚的头皮乳痂则需多涂些植物油，多等一些时间，用婴儿专用的小刷子慢慢地、轻轻地梳一梳，厚的头皮乳痂就会脱落，但不可强行清除，否则很可能因抓破头皮而导致感染。

4. 用婴儿皂和温水洗净头部的油污，轻轻擦干头部即可。

小贴士 | 注意事项

1. 洗头水的温度应控制在37℃～38℃，冬天的水温比夏天的略高3℃～5℃。

2. 多注意眼神和言语的交流，以缓解新生儿洗头时的不安情绪。

3. 新生儿囟门处也要清洗，只要动作轻柔，就不会给新生儿带来伤害。

4. 清洗后用干毛巾将新生儿头部擦干，冬季可为其戴上帽子保暖。

5. 如果按照此方法也无法清洁干净，就必须考虑新生儿是否患有其他皮肤病，应尽早去医院检查确定。

怎样给新生儿剪指甲

新生儿新陈代谢快，指甲也长得非常快，无目的性的动作时常会让他们不小心抓破面部或其他部位的皮肤。尤其是新生儿患有湿疹发痒时，皮肤更容易被抓破，长指甲里面容易藏进一些污垢和细菌，抓破皮肤就会增加感染的可能。因此，需要经常给新生儿剪指甲。

有的家长不敢也不会给新生儿剪指甲，又怕他（她）抓破自己，就给他（她）戴上小手套或者给他（她）穿袖子很长的衣服，让手伸不出来。这样既影响了新生儿手部精细动作的发育，还增加了手套或袖子上的线头缠住手指导致供血不足而致使组织坏死的危险。

那么，该如何给新生儿剪指甲？

根据新生儿指甲的长短、长得快慢来决定剪指甲的次数，一般每周 1 ~ 2 次。剪时要注意以下几点：

1. 剪指甲时最好在新生儿睡眠稳定后进行，以免他（她）乱动而不好操作。另一个好时机是洗澡后，指甲较软，容易修剪。

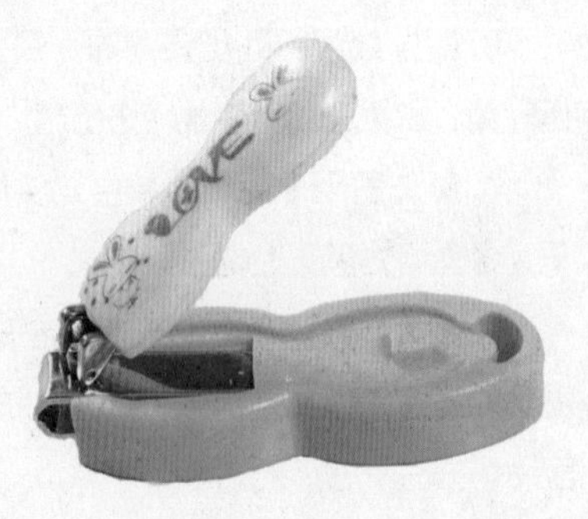

2. 使用婴儿专用的指甲钳或者小剪刀，切记不可用大人的指甲钳来剪月龄非常小的新生儿的指甲，这样很容易误伤新生儿。剪的时候，一定要牢牢抓住新生儿的手。

3. 按新生儿的指甲或手指的形状来剪，也不要剪得太短，和手指端平齐就可以了，剪完后尽量将指甲边缘磨平滑，以避免新生儿手脚乱动而划伤自己的皮肤。

4. 剪完后要将小手擦净，以防新生儿吮吸指头时吃入细菌。

5. 如果真的剪到了新生儿的手指尖，用酒精棉签为其消毒后，缠上一张纸巾，轻轻压住捏一会儿就可以止血。

不要给新生儿掏耳朵

耳垢也称“耳屎”，学名“耵聍”，是耳道皮肤正常分泌物结合皮屑等形成的。它是耳道的守护者，并不是大家所认为的那么脏、那么没有用处，它的油脂能捕获入侵耳道的灰尘、细菌，其苦味还能驱逐飞入耳朵的小虫，并能降低巨大声响对鼓膜的刺激。很多家长都担心耳垢多了会影响宝宝的听力，进而影响其学习，致使智商发育迟缓，其实耳垢不会影响听力，正常的声音是完全可以通过耳垢传达到鼓膜并被感知到的。

耳垢多了不要担心，它会随着人体头部的摇动以及讲话、打喷嚏、进食时的咀嚼活动自动脱出。自己用棉签掏，可能会把耳垢往里推得更深。另外，新生儿的外耳道一般是干燥的，皮肤非常娇嫩，皮下组织稀少，掏耳朵时如果用力不当容易引起外耳道损伤，致使其长期慢性充血，这样反而容易刺激耳垢分泌，发生感染后更会导致外耳发炎、溃烂，甚至形成外耳道疖肿。

新生儿吐奶是否需要看医生

生理性吐奶是正常现象，一般注意喂奶时不要让新生儿吸入空气，喂完拍嗝使其吐出吸入的空气，就可以减少吐奶现象的发生。病理性吐奶是由身体疾病引起的，如胃肠不好、上呼吸道感染、脑部疾病，都可能会引发吐奶。这时就要依据情况严重与否到医院请医生诊治了。

新生儿在深夜吐奶，如果只是出现以下情况，可以等到第 2 天再去看医生：

1. 出现打喷嚏、流鼻涕、咳嗽等感冒症状，发烧但温度不高、精神状态良好。

2. 呕吐、腹泻次数不多，吃奶状况良好。

3. 小便量虽然减少，但依旧有小便排出。

出现以下情况时，需要马上去医院就诊：

1. 持续高烧，精神萎靡。

2. 神情呆滞，对于声音没有反应。

3. 呕吐不是由进食引起的。

4. 哼哼唧唧，表情痛苦。

5. 每间隔 10 ~ 30 分钟就大哭一次，大便是深红色的血便。

6. 粪便呈白色或者是大量的血便。

7. 头部受到撞击后出现的呕吐。

8. 喷射状的吐奶。

9. 持续呕吐，没有小便。

母乳型腹泻的护理

有时候新生儿的腹泻并不是病理原因引起的，服用益生菌等药物没有疗效时，就要考虑这是不是母乳引起的母乳性腹泻了，此症状多见于出生 6 个月以内的纯母乳喂养的婴儿。产生原因可能是母乳中的前列腺素含量较高，促进了小肠平滑肌运动，增加了水和电解质的分泌而产生稀便，而且有些新生儿的身体对乳糖不耐受，体内缺乏乳糖酶而影响奶液的消化吸收导致腹泻；母乳喂养的产妇不注意哺乳文胸和防溢乳垫的清洁，使乳头带有病菌，新生儿吃了这样的奶产生腹泻；母乳喂养的产妇因为进食了寒凉食物或饮食不当腹泻的时候，喝母乳的新生儿也会跟着腹泻。

母乳型腹泻的主要症状为大便频繁、水分多、有泡沫成奶瓣和酸臭味，多为绿色的黏液便，不发烧，宝宝没有明显的痛苦与哭闹，精神活泼，食欲良好，大便化验也没有感染现象。

对于母乳性腹泻的新生儿不用过分担心，也不必立即换成奶粉哺喂，因为新生儿机体会逐渐适应母乳中的前列腺素，乳糖酶也会逐渐发育成熟，酶活性增加，就能分解、消化和吸收乳糖，并随着辅食的增加而逐渐好转。如果长时间腹泻，影响了正常的生长发育，就要采用混合喂养或者人工喂养了。但最好的办法还是通过妈妈的饮食来控制乳汁的质量，以适合新生儿的肠胃系统。

母乳喂养的产妇要注意饮食清淡，适量食用高油脂、高糖、高蛋白的食物，不吃生食，不吃剩菜剩饭，吃的水果、蔬菜一定要新鲜，营养要均衡，多吃些粗粮，多喝水。同时可以让新生儿吃前一半的乳汁，因为母乳的前半部分蛋白质含量较多，富于营养，容易消化，而后半部分脂肪含量较多，不易消化。

腹泻的新生儿要尤为注意臀部的护理，预防尿布疹，做好腹部的保暖工作，腹泻频繁失水过多时还要注意补水。

下面为因此烦恼的家长们提供 2 个民间的小偏方，以供参考。

1. 蛋黄油。取煮熟鸡蛋的蛋黄放在锅内小火熬炼取油，1 岁内婴儿每天一个蛋黄油，分 2 ~ 3 次服用，3 天为一个疗程，有补脾益胃、止泻的作用。

2. 焦米汤。将大米炒至焦黄，加水煮 30 分钟，盛出米汤喂新生儿。焦米汤易于消化，其碳化结构有较好的吸附、止泻作用，是婴儿腹泻时候食疗的首选。

新生儿打嗝了怎么办

新生儿在胎儿时期就会打嗝，孕妈妈经常能感觉到，出生后打嗝也是正常现象，多是由于喂食不当或者气温突然下降造成的。每次喂完奶后拍嗝是最有效的预防方式。下面列举引起新生儿打嗝的各种原因及缓解方式。

1. 受凉引起的打嗝。抱起后轻拍新生儿的后背，喂点温水，并加强保暖措施。

2. 吃奶过急而引起的打嗝。抱起后刺激新生儿足底，新生儿大哭可以引起膈肌收缩的突然停止。注意喂奶姿势要正确，喂食时避免太急、太快、过冷、过烫。

3. 打嗝时间较长或发作频繁。在开水中泡入少量橘皮，等水温适宜时给他（她）饮用。橘皮有疏畅气机、化胃浊、理脾气的作用。

4. 打嗝时伴有异味。这是消化不良或积食的表现，注意奶粉和水的配比正确，按摩腹部有助于消食。

5. 对牛奶蛋白过敏引起的打嗝。可依医生指导使用特殊配方奶粉。

区分新生儿的哭声信号

对于新生儿，哭是他（她）表达自己意愿的唯一方式。家长应该在日常的照料中逐渐了解新生儿为什么哭，有什么需求，不要一听到哭声就手足无措，或觉得厌烦。那么，新生儿大多数时间是因为什么而哭泣呢？

我渴了、我饿了

新生儿的胃容量小，喂奶频率高，所以他（她）在熟睡后醒来的第一次哭泣绝大多数都是对饥饿的表达，这种需求的哭声洪亮、音调高、有规律，同时伴有吸吮吞咽的嘴部动作，摸一摸新生儿的小肚子，如果柔软平坦，就证明判断正确，一接触到乳头，他（她）就会安静下来，贪婪地吸奶了。如果他（她）边喝奶边哭，就要注意一下是不是乳房压着新生儿了，或者奶嘴流量太大、太小，或者新生儿鼻塞上不来气了。

我病了、我难受

新生儿生病时哭声会比较微弱无力，因为他们的身体很不舒服，没有力气，除哭以外会伴有其他症状，如发烧、呕吐、蜷曲双腿、尖叫或呻吟等，当喂奶也不能安抚新生儿的时候，就要带他（她）去医院好好检查一下了。

我热了、我冷了

新生儿觉得热的时候哭声响亮、有力、皮肤潮红、额头有汗、四肢扭动，家长把包被打开并给他（她）宽松一下衣物后，情况就会缓解。新生儿觉得冷的时候哭声低、乏力、皮肤出现紫绀、全身蜷曲、动作减少，此时，家长就应该把新生儿抱在怀里温暖，并增加衣物了。

我尿了、我拉了

新生儿排泄前或排泄时会有情绪烦躁、全身绷紧、用力蹬腿、小脸涨红、挺腰等表现，这时不要打扰他（她），不要急于哄抱、换尿布，以免打断新生儿排泄，等排泄完成后，如果尿布太湿、太凉或者便便黏稠且量多，影响了他（她）的活动，他（她）就会哭闹，一般不会太剧烈，常伴有身体扭动，如果父母不予理会，可能会慢慢停止哭闹。要及时给新生儿更换尿布，并用湿纸巾擦净皮肤，防止尿布疹的发生，冬季要注意保暖，动作要迅速。

我寂寞、我孤独

新生儿习惯了妈妈的怀抱和声音，一旦被长时间放置在小床里，无人理睬、四周安静而又不想睡觉的时候，就会觉得很无聊、很孤独，有种被遗忘了的感觉，没有玩具可以玩，没有妈妈的陪伴，只有用哭声来唤起大人的注意了，这时的哭声中能听出不满，经常是拉长了尾音的，像是撒娇地说："妈妈，来抱抱我嘛。"只要妈妈一出现，新生儿就会停止大声哭泣，改为小声啜泣，潜台词就是"你怎么才来啊，我自己好无聊呢"，并在妈妈的怀抱里停止哭泣，感觉到温暖和安全感。

我困了、我怕了

如果新生儿累了，却还被大人哄逗，无法在他（她）喜欢的环境中入睡，就会表现出哭闹以示抗议，哭声响亮，双手揉搓面部，尤其是鼻子和眼睛，这时候只要轻轻拍新生儿的后背，在每次哭声后拍一下，并慢慢减缓速度降低力度，不一会他（她）就会沉稳地睡着。新生儿如果受到巨大声响、突然的体位变化等刺激，就会传递出包含惧怕信号的哭声，伴随着哆嗦一下、拥抱反射，双眼睁大后，急促的哭声立即出现，家长轻抚其后背、头部，抱离当时所处环境，他（她）就会安静下来。

新生儿肺炎的护理

新生儿肺炎是新生儿时期最常见的一种严重呼吸道疾病。由于新生儿呼吸器官和功能尚不成熟，如果不及时治疗，就很容易引起呼吸衰竭、心力衰竭、败血症乃至死亡。

新生儿肺炎可分为产前感染和出生后感染，感染多来自产妇。产前感染的肺炎多在新生儿出生后3～7天内发病，主要症状是口周发紫、口吐泡沫、呼吸困难、精神萎靡、少哭、不哭、拒乳、鼻塞、呛奶、呼吸很快，应该尽早送医院就诊，以免耽误病情，如果全身青紫，胸骨上、肋骨间的软组织在吸气时出现凹陷，就说明病情已经相当严重，不及时治疗的话就会有生命危险。

新生儿肺炎多发的原因是新生儿大脑皮质对呼吸中枢的调节功能差，吞咽动作不协调，羊水、胎粪、阴道分泌物、乳汁等容易吸入肺中，而且气管短、管腔内较干燥，其纤毛清除细菌、尘埃的能力差，细菌就容易入侵致病。

症状较轻的肺炎可咨询医生后在家护理，一般胎龄较小或者病情较重的新生儿肺炎，必须住院治疗1～2周。

1. 要密切观察新生儿的体温变化、精神状态、呼吸情况。保持侧卧位，头部抬高，以保持呼吸道通畅，防止误吸呕吐物。

2. 室温应保持在20℃左右，相对湿度为55%～65%，太闷、太热、太干燥都不利于肺炎的康复，还会加重咳嗽症状。

3. 尽可能母乳喂养，增强抵抗力，人工喂养的新生儿呼吸不畅，所以不方便用奶瓶哺喂，可以用小勺喂。

4. 多喂温水，补充出汗发烧流失的水分，湿润咽喉部，缓解不适。

5. 保持呼吸道通畅，及时清理新生儿鼻子里的鼻涕，可以使用婴儿吸鼻器。

6. 对于有发烧症状的新生儿，可采取多饮水、头枕冰袋、贴降温贴、温水浴等物理方式降温，一般体温在38.5℃以上才使用退烧药，用前需咨询医生。

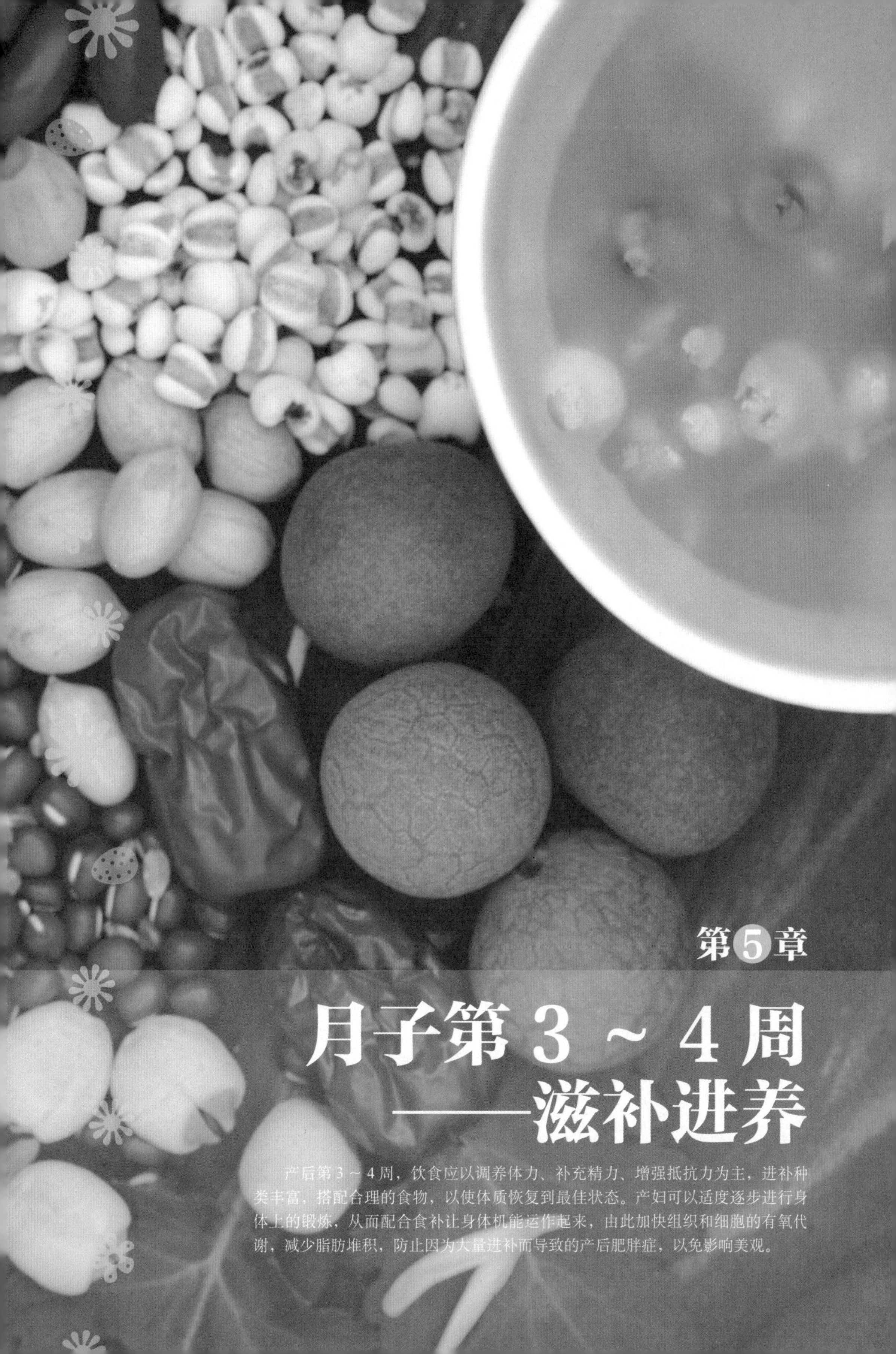

第5章

月子第3～4周——滋补进养

产后第3～4周，饮食应以调养体力、补充精力、增强抵抗力为主，进补种类丰富，搭配合理的食物，以使体质恢复到最佳状态。产妇可以适度逐步进行身体上的锻炼，从而配合食补让身体机能运作起来，由此加快组织和细胞的有氧代谢，减少脂肪堆积，防止因为大量进补而导致的产后肥胖症，以免影响美观。

挑荤拣素

月子第 3 ~ 4 周该怎么吃

这一时期的饮食要点是在继续调理气血的同时加强身体所需的各种营养，荤素搭配，干稀搭配，滋补进养，并且慢慢向正常膳食过渡，通乳下奶的食物继续补给，并增加粗纤维食物的摄入量，为产后瘦身助一臂之力。

第 3 ~ 4 周营养主食类

什锦豆瓣干拌饭

原料：猪肉馅 50 克、豆干丁 20 克、豆芽 20 克、黄瓜 30 克、韭菜 30 克、米饭 100 克、橄榄油 1 小匙、食盐 1/4 小匙、豆瓣酱 1 小匙。

做法：

1. 将豆芽烫熟后过冷水，黄瓜切成丝，韭菜切成段。

2. 猪肉馅、豆干丁、韭菜段放在一起，加入橄榄油、食盐和豆瓣酱，放入锅中以小火蒸熟。

3. 米饭旁摆上步骤 2 中蒸好的材料及豆芽、黄瓜丝，拌匀即可。

功效：平衡膳食。

绿豆莲子荷叶粥

原料：绿豆 150 克、莲子 50 克、荷叶 1 张、冰糖适量。

做法：

1. 绿豆洗净后，用清水泡 2 小时；莲子洗净，用清水泡 2 小时；荷叶洗净，切块。

2. 锅内倒入适量清水，放入绿豆煮沸，再放入莲子，煮沸后再用小火熬煮成粥，放入荷叶块熬煮一会儿，食用时，加入适量冰糖调味即可。

功效：营养丰富，增强体力。

鸡肝粥

原料：糙米 100 克，鸡肝 250 克，姜、葱、酱油、食盐、香油各适量。

做法：

1. 将糙米洗净；葱、姜分别去皮，切成末备用；鸡肝洗净，切成小丁，放入碗内，加入姜末及酱油拌匀，腌渍 15 分钟。

2. 把糙米放入锅内，加入适量水煮熟，再加入鸡肝煮熟，最后加入食盐调味，撒上葱末，淋入香油即可。

功效：恢复皮肤弹性。

姜 粥

原料：姜25克、籼米100克、饴糖150克。

做法：将姜切成末，加水煮汁，加入籼米煮粥，待粥煮好时加入饴糖搅匀，再次煮沸即可。

功效：营养丰富。

香脆金钱蛋

原料：鸡蛋5个、芝麻少许、食盐10克、干淀粉15克、油适量。

做法：鸡蛋加水、少许食盐，小火煮熟后捞起，去壳后横切成圆圈状，撒上食盐、芝麻、干淀粉；锅中热油，放入鸡蛋圈炸至双面呈金黄色即可。

功效：增强体力。

松子仁粥

原料：松子仁30克、粳米100克、食盐少许。

做法：

1.将松子仁洗净，沥干水分，研磨成膏状。

2.锅中加适量清水，放入松子膏及粳米，大火烧开，改用中小火煮至米烂汁黏，加食盐调味即可。

功效：润肠增液，滑肠通便。

苋菜大蒜粥

原料：苋菜150克、大蒜1瓣、粳米100克，食盐少许。

做法：

1.将苋菜择洗干净，切成3厘米长的段；大蒜去皮，切碎。

2.粳米淘洗干净，放入锅中，加水烧开，待米粒开花时，放入苋菜、食盐及蒜碎，继续熬煮成粥，放入食盐调味即可。

功效：清热解毒，补血止血，收敛止泻和通大小便。

红糖牡丹花粥

原料：粳米100克，牡丹花20克，红糖适量。

做法：将牡丹花脱下花瓣，漂洗干净。将粳米淘洗干净，放入锅中，大火煮沸后，转小火煮至粥成，加入牡丹花、红糖，再稍煮一会儿即可。

功效：活血调经。

生炒糯米饭

原料：糯米500克，红豆、龙眼肉各25克，红枣（去核）15颗，白糖150克，猪油50克。

做法：

1.将红豆、龙眼肉、红枣洗净；糯米淘洗干净，沥干水分。

2.炒锅置于火上，放入猪油烧至四成热时，倒入糯米翻炒，加入红豆、龙眼肉、红枣和白糖，翻炒均匀，加入适量清水，大火煮沸，再翻炒至水与米持平，最后用筷子在饭上扎几个洞，用小火焖30分钟即可。

功效：补中益气，助消化。

绿豆银耳粥

原料：粳米200克，绿豆100克，银耳30克，白糖、山楂糕各适量。

做法：

1. 将绿豆放在清水中泡4小时；银耳放在清水中泡2小时，去除硬蒂，掰成小朵；山楂糕切成小丁；粳米淘洗干净。

2. 锅内放入适量清水，放入粳米、绿豆、银耳，大火煮沸后，改小火煮至豆、米开花，粥黏稠。

3. 食用时，将粥盛入碗内，加入白糖、山楂糕丁即可。

功效：祛热解暑，降压明目，利尿消肿，益气和血，强心补脑，滋阴降火。

胡萝卜玉米蛋饼

原料：面粉50克、玉米面125克、奶粉25克、鸡蛋1个、胡萝卜1/2个、温水250克、食盐1/2茶匙。

做法：

1. 将面粉、玉米面、奶粉混合在一起，打入鸡蛋，一边加入温水，一边用筷子搅拌均匀成面糊。

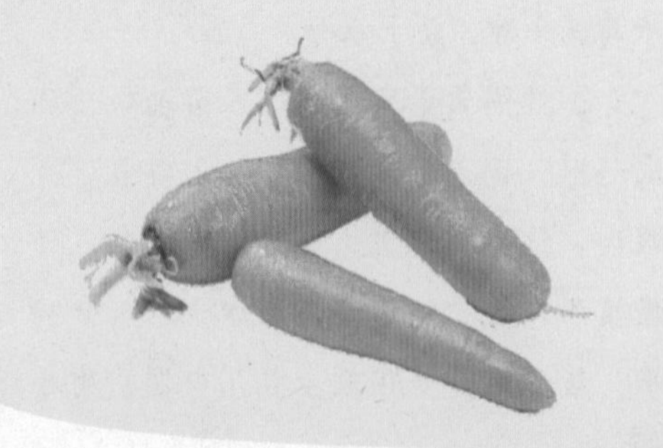

2. 胡萝卜去皮，用礤板擦成细丝，加到面糊里，放入食盐，充分搅拌均匀。

3. 冷锅中刷一层油，舀入一勺面糊，摇匀，小火加热至面糊凝固且饼的边缘微微翘起，翻面，继续加热半分钟即可。

功效：有助于消化。

第3～4周肉补元气类

桃仁鸡丁

原料：鸡肉100克，核桃仁25克，黄瓜25克，葱花、姜末、食盐、酱油、水淀粉、油各适量。

做法：

1. 鸡肉切丁，用食盐、酱油、水淀粉上浆；黄瓜切丁；核桃仁去皮炸熟。

2. 锅中热油，将鸡丁滑熟，捞出控油。

3. 原锅留底油，煸香葱花、姜末，放入鸡肉丁、黄瓜丁，最后放核桃仁，加食盐调味后装盘即可。

功效：预防产后抑郁。

羊肉山楂白萝卜煲

原料：羊肉500克，白萝卜300克，山楂20克，姜、食盐、香菜叶各适量。

做法：

1. 将羊肉洗净后切块，放入沸水中

汆烫一下，捞出，洗净血水；将白萝卜去皮、洗净后切块；姜洗净，切片；山楂洗净。

2.在砂锅里放入羊肉块、白萝卜块、山楂、姜片，加水（正好淹没材料），大火煮沸后，改小火煮约1小时，加入食盐、香菜调味即可。

功效：补气养血。

猪蹄金针菇汤

原料：猪蹄2只（约750克）、金针菇100克、冰糖30克。

做法：

1.将金针菇放入温水中浸泡30分钟，去蒂头，换水洗净，切小段，备用。

2.把猪蹄洗净，切成小块，放入砂锅中，加水大火煮沸，加入金针菇及冰糖，小火炖至猪蹄熟烂即可。

功效：养血生精，壮骨益骨，催奶泌乳。

黄花菜猪瘦肉高汤

原料：猪瘦肉500克、黄花菜80克、红枣（去核）10枚、食盐少许。

做法：

1.将猪瘦肉洗净，切成小块，备用。

2.黄花菜、红枣分别洗净，同猪肉、食盐一起放入砂锅中煲至肉烂即可。

功效：养血益气，补虚通乳。

羊奶炖猪蹄

原料：猪蹄1000克、羊奶250克、食盐30克。

做法：

1.将猪蹄洗净，切成小块。

2.锅内加水，大火煮沸，放入猪蹄块，加盖，用小火炖至猪蹄熟烂，加入羊奶、食盐，再次煮沸即可。

功效：补虚弱，润肌肤，补血益气，通乳。

猪蹄筋黄豆汤

原料：猪蹄筋200克，黄豆200克，香油、食盐各适量。

做法：

1.黄豆放入清水中浸泡3小时，猪蹄筋洗净。

2.把猪蹄筋和黄豆放入砂锅中，加水淹没所有材料，炖煮至黄豆熟，加入香油、食盐调味即可。

功效：补血通乳，清热利尿。

酥炸鸡肝

原料：鸡肝300克，蛋黄2个，淀粉、食盐、姜汁、料酒、生抽、香油、油各适量。

做法：

1.蛋黄、淀粉放在一起拌匀成蛋浆。

2.鸡肝切去油脂后洗净，沥干水分，切成小块，加入食盐、姜汁、生抽、香油、料酒，拌匀腌约30分钟，然后蘸上蛋浆，再裹上淀粉。

3. 锅内热油，烧热后放入鸡肝炸2分钟捞起，再次放入油中炸至酥脆，捞出装盘，撒上食盐即可。

功效：补血。

莲子薏苡仁煲鸭汤

原料：鸭子1只，莲子50克，百合10克，薏苡仁50克，陈皮、葱段、姜片、食盐、料酒、白糖各适量。

做法：

1. 把鸭子洗净后切成块，放入开水中焯一下，捞出后放入炒锅中。

2. 在锅中依次放入葱段、姜片、莲子、百合、薏苡仁、陈皮，再加入料酒、白糖，倒入适量清水。

3. 大火烧开后转小火煲至鸭子熟烂，加食盐调味即可。

功效：补血。

羊肉虾仁烧豆腐

原料：豆腐500克、羊肉100克、虾仁100克、豌豆25克、葱片10克、姜片5克、鸡汤100克、香菜10克、酱油10克、料酒10克、食盐5克、胡椒粉2克、水淀粉10克，油适量。

做法：

1. 羊肉洗净，剁成末；豆腐切成小块；豌豆洗净；香菜择洗干净，切成小段。

2. 锅内热油，放入羊肉末，煸炒至变色后，加入葱片、姜片、料酒、胡椒粉、鸡汤，再将洗干净的虾仁、豆腐块、豌豆放入锅中，炖煮约15分钟，调入食盐、酱油，用水淀粉勾芡，撒上香菜即可。

功效：治疗产后血虚、无乳等症。

番茄酱牛舌

原料：牛舌500克、番茄酱50克、葱段25克、姜片25克、食盐5克、白糖50克、醋15克、八角2克、水淀粉5克、料酒15克、香油50克。

做法：

1. 将牛舌泡洗干净后，放入煮沸的锅中，加入葱段、姜片、食盐煮至牛舌熟烂，捞出晾凉，去掉牛舌上的薄膜，切成0.5厘米厚的片，装盘。

2. 炒锅内放入香油，烧热后放入姜片煸出香味，放入料酒、白糖、番茄酱炒出香味，加水调开，再放入牛舌，加入八角、葱段，大火煮沸后改用小火煨至汤汁基本收干，淋入水淀粉勾芡，加入香油、醋、食盐，出锅装盘即可。

功效：防止产后发胖。

酸菜猪蹄煲

原料：猪蹄1000克、四川酸菜200克、花生米100克、葱段、姜片、食盐各适量。

做法：将猪蹄洗净后剁成小块，放入沸水中氽烫5分钟左右，捞出沥干水分。砂锅中加水煮沸，加入猪蹄块、四川酸菜、花生米、葱段、姜片，大火烧开，改小火慢炖1小时，最后加食盐调味即可。

功效：补气血，通乳。

枸杞子鸡丁

原料：鸡胸脯1块，枸杞子30克，1个鸡蛋的蛋清，荸荠、牛奶、水淀粉、食盐、葱末、姜末、蒜末、油各适量。

做法：

1.枸杞子洗净后放入碗中，放入蒸笼中蒸30分钟；荸荠去皮，洗净后切丁。

2.鸡胸脯肉洗净，切成小丁，放入蛋清、水淀粉搅拌均匀。

3.锅中倒油，烧至五成热，放入浆好的鸡丁，快速翻炒几下，放入荸荠丁、蒸好的枸杞子，翻炒至熟。

4.将食盐、葱末、姜末、蒜末、牛奶、水淀粉放在一起勾成芡汁，浇入锅内，翻炒几下即可出锅。

功效：益气，滋肾，补肝。

第3～4周活力海鲜类

蜜豆鱼片

原料：鲩鱼肉200克、蜜豆150克、胡萝卜10克、姜10克、食盐10克、白糖2克、水淀粉适量、香油5克，油适量。

做法：

1.蜜豆切去老筋；胡萝卜、姜切片；鲩鱼肉去皮，用刀背剁成泥，加盐、水淀粉拌匀，并搅打至起胶，放入平底锅内，铺平，小火煎至双面熟透，盛出切片。

2.锅中热油，放入姜片、胡萝卜片、蜜豆、食盐，炒至断生。

3.加入煎鱼片、白糖翻炒均匀，用水淀粉勾芡，淋入香油即可。

功效：暖胃和中。

鲇鱼鸡蛋羹

原料：鲇鱼1条，鸡蛋2个，葱花、姜末、食盐、香油各适量。

做法：

1.将鲇鱼去除内脏，洗净。

2.锅内加入适量清水，放入鲇鱼，煮至鱼熟时，磕入鸡蛋，加入葱花、姜末、食盐、香油即可。

功效：补虚通乳。

烩虾仁鲜口蘑

原料：虾仁300克、鲜口蘑100克、玉兰片50克、青豆25克、猪油50克、香油5克、酱油5克、食盐3克、料酒8克、水淀粉10克、葱5克、姜3克。

做法：

1.将虾仁清洗干净，切成0.5厘米见方的丁；玉兰片洗净，去根切丁；鲜口蘑一剖两半；葱择洗干净，切片；姜洗净，切末；青豆洗净。

2. 将虾仁、鲜口蘑、玉兰片、青豆放入沸水中焯熟，捞出。

3. 锅中放入猪油，烧至五成热，放入姜末、葱片炝锅，烹入料酒，加入酱油及少许清水，煮沸后撇去浮沫，放入虾仁、青豆、鲜口蘑、玉兰片，再放入食盐，烧沸后用水淀粉勾芡，淋入香油，盛盘即可。

功效：保健，美容养颜。

蛤蜊炖鸡

原料：鸡1只、蛤蜊250克、红枣（去核）5颗、食盐10克。

做法：

1. 蛤蜊泡水吐沙，洗净；鸡洗净，切块；红枣洗净。

2. 把全部原料放入砂锅内，加适量开水，加盖，小火炖2～3小时即可。

功效：补肾，养血，润燥，滑肠。

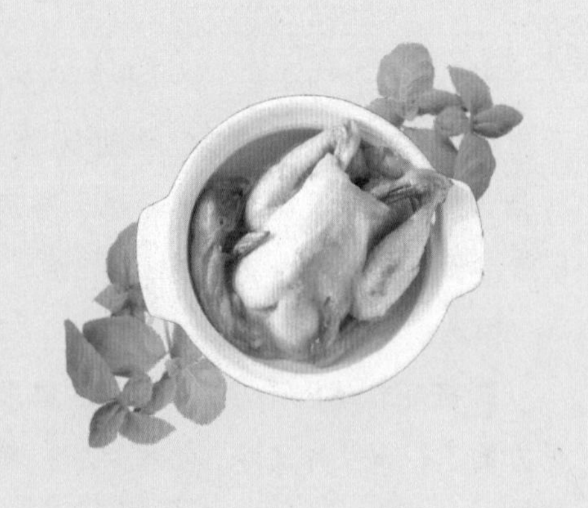

虾仁珊瑚

原料：虾仁30克，干海蜇头80克，香菇10克，油菜心200克，香菜、食盐、料酒、香油、葱花、姜末、胡椒粉、清汤、淀粉、油各适量。

1. 干海蜇头去膜，放入沸水中浸泡8分钟至胀开（形如珊瑚状），捞出用清水洗净，炒锅用大火烧热，舀入清汤烧沸，放入海蜇煮沸，捞出。

2. 将油菜心洗净，放入沸水中焯一下，加入香油、食盐拌匀；香菜用冷水洗净，切段；香菇浸泡洗净，切片。

3. 虾仁用淀粉上浆，放入温油锅中炸熟，捞出沥油，原锅置于火上，留底油烧热，放入葱花、姜末、香菇片，再加入清汤、料酒、食盐，烧沸后，放入海蜇略炒，用水淀粉勾芡，加入香菜段，淋入香油后装盘，撒入虾仁和胡椒粉，将油菜心围在盘边即可。

功效：清热化痰，消积，润肠，降血压，补肾壮阳，下乳汁，益脾胃。

三鲜豆腐

原料：豆腐500克，海参、鸡蛋清各20克，虾仁100克，冬笋50克，蛋黄35克，香菜25克，面粉15克，葱花、姜末、食盐各3克，香油5克，酱油15克，鸡汤200克，淀粉10克，油适量。

做法：

1. 将海参、冬笋洗净，切成小丁，放入开水中焯一下，捞出放入碗中。

2. 将虾仁洗净，切丁，用适量鸡蛋清、淀粉及食盐拌好，用温油滑熟，捞出沥油。

3. 将豆腐切成7厘米长、3厘米宽、1.5厘米厚的长方块，放入热油中炸成金黄色后捞出，从上面切取一薄片，掏出中间的豆腐，塑成筒状，然后将海参、冬笋、虾仁丁、食盐、姜末、香油拌匀后填入豆腐内，再用掺入蛋黄的少许面粉抹在切下的豆腐片上，将豆腐盖封好，放入锅中蒸10分钟，滤出汤汁，排入盘中。

4. 在炒锅中加入鸡汤、酱油，煮沸后加入淀粉勾成的薄芡，淋在豆腐上，加入香油，撒上事先切好的香菜、葱花即可。

功效：补养气血，生津去燥，宽中理气，清热解毒。

虾仁馄饨汤

原料：新鲜虾仁50克，猪肉馅50克，胡萝卜15克，葱20克，姜10克，馄饨皮8～10片，香菜少许，高汤、食盐、胡椒粉、香油各适量。

做法：

1. 将新鲜虾仁、猪肉馅、胡萝卜、葱、姜分别剁碎，放在一起，加入食盐、姜末拌匀。

2. 把步聚1中做好的馅料分成8～10份，包入馄饨皮中，再放入沸水中烫熟。

3. 锅里加高汤煮开，放入已烫熟的馄饨，再加入香菜、葱末、胡椒粉、香油调味即可。

功效：营养丰富，下乳。

木瓜烧带鱼

原料：新鲜带鱼350克，木瓜400克，葱段、姜片、醋、食盐、酱油、料酒各适量。

做法：

1. 将带鱼去除鳃、内脏，洗净，切成3厘米长的段。

2. 木瓜洗净，去皮、核，切成3厘米长、2厘米厚的块。

3. 砂锅中加入适量清水，放入带鱼段、木瓜块、葱段、姜片、醋、盐、酱油、料酒炖至带鱼熟烂。

功效：缓解脾胃虚弱、消化不良，通乳。

干贝猪肉高汤

原料：干贝50克、猪瘦肉250克、青菜叶50克、料酒10克、食盐5克、葱末5克、姜末5克、猪油25克、高汤适量。

做法：

1. 将干贝放入碗中，加入温水泡发好，洗净，放入砂锅，加入清水，煮熟，捞出。

2. 猪瘦肉洗净，放入沸水锅内氽一下，捞出，切丝；青菜叶洗净，切段。

3. 锅内放入猪油，煸香葱末、姜末，加入猪瘦肉丝，烹入料酒，煸至水干，加入高汤，加入干贝煮至材料熟烂，撒上青菜段，用食盐调味即可。

注意：干贝应用冷水或温水泡发，忌用热水。

功效：补脾益胃，养阴生津。

肥牛鲫鱼金针汤

原料：鲫鱼1条，肥牛片150克，金针菇250克，油菜、食盐、芝麻酱各适量。

做法：

1. 将鲫鱼去除鳃、鳞、内脏，洗净，放入油锅里略煎，放入砂锅中，加水熬至汤汁呈乳白色。

2. 金针菇去除根部，洗净，卷入肥牛片中；油菜洗净。

3. 在熬好的鲫鱼汤里加入食盐调味，放入肥牛卷、油菜略煮，捞出后，鱼肉、肥牛卷搭配芝麻酱食用，同时喝鱼汤。

功效：健脾利湿，和中开胃。

丝瓜仁鲢鱼汤

原料：丝瓜仁50克、鲢鱼500克、酱油适量。

做法：将丝瓜仁和鲢鱼一起放入锅中，熬煮成汤，食用时可放些酱油，无需放盐。

功效：补虚，理气，通乳。

脆鲜面

原料：鳝鱼丝250克、黄酒20克、高汤100克、煮好的面条300克、酱油100克、白糖100克、葱末10克、姜末10克、胡椒粉0.5克、食盐5克、香油2克，油适量。

做法：

1. 鳝鱼丝放入开水中焯一下，捞出，沥干水分。

2. 炒锅内放油，烧至八成热时，放入鳝鱼丝，炸至无响声、鳝鱼丝发硬，盛出。

3. 炒锅中留底油，放入酱油、黄酒、白糖、葱末、姜末、高汤制成卤汁，倒入鳝丝，上下翻动，使卤汁粘在鳝鱼丝上，淋入香油，出锅放在煮好的面条上，撒上食盐和胡椒粉即可。

功效：补脾益气，除湿理气。

核桃仁丝瓜鲫鱼汤

原料：鲫鱼1条，丝瓜1根，核桃仁100克，黄酒、香菜、食盐、姜末、葱末、油各适量。

做法：

1. 鲫鱼去鳃、鳞、内脏，洗净，在鱼背上划十字花刀。

2. 锅内倒油，油热后放入鲫鱼，两面略煎后，烹入黄酒，加入清水、姜末、葱末，小火焖炖20分钟。

3. 丝瓜洗净，去皮，切片，放入鱼汤中，待汤煮至呈乳白色时，放入核桃仁，加食盐，再煮5分钟，撒入香菜即可。

功效：益气，通乳。

第3～4周健康料理类

五彩虎皮茄子卷

原料：圆茄子1根，梅肉（猪外脊肉，肉质比较细嫩，适合做馅）250克，鸡蛋1个，白糖、生抽、胡椒粉、黄酒、葱末、姜末、辣椒丁、蒜末、油各适量。

做法：

1. 圆茄子洗净，切成0.5厘米左右厚的片，表面刷一层薄油，放入锅中，煎至两面出现虎皮纹。

2. 梅肉切末，加入白糖、生抽、胡椒粉、黄酒、葱末、姜末、鸡蛋拌匀。

3. 锅中热油，滑松肉馅，加入辣椒丁、蒜末，翻炒至熟，肉馅就做好了。

4. 茄子片上均匀地铺上肉馅，再从左向右卷起来，一个茄子卷就完成了。

功效：增进食欲。

玉带泡菜卷

原料：卷心菜500克、胡萝卜100克、芹菜100克、干辣椒10克、花椒10克、姜片10克、白醋10克、食盐5克。

做法：

1. 将卷心菜剥去老叶，洗净，将叶子一层一层剥下，放入锅中焯一下，再放入凉水中浸凉；胡萝卜洗净，去皮，切成丝。

2. 将卷心菜叶分别摊开，把胡萝卜丝放入一侧，卷成手指粗细的卷，逐个卷好后，用牙签固定好，放在盘中。

3. 锅中放入水、干辣椒、花椒、姜片，煮沸后继续煮一会儿，离火，加入白醋、食盐调味，晾凉后，倒入卷心菜卷，放入冰箱里存放24小时。

4. 取出卷心菜卷，切成约3厘米长的段；芹菜用开水焯一下，过凉水，用芹菜逐一扎紧卷心菜卷，用剪刀修剪结头使其整齐，摆成自己喜欢的造型即可。

功效：益肝明目，增强免疫力。

当归醉鸡卷

原料：鸡腿2只、食盐5克、当归5克、枸杞子10克、红糟露300克。

做法：

1. 将当归、枸杞子洗净后放入锅中，加水，大火煮开后继续煮15分钟，熄火，放凉。

2. 将鸡腿去骨，皮朝下放在锡箔纸上，抹上食盐后卷起来，并用锡箔纸裹紧呈糖果状，放入蒸锅中大火蒸20分钟。

3. 将红糟露倒入放凉的当归、枸杞子汁水中，再放入去掉锡箔纸的鸡腿卷，放在冰箱中冷藏1天，取出，切片即可。

功效：调经止痛。

腊肠白菜卷

原料：白菜叶10片、腊肠2根、干鱿鱼30克、干香菇4朵、辣椒5克、大蒜2瓣、白糖5克、香葱1根、食盐3克、蚝油3克，油适量。

做法：

1. 干鱿鱼和干香菇泡发好后切成小丁；腊肠和辣椒也切成小丁；香葱洗净后切成葱花；大蒜切成末。

2. 将洗净的大白菜叶放入沸水中焯5秒钟，捞出沥干水分。

3. 炒锅内倒入适量油，烧热后放入蒜末爆香，放入腊肠丁、鱿鱼丁、香菇丁翻炒均匀，再调入蚝油、食盐和白糖，继续翻炒1分钟后熄火，盛出。

4. 取一片烫软的白菜叶，放在案板上摊开，取适量步骤3中做好的馅料放在白菜叶根部，然后从根部往上卷，并把两侧的叶片折向中间包住馅料，卷成白菜卷。

5. 将卷好的白菜放在盘内，撒上辣椒丁，放入蒸锅蒸15分钟，出锅时撒上葱花即可。

功效：滋阴养胃，补虚润肤。

三色蛋卷

原料：鸡蛋5个，黄瓜1根，胡萝卜1根，肉松、沙拉酱、淀粉各适量。

做法：

1. 胡萝卜和黄瓜切丝；鸡蛋打散后加一小勺淀粉搅拌到无颗粒，加一勺清水调匀（也可以先把水和淀粉混合好再加入鸡蛋液），将混合好的鸡蛋液过筛2次。

2. 锅中薄薄地涂一层油，放入鸡蛋液，煎成蛋皮，取出，铺开，在蛋皮中间靠下的地方均匀地铺上胡萝卜丝、黄瓜丝和肉松，挤上沙拉酱。

3. 把蛋皮紧实地卷成圆筒状，用沙拉酱封口，用锋利的刀切成段即可。

功效：营养开胃，润肠道。

卷心菜肉糜卷

原料：肉馅100克（肉末中加入半个鸡蛋的蛋清、适量食盐和料酒调味即可），卷心菜叶6～7张，番茄酱、油、淀粉各适量。

做法：

1. 沸水中加食盐和油，放入卷心菜叶烫软后立即捞出。

2. 在卷心菜叶中包入肉馅，但不要太多，大概10克左右就可以了。

3. 将卷心菜卷包好后，整齐地码在盘中，大火烧开水后放入锅中蒸5分钟。

4. 将汤汁倒入锅中，加入淀粉勾薄芡，再淋在菜卷上，最后淋上适量番茄酱。

功效：补骨髓，润脏腑。

温拌肉丝菠菜

原料： 菠菜500克，猪肉100克，香菜、胡萝卜、酱油、醋、蒜末、食盐、胡椒粉、油各适量。

做法：

1. 将菠菜择洗干净，放入沸水中焯一下，捞出，用手轻轻攥去水分，切成段，放在盘里。

2. 将胡萝卜切成细丝，放入沸水中焯一下，捞出，控去水分，放在菠菜段上。

3. 将香菜切成末，放在菠菜段上。

4. 将猪肉切成细丝，备用。

5. 锅内热油，放入肉丝快速煸炒至变色，加入胡椒粉、酱油，即刻出锅，倒入盘里。

6. 加入醋、食盐、蒜末，拌匀即可。

功效： 促进肠胃蠕动。

豆腐干丝炒韭菜

原料： 韭菜300克、豆腐干1块、虾皮20克、食盐、油适量。

做法：

1. 将豆腐干洗净，切成细丝；韭菜洗净后用清水浸泡30分钟，捞出切段。

2. 锅里放油烧热，放入韭菜段、豆腐干丝及虾皮，快速翻炒，放入盐炒至韭菜断生，滗去多余水分即可。

功效： 通经催乳，健胃补虚。

青笋口蘑炒豌豆

原料： 鲜口蘑300克、莴笋300克、豌豆200克、里脊肉200克、彩椒1个、食盐少许，橄榄油少许。

做法：

1. 将豌豆洗净，在倒有少许橄榄油的沸水中焯一下，捞出备用；把鲜口蘑、莴笋、彩椒、里脊肉洗净，切丝，备用。

2. 锅内热油，放入里脊肉丝煸炒几下，再放入鲜口蘑、莴笋、豌豆、彩椒，大火快炒至熟，加食盐，翻炒均匀即可。

功效： 利尿通乳，宽肠通便。

豆腐油菜心

原料： 豆腐250克、油菜心300克、红椒1只、洋葱15克、食盐6克、水淀粉适量、熟鸡油2克、高汤200克，油适量。

做法：

1. 将豆腐切成小块，油菜心洗净后去掉较老的部分，红椒切小片，洋葱切片。

2. 锅内烧水，待水开后放入油菜心快速烫熟，捞出，摆入碟内。

3. 另起锅热油，放入洋葱炝锅，放入高汤，加入豆腐块、红椒片，调入食盐，用小火煮至材料熟，用水淀粉勾芡，淋入熟鸡油，盛入装有油菜心的盘内即可。

功效： 开胃健脾，补益身体。

蟹肉西蓝花

原料：西蓝花300克，蟹肉棒、胡萝卜各50克，淀粉5克，食盐、胡椒粉、香油各适量，高汤500克。

做法：

1. 把蟹肉棒、西蓝花和胡萝卜一起放入沸水中汆烫至熟，捞出，过冷水，沥干水分，盛入盘中。

2. 锅烧热，加入高汤，用淀粉勾芡，再加入食盐、胡椒粉、香油调匀，淋在蟹肉棒和西蓝花上即可。

功效：美容，延缓皮肤衰老。

豆腐干炒芹菜

原料：芹菜200克，豆腐干100克，食盐、花椒、姜丝、白糖、水淀粉、油各适量。

做法：

1. 豆腐干切成条，芹菜切成段，放入沸水中焯一下，捞出；用热水冲泡花椒制成花椒水。

2. 锅内热油，放入姜丝炝锅，加入豆腐干炒熟，放入芹菜段及花椒水、白糖、食盐，大火炒熟，用水淀粉勾薄芡即可。

功效：补益健身。

碧菠鱼肚

原料：菠菜600克、干鱼肚50克、胡萝卜20克、姜片10克、葱段10克、煨料（高汤、花生油、料酒、白糖、食盐、香油、胡椒粉各适量）、水淀粉、油各适量。

做法：

1. 干鱼肚放在水中泡透，洗净，放入姜片、葱段，在开水中煮2分钟，取出切片。

2. 锅中放入煨料，加水煮沸，放入鱼肚煨5分钟，取出沥干。

3. 菠菜洗净，切段；胡萝卜洗净，切片。

4. 锅中热油，放入菠菜段、胡萝卜片，炒熟，再加入鱼肚，用水淀粉勾芡即可。

功效：补血止血，预防便秘。

第3～4周点心甜品类

蜜汁山药

原料：山药500克、枸杞子20克、白糖150克、桂花酱10克，油适量。

做法：

1. 戴上手套，将山药洗净，去皮，切成1厘米宽、5厘米长的条，用水浸泡以避免氧化发黑，用之前捞出沥干；枸杞子用水泡软。

2. 锅中放油，烧至七成热时，放入山药段，用中火炸至山药稍稍变黄，捞出，沥干油。

3. 将锅中的油倒出，洗净锅，放入

适量水（约100克），放入白糖熬到糖水变浓像糖浆时，放入山药和枸杞子炒匀，最后放入桂花酱炒匀即可。

功效：益肾强阴。

椰汁红豆糕

原料：红豆25克、粟粉50克、椰浆100克、牛奶100克、白糖适量。

做法：

1. 红豆在开水中浸泡30分钟，再放入锅中煮10分钟，再加盖煮10分钟，捞出沥水。

2. 粟粉中加入牛奶拌匀，然后再拌入椰浆、清水和白糖，小火煮至凝固，拌入红豆，熄火，倒入容器中，凉后倒扣入盘中即可。

功效：健脾止泻，利水消肿。

枣泥奶卷

原料：全脂牛奶1100克、醪糟汁400克、白糖10克、枣泥馅150克。

做法：

1. 将醪糟倒入铺有笼布的瓷碗上，将笼布提起用手攥紧以便尽量多地挤出醪糟汁。

2. 将白糖加入全脂牛奶中，倒入锅（不要用铁锅）中，小火加热至四周出现细微气泡。

3. 将醪糟汁全部倒入牛奶中，继续搅拌加热，牛奶会慢慢地由液体变成棉絮状，继续搅拌加热，会发现棉絮状的牛奶越来越凝固，并漂浮在表层，底层是呈微绿色、半透明状的乳清，此时可关火。

4. 将筛子放入一个大碗中，上面铺上笼布，用滤网将表层棉絮状的牛奶捞出倒在笼布上过滤，大约15分钟后，将笼布提起用手攥紧以便尽量多地挤出乳清，把面团状的牛奶用手抓揉片刻使其更加细腻。

5. 在案板上铺一张保鲜膜，将面团状的牛奶平铺在保鲜膜上，再覆盖一层保鲜膜，用擀面杖擀成长方形，取走上面的保鲜膜，将奶皮切去不规则的边角，这样成品会更美观。

6. 取一些枣泥馅，在手掌上按压成长方形，放置在奶皮上，用擀面杖擀一下，慢慢卷起后，取走下面的保鲜膜，将枣泥奶卷切段即可（也可先把奶皮切好，再依次卷内馅）。

功效：提高人体免疫力。

葱香土豆泥

原料：土豆250克、食盐3克、大葱1棵、白芝麻、黑胡椒粉、油各适量。

做法：

1. 将葱洗净，葱白切段，葱绿切成葱花；白芝麻放入热锅中小火翻炒约1分钟，炒出香味后盛出。

2. 土豆洗干净后连皮放到水里，大火煮开后，续煮约15分钟，至土豆熟透，土豆稍凉后撕去外皮，并切成小块。

3. 将土豆块放在一个较大的容器中，压成土豆泥，加入黑胡椒粉和食盐，搅拌均匀。

4. 锅中热油，放入葱白爆香，待葱白略焦时捞出，放入拌好的土豆泥，翻炒约 30 秒，使土豆泥与葱油充分混合即可，食用前撒上白芝麻和葱花。

功效：抗衰老。

第 3 ~ 4 周养生茶饮类

蜂蜜红枣茶

原料：红枣（去核）20颗、蜂蜜适量。

做法：

1. 将红枣洗净，放入锅中，加水（没过红枣），大火煮开，转小火煮至红枣软烂。

2. 用打蛋器将红枣捣碎，放凉，将捣碎的红枣泥装入一个干净的瓶中。

3. 加入和红枣泥同等分量的蜂蜜，搅拌均匀后放入冰箱中冷藏。

4. 吃时取适量蜂蜜红枣，用温水调匀饮用即可，也可用过滤器将红枣皮等杂质滤净饮用。

功效：提高人体免疫力。

益母糖茶

原料：益母草 12 克、红糖适量。

做法：将益母草择去杂物，洗净，放入砂锅中，加水，大火煮沸，放入红糖，再煮几遍，饮之即可。

功效：活血调经。

热带风情果蔬汁

原料：芹菜、西瓜、炼乳、原味酸奶、食盐、矿泉水各适量。

做法：

1. 芹菜用盐水浸泡 10 分钟后，清洗干净，切成小段。

2. 将芹菜段放入榨汁机中，加适量矿泉水打出汁液，加入炼乳搅拌均匀，将芹菜炼乳汁倒入玻璃杯中，然后倒入原味酸奶。

3. 西瓜取红瓤部分榨汁，将西瓜汁加入步骤 2 中，搅拌均匀即可。

功效：利尿消肿，止血平肝。

蜂蜜柠檬茶

原料：柠檬 1 个、蜂蜜 500 克。

做法：

1. 柠檬用水打湿，表面抹上一层盐，轻轻摩擦片刻，用水冲洗干净，并切去柠檬两头。

2. 柠檬切成两半，再切成薄片，以一层柠檬、一层蜂蜜的方式放入干净的玻璃瓶或密封瓶中。

3. 拧紧瓶盖，放入冰箱中冷藏 5 ~ 7 天即可冲调饮用。

功效：减轻疲劳。

四色香甜玉米汁

原料：黄糯玉米1根、黑糯玉米1根、圣女果100克、芹菜100克、蜂蜜少许。

做法：

1.芹菜、圣女果分别洗净、榨汁。

2.将两种玉米蒸熟，剥下玉米粒，分别打汁。

3.黑糯玉米汁倒在杯子的最下面，再倒入黄糯玉米汁、圣女果汁、芹菜汁，调入蜂蜜即可。

功效：促进肠胃蠕动。

蜂蜜紫甘蓝汁

原料：蜂蜜、紫甘蓝各适量。

做法：

1.将紫甘蓝剥下叶子，放在加盐的清水或淘米水中浸泡10分钟。

2.将紫甘蓝撕成碎片，放入搅拌机中，加水，再加入1大勺蜂蜜，用搅拌机搅打成浆即可。

功效：维护皮肤健康。

第3～4周药膳精品类

人参鸡高汤

原料：老母鸡1只，人参10克，怀山15克，红枣15克，料酒、姜、葱、食盐各适量。

做法：

1.将老母鸡宰杀，去毛及内脏，洗净后切块；人参、怀山、红枣洗净；姜切片；葱切段。

2.锅内加水，放入鸡块、人参、怀山、红枣、姜片、葱段、料酒及少许食盐，大火煮沸后，改用小火煮至鸡肉熟烂，加食盐调味即可。

功效：补气，补血，增乳。

当归煮猪肝

原料：当归15克，胡椒、红花、肉桂各9克，猪肝1副（约1500克）。

做法：

1.将当归、胡椒、红花、肉桂洗净，放入砂锅中，加水，大火煮沸，转小火煮1小时，去渣取汁。

2.把猪肝洗净，切成片。

3.锅中放入药汁和猪肝片，加水，用中小火煮20分钟即可。

功效：温经散寒，暖肾回阴，养血活血，化淤止痛，养肝明目。

人参芡实羊高汤

原料：人参9克，芡实15克，莲子（去心）15克，怀山15克，红枣10克，羊肉500克，香油、食盐各适量。

做法：将羊肉洗净，切成小块；锅内加水，放入羊肉块、人参、芡实、莲子、怀山、红枣，大火煮沸后改用小火炖至羊肉熟烂，放入香油、食盐调味即可。

功效：补气养血，固摄乳汁。

莲参粥

原料：人参10克、莲子15克、粳米50克、白糖适量。

做法：

1.人参用水泡好，切成薄片；莲子用水泡好，去心；粳米淘洗干净。

2.锅内加水，加入莲子、粳米，大火煮沸，放入人参片，改用小火煮熟，加入白糖调味即可。

功效：补气健脾，固摄乳汁。

党参覆盆红枣粥

原料：粳米100克，党参、覆盆子各10克，红枣20颗，白糖适量。

做法：

1.将党参、覆盆子放入锅中，加水煎煮，去渣取汁。

2.粳米淘洗干净，锅内放入药汁、红枣、粳米煮粥，待粥成时，加入白糖调味即可。

功效：补气养血，固摄乳汁。

金银花粥

原料：金银花30克，粳米30克。

做法：锅中加水煎煮金银花，取其浓汁，加入粳米、水，再煮成稀薄的粥即可。

功效：滋养机体。

杜仲羊高汤

原料：杜仲15克、肉苁蓉30克、枸杞子15克、党参20克、当归20克、姜15克、羊肉250克。

做法：将姜切片，羊肉切成小块，同杜仲、肉苁蓉、枸杞子、党参、当归一起放入砂锅，加水炖至羊肉熟透即可。

功效：治产后腰痛、头晕眼花。

猪骨催乳汤

原料：猪骨（腔骨、排骨、腿骨皆可）500克、通草6克、酱油适量。

做法：所有原料加水一起熬煮1～2小时，加入酱油即可。

功效：补气、补血，生乳。

黑鱼通草汤

原料：黑鱼1条，通草3克，葱、食盐、料酒各适量。

做法：将黑鱼去鳞及内脏，洗净，与通草、葱、食盐、料酒一起放入锅中，加水炖熟即可。

功效：清热利湿，通经下乳，促进伤口愈合。

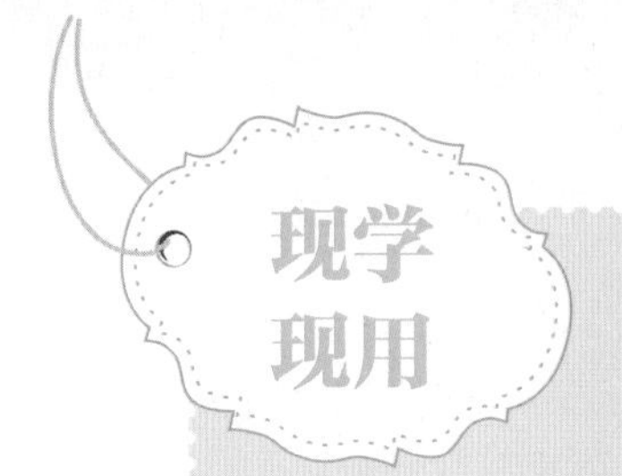

新手父母这样照顾小宝宝

半个月的时间就这么一眨眼过去了，新手父母是否已经开始习惯了三口之家的生活，还是作为家庭新成员的新生儿依然让家长们手忙脚乱？看着他（她）一天天地迅速长大，没有了黄疸的皮肤渐渐透出了白皙，眼神也灵活了起来，开始用四肢努力探寻这个世界，面对活动能力增加的新生儿，应该怎么陪他（她）做游戏、如何挑选适合新生儿的玩具、怎么防止意外伤害的发生？下面一起来看下诸多问题的答案吧！

新生儿喜欢家长怎样为他（她）做按摩

大多数父母都会自然而然地抚摸新生儿的后背，或者用手指轻揉他（她）的小脚丫。其实，这种父母与新生儿的皮肤接触就是一种按摩。系统的婴儿按摩学名叫“抚触”，是整个手掌对婴儿身体进行轻柔地接触和平滑地触摸，在国外已经成为照顾婴儿的一项必不可少的程序，而且越早触摸对新生儿的发育越好。

经研究证明，抚触可以降低新生儿患先天性贫血的概率；促进新生儿感官和神经发展；促进胃肠蠕动，加快新陈代谢；增进亲子情谊，调节新生儿情绪，减少哭闹；减轻肌肉紧张，让睡眠更加安稳而不易惊醒；加快体重的增长，提高机体的免疫力。

新生儿的身体非常柔软，在进行按摩前需要妥善的准备，才能让他（她）感觉到安全、舒适。

时间

从新生儿出生的第二天起，就可以进行按摩，妈妈是最理想的抚触者。最好每天 1 次，1 次 10 分钟左右，时间在喂奶 1 小时后，避开新生儿疲劳、饥渴或烦躁时，洗澡后或穿衣过程中是最佳时机。

环境

室温在 25℃ ~ 28℃，光线不要太亮，确保房间宁静，可以放一些轻柔的音乐做背景。地点选择在大人的床上比较容易伸展，铺上柔软的大浴巾，按摩者可以跪在床边帮新生儿按摩，以避免背痛。不要留长指甲，手上不要戴戒指、手镯等饰品，留长发的家长要将头发扎起来，抚触前要温暖双手。

物品

1 条柔软的毯子，几条干净的毛巾，

1 瓶婴儿专用的护肤乳液或者按摩油（新生儿的皮肤细嫩，按摩油要谨慎选择不刺激皮肤、不会造成毛细孔堵塞、较清淡易吸收的润肤油），新生儿干净的替换衣服、尿布或纸尿裤。

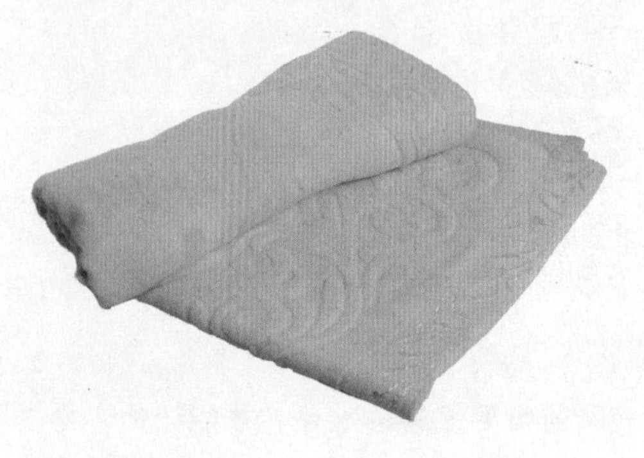

抚触的步骤

首先，按摩者双手抹上按摩油，给新生儿做全身运动来热身。让其脸朝上、脚朝按摩者躺在铺了大浴巾的床上，在胸前打开再合拢他（她）的胳膊，上下移动新生儿的双腿，模拟走路的样子。

然后抚触脸部。用两根手指，由中心向两侧抚摸新生儿的前额，顺着鼻梁向鼻尖滑行，从鼻尖滑向鼻子两侧，向耳朵推开，画出两个微笑状，再由眉骨推向额头，两手掌面从前额发际向上、向后滑动，至后下发际，按摩头顶时要避开囟门。

接着抚触脖子、颈部和肩膀、胸膛和躯干。轻轻沿着新生儿肋骨的曲线向下抚触他（她）的胸部。

然后抚触胳膊和双手。用一只手轻握着新生儿的手并将他（她）的胳膊抬起，用另一只手按摩其胳膊，从肩膀到手腕，然后按摩每一根手指。

然后进行腹部按摩。轻轻地用整个手掌从新生儿的肋骨到骨盆位置按摩，用手指肚自右上腹滑向右下腹，左上腹滑向左下腹。

然后抚触腿部和脚部。一只手扶着新生儿的脚踝，把腿抬起来，用另一只手按摩他（她）的腿，从臀部到脚踝，然后用手掌抚摸小脚丫，从脚后跟到脚趾自下而上地按摩。

最后抚触背部。让新生儿俯卧后，用手掌从他（她）的脖子到臀部自上而下地按摩。

注意事项

1. 一边按摩一边与新生儿说话，“妈妈捏捏你的小脚丫”、“这是你的大拇指”、“给妈妈微笑一下吧”，可以在按摩的同时，刺激新生儿大脑的发育和对身体器官的认知。

2. 力度从轻开始，慢慢增加，一旦新生儿表现出不喜欢的样子，就应该马上停止。

3. 按摩油要倒在按摩者的掌心里，不要直接倒在新生儿身上，每按摩一个部位后，就要在手掌上补充按摩油。

4. 如果室温较低，可以用毛巾盖住暂时不进行抚触的部位，注意保暖。

5. 发高烧、骨折、皮肤感染的新生儿都不能做按摩，患有其他疾病的新生儿应听取医生的意见来决定是否能做按摩。

为新生儿拍照的注意事项

许多父母都想给刚出生的新生儿拍些照片留作纪念，这种想法虽然不错，但是绝不能利用闪光灯来补光。因为新生儿在出生前一直处于子宫这个“暗室”里，出生后不能很快适应光的刺激，对其非常敏感，其视网膜发育得还不完善，眼睛受到较强光线照射时，会使视网膜神经细胞发生化学变化，引起眼底视网膜和角膜的灼伤，严重的甚至会导致失明。所以为新生儿拍照时最好利用自然光源，或采用侧光、逆光，以下几个要点可以帮助父母不用借助闪光灯就能拍出满意的照片来：

1. 拍摄地点最好选在床上，以纯色的床上用品作为背景，毛毯、地毯都有非常好的拍照效果。

2. 时间选择在白天，可用的自然光较多，但要避免过于强烈的直射光，最好用白纱帘遮挡一下，让光线更加柔和。

3. 新生儿可采取平躺、侧卧、趴等姿势，拍摄时多拍特写等中近景，注意抓拍表情，视角应该多样化，如平视、俯视等角度。

如何陪新生儿玩游戏

新生儿的活动范围小，每天基本上都只是在床上和妈妈的怀抱中度过，那么新生儿需不需要家长与他（她）互动、玩游戏呢？答案是需要，虽然他（她）年龄很小，多数时间都是在睡觉，但是与其增加互动，非常有利于新生儿的情商、智商、身体机能的发育，可能暂时还看不到效果，但是科学研究证明，这种潜移默化的学习，在其日后的成长过程中的作用会渐渐凸显。

触动新生儿的脸颊

爸爸和妈妈可以在新生儿吃奶或清醒时，用手指轻轻触动他（她）的左、右两侧脸颊，使其头往左右转，这种触觉刺激可以训练新生儿的反应能力。

口嘴游戏

与新生儿面对面做张口、伸舌、咂舌等动作。新生儿出生就会的吮吸反射使他（她）的口嘴比其他部位灵活，学得更快，以此来锻炼模仿能力。

嗅觉和味觉开发

让新生儿感受不同气味、味道，开发新生儿的嗅觉、味觉。

逗笑

快乐的情绪能促进新生儿的大脑发育。挠挠他（她）的身体，摸摸脸蛋，咯吱一下小腋窝，做个鬼脸给他（她）看都是很好的逗笑方法，能够感染新生儿发出自主的微笑。

被动操

新生儿现在只会伸伸小胳膊，用脚腿蹬被子。父母可以为他（她）做一些简单的按摩动作，配合音乐节奏，进行屈肘屈膝的类似广播体操的动作，新生儿会产生舒适愉快的情绪，也锻炼了他（她）的大肌肉活动。

对新生儿说话、唱歌及发声应和

新生儿虽然还听不懂语言，但他（她）能感受到不同声音的区别，这种听觉刺激会加强父母与新生儿之间的感情。多对新生儿说说话、叫叫他（她）的名字，内容要体现关爱；唱一些儿歌、摇篮曲；模仿新生儿的声音，让其有认同感。并鼓励他（她）发声，为以后开口讲话打基础。

给新生儿选择玩具的要点

有的父母可能认为，新生儿不会玩儿，没有必要买玩具，其实这是错误的认识。玩具对新生儿来说，并不只意味着玩儿，而是用以提供给他（她）视觉、听觉、触觉等方面的刺激。新生儿可以通过看玩具的颜色和形状、听玩具发出的声音、摸玩具的软硬等，向大脑输送各种刺激信号，促进脑功能的发育。认识到为新生儿选购玩具的必要性后，我们可以提供哪些玩具给新生儿呢?

听力刺激玩具

可以挑选一些能够发出声响的玩具，放在不同的位置逗引新生儿，促进听觉的判断力和敏锐性。

1. 摇铃。“咯哒咯哒”“唧咕唧咕”“沙沙沙沙”……不同的摇铃会发出不同的声音，可以训练新生儿的听觉。挑选要点是：颜色鲜艳、柔和，但不要刺眼；声音要悦耳，不能太吵，不要像噪声；大于新生儿口腔的大小和深度；环保材料制造，无味无毒；零件连接牢固光滑。新生儿手腕无力，无法拿起摇铃，家长可以选购手腕摇铃或袜子摇铃，无论任何时候，新生儿摇动自己的手脚，都能听到摇铃的声音，但他（她）睡觉的时候就要摘下来了。

2. 音乐床铃。悬挂物要颜色鲜艳、造型可爱；乐曲柔和悦耳，能调节音量；能够旋转。

3. 拨浪鼓。选声音柔和的。有些声音较大，响同噪声，不建议给新生儿玩。

4. 踢踏琴。放置在新生儿的脚部的一种上面有钢琴按键的毯子，新生儿可

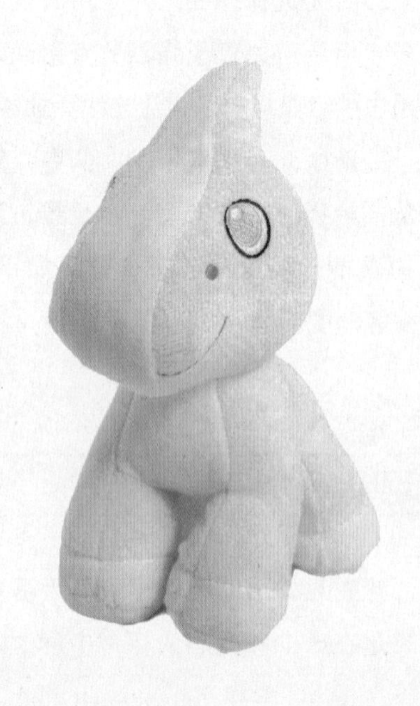

以自行蹬踹，发出相应的音符，刺激他（她）对音乐的认知。

视觉刺激玩具

新生儿小床的周围或上方可以悬挂一些颜色鲜明的玩具，不仅能刺激眼部肌肉的发育，还可以训练抬头、转头等大动作的发育。由于新生儿视力弱，注意要把玩具放在他（她）们能看见的较低的地方，每次悬挂1～2种玩具为宜，悬挂约1周就需要更换新的玩具。

1. 宝宝镜。宝宝镜是用塑料片制成的镜子，新生儿能从镜中看到自己，倍感新奇，不会破碎也很安全。可以将宝宝镜捆系在床角上，镜面朝下，倾斜成10° 角。

2. 床灯（投影灯）。灯光柔和，偏冷色调；有可移动的图像，如小动物、星空等；能自动关闭。

3. 床围。床围不仅可以保护新生儿，还可以丰富新生儿的生活环境。要有对比强烈的图案和亮丽的色彩，最好是贴布的，不同材质激发触觉刺激。

4. 床栏玩具。一些可以固定在床栏杆上的动物造型玩具。一般选用布艺、毛绒的，样子要俏皮可爱，色彩要丰富。

触觉刺激玩具

毛巾、绒布、橡胶等质地柔软的小玩具是不错的选择。最好一种玩具上有几种不同的材质，利于新生儿触摸区别；造型易于辨认，大小不能大过新生儿的身体、小过新生儿的口；毛绒玩具的材质要选择短毛绒不会掉毛、褪色的，橡胶玩具选择没有味道的。

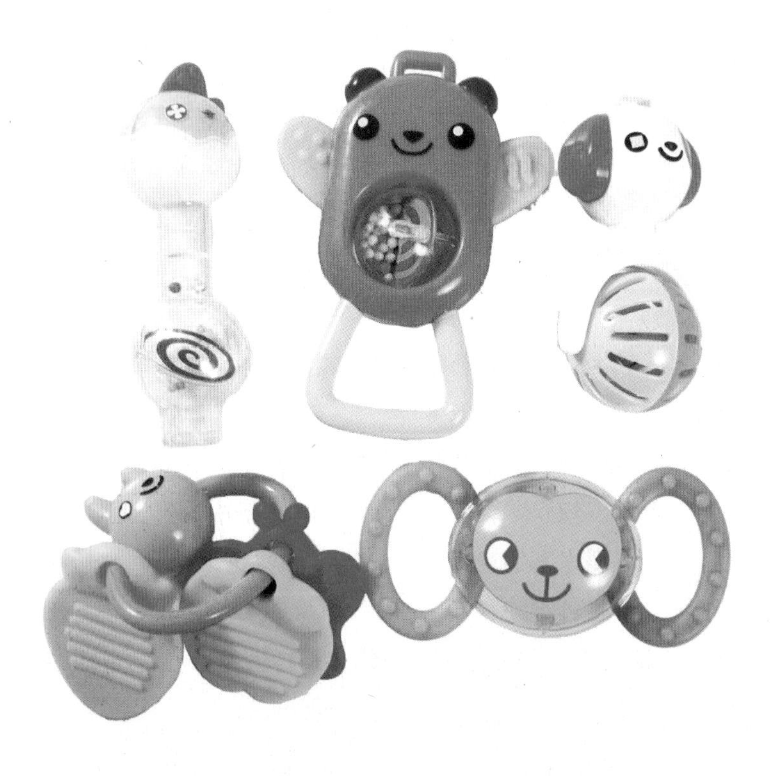

健身架。放置在新生儿的小床里，让他（她）可以触摸上面悬挂的小玩具。

注意事项

1. 家长应利用新生儿短暂的醒来时间，摆动悬挂玩具，逗引他（她）用眼观看，用耳听声。

2. 悬挂的玩具要充分发挥其作用，不要挂着一动不动，或者一直固定在一个方位，那样会使新生儿因为长期注视同一方位的静止玩具，造成对眼或斜视。

3. 多陪伴新生儿，不要把玩具当成转移其注意力，让自己可以做其他事情不理会他（她）的工具。

4. 新购买的音乐类玩具可以先让新生儿把玩熟悉一段时间再打开音乐，以免他（她）突然听到音乐而受惊吓。强烈的声光电玩具会使新生儿惧怕，需要1岁以后再使用。

新生儿的早教开发

很多父母都觉得，新生儿是不需要且无法进行早教的，因为他们什么都不懂，也没有主观的学习性，其实对新生儿的早教并不像对待大孩子一样局限于认识形状、数字、颜色、识汉字、学英语等灌输的知识，而是要在不经意间训练新生儿五官感觉、促进神经细胞的发育、培养敏锐的观察力入手，开发其智力和其他能力。

视觉

新生儿喜欢轮廓鲜明、颜色对比强烈的图形，父母可以在小床四周贴些环形和有条纹的黑白图形、色彩鲜艳又有丰富内容的图形，并经常更换；选择满足以上要求的玩具给予新生儿视觉上的刺激。

听觉

新生儿喜欢听妈妈的声音，喜欢听柔和的声音，会对噪声表现出厌恶。父母可以多和新生儿说话、唱歌，播放柔和、优美的音乐来刺激他（她）的听觉，而且声音、音调、节奏的变换是转移新生儿烦躁不安情绪的绝妙办法。

触觉

新生儿的皮肤、嘴、手、脚都是触觉器官，其中嘴和手是最灵敏的部位。可以用各种质地的玩具刺激他（她）的皮肤和手脚，如布质、毛绒、橡胶、塑料、金属、木质等。不要一直把新生儿裹在蜡烛包里，或者为其戴上手套、绑住小腿，那样不利于新生儿了解这个世界和接触新事物。

味觉

新生儿有良好的味觉，喜欢甜味，不喜欢咸味、苦味、酸味。父母可以适当地让新生儿接受不同味道，让他（她）的味道记忆仓库更加丰富。在这个阶段不要给新生儿养成吃甜味的习惯，那样会给以后添加味道丰富的辅食带来困难。

嗅觉

新生儿能够分辨出自己母亲的气味，经常让他（她）闻闻各种气味有助于提高其对气味的分辨能力。

新生儿游泳益处多

1岁以内的婴儿，因为还不能独立行走，所以在水中游泳是婴儿最喜欢、最自然、最安全的一种运动，尤为适合新生儿。

新生儿游泳的好处

1. 刺激新生儿神经系统发育，显著提高其智力水平。

新生儿游泳时，在水温、水波冲击、静水压和浮力等多种外部因素的共同作用下，引发全身的皮肤、关节、神经系统和内分泌系统的一系列良性反应，有效促进了动觉、味觉、听觉、触觉、平衡觉等综合信息的快速传递，从而提高了反应能力；通过游泳时各器官协同配合完成动作，从而促进了大脑功能的快速发育，使其对动作的反应更加敏捷；新生儿漂浮于失重的水中，很像是母亲子宫里包裹着他（她）的羊水的环境，倍感亲切，所以可以在新的环境中自由伸展肢体表达安全感和快乐感，从而可以促进新生儿适应不同的内外环境，树立自信心，提高适应能力。这些都为新生儿智商、情商的提高打下良好而坚实的基础。

2. 增强新生儿的心肺功能，提高抗病能力。新生儿在不由自主地做全身运动时，双臂自动划水，这种下意识的扩胸运动，能增加深呼吸，增大肺活量，促进血液循环，加速新陈代谢，经统计，游泳锻炼后新生儿肺活量可提高74%；水的浮力作用及水波、水压力对皮肤的拍击，能对外周血管起到按摩作用，更好地锻炼了新生儿的心脏，增强了心肌收缩力；游泳可以提高新生儿对于外界温度变化的调节能力，经常游泳的新生儿血液中免疫球蛋白的指标较高，比起其他不经常游泳的宝宝免疫力更强，不易生病，从而起到强身健体的效果。

3. 增强新生儿的食欲和消化能力，促进生长发育。在游泳的刺激下，新生儿的胃肠道激素和胰岛素的水平显著升高，因而增加了胃肠的蠕动，增强体内代谢能力，使消化功能得到改善，增强了食欲，游泳后比较容易出现饥饿感，这时身体就可以借机来摄取大量的养分并且予以全面吸收，对于瘦弱、食量小的新生儿尤为适合。

4. 增强新生儿的骨骼、肌肉的灵活性和柔韧性，加快生长速度。水的浮力作用使新生儿在水中可轻易地做出如滑动双臂、伸曲双腿和拧腰等大动作，以促进血液中的营养和氧气更快地输送到骨骼和肌肉组织中，促进体内生长激素水平的升高，从而使新生儿生长速度加快，身高、体重增加明显。

5. 稳定新生儿的情绪，建立规律的睡眠。水的轻柔爱抚能使新生儿感到心情放松，身体舒适，处于一种平和的状态，游泳还会消耗一定的体力，所以，游泳后新生儿睡得更好，有利于建立有规律的睡眠，调整不良睡眠习惯。

新生儿游泳方法

准备工作：

1. 物品。新生儿专用浴巾（干燥柔软、以可包裹新生儿全身的大小为宜）；一小块方巾（水打湿新生儿的脸部后使用）；脐带没有脱落的新生儿，还要准备用于清理脐部的 75% 酒精、消毒棉签、防水贴等物品；婴儿抚触油；要更换的衣服、尿布或纸尿裤等；水温计、充气 90% 的婴儿游泳专用泳圈（颈圈）、一个可在水中漂浮的玩具。

2. 要尽可能选择固定的时间，以此养成新生儿游泳的习惯，时间选择在喂奶前 40 分钟，房间的温度在 26℃ ~ 28℃，游泳时播放轻柔的音乐，让他（她）有一个放松的环境；地点可选择在家里的浴室，方便游泳时的给水和排水，浴室空间小，比较容易保障环境的温度，避免新生儿着凉，尤其是在冬天。如果浴室较小，卧室和客厅也是不错的选择，只是放水、排水时较麻烦。

3. 最好两个人一起看护新生儿游泳。洗净双手，剪短指甲，磨光滑指甲边缘，

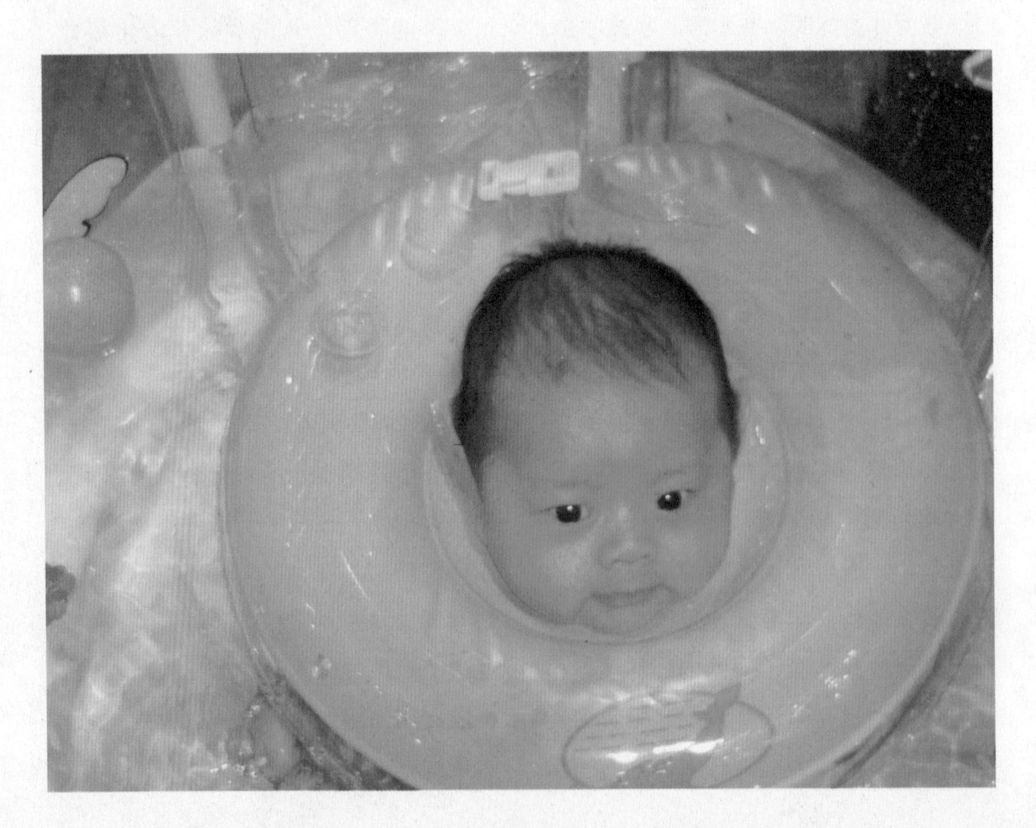

摘掉手上的饰物，如戒指、手镯、手链、手表等，以免刮伤新生儿。

4. 一定要先放冷水，再放热水，用手搅拌均匀后再测量水温。也可以直接使用热水器里的水，水温为36℃～40℃，月龄小的宝宝水温高一些，月龄大的宝宝水温低一些，一般以新生儿放入水中后，脚能够离开泳池底壁为合适水位。把可漂浮的小玩具放入水中。

游泳步骤：

1. 给新生儿做一段被动热身操，活动下手臂和四肢，防止入水后腿脚抽筋，时间以2分钟为宜，然后脱掉新生儿的衣服，如果他（她）哭闹抗拒，可以用小玩具引逗，转移他（她）的注意力，脐部要贴上防水贴，如果怕耳朵进水引起中耳炎，可以使用耳部防水贴。

2. 开始给新生儿套上游泳圈，一人托住他（她）的头颈，另一人套圈。注意套圈时，不要拽泳圈的搭扣，一旦没有拽住容易伤害新生儿，套圈时应抓住泳圈后部的两个气囊，略微用力掰开后就能很容易地套在新生儿细细的脖子上。新生儿套上颈圈后，以成人的食指可伸进一个指头为合适尺寸，如果能容纳成人的两个手指，那说明这个泳圈就选择得大了些，泳圈稍大时可以在新生儿后脑处垫上一定厚度的小毛巾。套好游泳圈后，检查下颌部是否垫托在预设的位置（双下颌角紧贴内圈），下巴置于其槽内，如果新生儿太小，可以在下颌处垫一个小毛巾，防止水不小心灌进嘴里，新生儿吞咽或呛咳。

3. 套好颈圈后，一人托住新生儿轻轻放入水中，另一人把水轻轻撩到他（她）身上，让其入水的时候有一个适应的过程，千万不可将其直接放入水中，避免惊吓、烫伤新生儿。如果新生儿害怕哭闹，家长可以在水中握住他的小手，用语言转移其注意力，然后慢慢松手即可。

4. 新生儿在水中游泳时，可能会不停地变换位置，千万不可用手拽婴儿泳圈使其转身，而应该扶着新生儿的身体使其慢慢转动方向，避免游泳圈的内径磨伤他（她）娇嫩的皮肤。

5. 家长也可以给新生儿在水中做抚触操。有些新生儿在水中感觉舒适，一会儿就睡着了，家长可以给他（她）适当做一些水中抚触操，帮助其运动；有的新生儿进入水中非常活跃，就没有必要再做抚触操了，还是让他（她）自主运动会更好些。新生儿游泳的时候要不时地鼓励和赞许他（她），增加他（她）在游泳时的快乐感。

6. 新生儿满月前1天游1次即可，也可隔日游1次，每次10～15分钟，稍大些的婴儿可适当延长时间，但要注意水温的变化，如果水已经凉了，就不要继续游泳了，以免着凉，也可以暂时抱出他（她），添加好热水并搅匀后再继续让其游泳。如果新生儿在水中出现不耐烦、大声哭闹、脸色苍白、寒战等症状，应立即终止游泳。在新生儿游泳时，家长不能离开新生儿，以防发生意外，特别是一个人陪着新生儿游泳时，不能暂时丢下他（她）去接电话、开门、关火等，所以要选择一个不太会被打扰的时间来和新生儿游泳，这时也不要在厨房同时烧水、煲汤等。

7. 新生儿出水时，要特别注意保温，应该立即用干浴巾包裹全身，迅速擦干水迹，取下婴儿泳圈。切忌把新生儿从水中抱出到床上后再包裹新生儿，那样会增加他（她）着凉的可能性。

8. 进行新生儿抚触、脐部和皮肤的护理。但3个月以内的婴儿，或体重稍轻的婴儿，不宜在游泳后，立即进行抚触，因为游泳的能量消耗已经很大了，再马上做抚触会使其疲劳。

注意事项

1. 3岁以前的婴幼儿尽量不要去成人游泳池游泳，最好去专业婴幼儿游泳馆或自备充气游泳池在家中游泳。

2. 不适合游泳的新生儿：阿普卡低于8分的新生儿（阿普卡的评分标准见附录）；胎龄小于32周的早产儿，或出生体重小于2000克的新生儿；有新生儿并发症，免疫系统有问题，或需要特殊治疗的婴儿；湿疹、皮肤破损或有感染的新生儿；感冒及其他具有传染性的呼吸道感染、发烧、腹泻、腿脚易抽筋的新生儿；48小时内注射过疫苗的新生儿。

3. 新生儿游泳过程中啼哭的原因有多种，口干、饥饿、困累、大小便、水温不适，都是致其啼哭的原因，要具体分析，有针对性地处理。

4. 游过一次的水不能放置到第二天再用来游泳，可以用来冲马桶、洗衣服、洗拖布等。

新生儿便秘的护理

母乳喂养的新生儿很少便秘，小小肠道几乎能吸收所有的东西，剩余的废料较少，有时3天才大便一次，这种情况不属于便秘。吃配方奶粉的新生儿比较容易便秘，大便较硬，有时呈颗粒状，新生儿小脸涨红，发出嗯嗯声，这是排便困难的表现。

新生儿便秘的原因有以下几点：

1. 人工喂养的新生儿的肠道中含有较多消化后产生的皂钙，易引起大便干结，从而便秘。有时不合理的奶粉冲调配比，导致奶液过浓，也会引起便秘。

2. 一些肠道疾病，如肠道闭锁、肠狭窄、肠旋转不良、先天性巨结肠、先天性无肛、骶尾部脊柱裂、脊膜膨出、肿瘤压迫马尾部神经等，都会引起大便不能正常排出，常伴有严重的呕吐和腹胀的现象，需及时送医诊治。

如何帮助新生儿缓解便秘症状?

1. 按摩腹部。轻轻地由上而下按摩左下腹，促使淤积在直肠的大便下行排出。

2. 按摩肛门。引起生理性收缩反射，促进排便。

3. 适当活动。促进肠蠕动，加强肠动力。

4. 人工通便。用石蜡油、开塞露、小的肥皂条等，但仅限于便秘严重时使用。

5. 中药治疗。在医生指导下，清热解毒、润肠通便的中药可以适当使用。

新生儿有眼屎怎么办

眼屎多主要有以下几个方面的原因:

1. 新生儿的眼睫毛容易向内生长，眼球受到摩擦刺激产生眼屎。

2. 体内积热上火，常伴有怕热、易出汗、大便干燥、舌苔厚等症状。

3. 细菌感染，表现为黄色脓性眼屎、眼睛充血发红。

4. 鼻泪管发育不全，眼泪排通不畅，导致眼屎累积。

新生儿眼屎多常常是结膜炎的表现之一，应尽早带他（她）去眼科医院检查。

如何清理新生儿的眼屎?

家长用流动水洗手后，把消毒棉球在温开水或淡盐水中浸湿，挤掉多余的水分，眼屎较多时，可先用消毒棉球湿敷一会儿后，再换新棉球从眼内侧向眼外侧轻轻擦拭，两只眼睛要用不同的棉球，防止交叉感染，用过的棉球做丢弃处理。

一旦确诊为眼部疾病，如何给新生儿滴眼药水呢?

应该背着光线水平地将新生儿抱起来，用干净柔软的纸巾或手绢把眼泪和眼屎抹掉，轻轻地上下摇动他（她）的上身和头部，新生儿会自动睁开双眼，这时顺势将眼药水或眼膏滴在下眼睑里，瓶口不要接触眼部，以免污染药水。

马牙需要处理吗

大多数婴儿在出生后4～6周时，牙床上或上腭中部可以看到米粒大小的或是珍珠样的瘤状物，突出于黏膜表面，呈白色，表面光滑，大一点的看上去有点像小牙，小的像米粒一样，数目多少不一，少的时候可能只有1～2个，最多的时候可能有数十个，这种情况俗称为“马牙”。

原因

马牙并不是真正的牙齿，其形成原因要追溯到胚胎发育大约到第6周时，牙的原始组织——牙板形成了，当牙胚在牙板上发育成熟、脱离牙板开始生长牙齿时，一部分牙板会被吸收而消失，而那些不能被吸收的牙板则会形成上皮细胞团，并增生、角化成为上皮珠。有的上皮珠会长期留在颌骨内部，有的则被挤动而出现在牙床黏膜上，这样就形成了“马牙”。这属于一种正常的生理现象，一般没有其他症状及不适感觉，对新生儿以后的乳牙萌出也没有任何影响。

护理

一般几周以后，随着进食、吸吮的摩擦，就会自行消失，不会妨碍吃奶，更不会影响日后乳牙的萌出。个别新生儿在这时会出现爱摇头、烦躁、咬奶头等现象，这是由于局部发痒、发胀等不适感引起的，不需要过度担心。如果“马牙”过大，影响新生儿吸奶，这就需要去医院请医生处理，一般会用2％红汞消毒，用消毒针挑破“马牙”，放出内容物，即可治愈。

螳螂嘴需要处理吗

每个新生儿在口腔的两侧颊部都各有一个较厚的突向口腔的脂肪垫隆起，使口腔前部的上下牙床不能接触。因个体差异，有的新生儿更为明显，这种情况民间俗称为“螳螂嘴”。

原因

这是口腔黏膜下的脂肪组织，在新生儿吸奶的时候，用舌头、口唇黏膜、颊部黏膜抵住乳头，两个脂肪垫自然关闭，这样能增加口腔中的负压，方便吸奶。

护理

螳螂嘴属于正常的生理现象，随着吸吮期的结束，逐渐长出乳牙时，脂肪垫就会慢慢扁平消退，无需特殊处理。用粗布擦拭、针挑或刀割新生儿的“螳螂嘴”、“马牙”都是错误的做法。这是因为在新生儿时期，唾液腺的功能尚未发育成熟，加上口腔黏膜血管丰富，柔嫩的口腔黏膜比较干燥，易于破损，导致细菌极易从损伤的黏膜处侵入机体，继而发生感染，致使其出现面部红肿、牙龈化脓、发高热等症状，严重时可以引起口腔炎、凳骨髓炎、败血症，甚至危及生命。

防止新生儿坠床和窒息

新生儿娇嫩脆弱，完全没有自我保护的意识，很多父母都选择了晚上把新生儿放在自己的床上一起睡，一来方便喂奶，二来有利于培养亲子感情，但是这种母子同睡也有很多弊端，其中睡觉时发生的坠床和窒息是新生儿意外伤害中发生率相对较高的两项。

坠床

不要将新生儿放在沙发上、床边等处，即使新生儿还不会翻身，但是肢体活动仍很频繁，小脚蹬踹、屁股扭动也会造成位移，很多意外都是这样发生的。家长要养成一种习惯，转身去做其他事情时，一只手要始终护住新生儿，以防意外事故的发生。一旦坠床，父母要立即抱起新生儿，查看身体部位有无出血、红肿、青紫、变形，尤其是头部，新生儿的囟门和后脑是非常脆弱的；慢慢地活动他（她）的四肢，以此检查有无骨折脱臼，如果活动某处，新生儿大哭反抗，说明此处有骨折或者软组织挫伤，轻轻按压胸腹部，排除脏器损伤；对于因疼痛而痛哭不止的新生儿，要加以安慰，妈妈的怀抱是最能让受惊的新生儿安心的地方，抚摸头部后背都是很好的安抚情绪的方式。如果新生儿有明显严重外伤、呕吐、斜视、昏迷等，都应该立即去医院检查，并做相应处理。

窒息

产妇在夜间躺着哺乳时，困意较浓，不能像白天一样专心，因此乳房很可能会在不经意间堵住新生儿的呼吸道，身体和手臂也会挤压到他（她），而且新生儿活动能力小，对于这种挤压无能为力，由此诱发窒息。新生儿与父母同睡之后，父母熟睡，往往会忽略新生儿的存在。对他（她）来说过厚的被子、父母的翻身都是危机重重，尤其是在新生儿也熟睡的时候，当被子盖在了脸上或被父母的身体压到，他（她）可能都不会做出反抗。

所以，尽量不要让新生儿与父母同睡一张床。如果想方便照顾他（她），可以把婴儿床紧贴在大人床的旁边，并确保自己不会侵占到新生儿的“地盘”，入睡后不易觉醒的父母坚决不要和新生儿同睡。

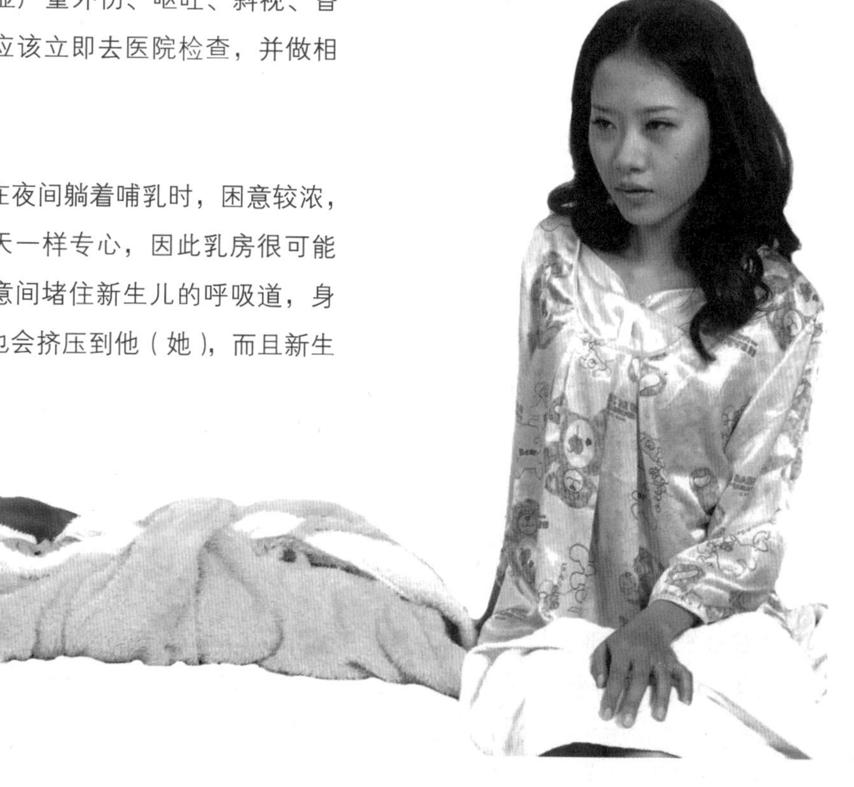

预防肠绞痛和鹅口疮

肠绞痛

新生儿夜啼常令父母手足无措，前面章节已经学习了如何区分新生儿哭声的信号，除了渴了饿了、拉了尿了、太冷太热等正常因素外，如果频繁夜啼，不易哄睡，最常见的原因就是“肠绞痛”了。家长们听到这个词不要害怕，严格来说，它并不是一种病，而是一种“综合征”，是很多身体因素综合起来的结果，有20% ~ 40% 的婴儿会出现这种现象，一般从出生后3周开始，至3 ~ 4个月后，随着神经系统的逐渐成熟，肠绞痛的症状自然会逐渐得以改善。

肠绞痛至今没有发现确切的发病原因，但大致可能出自以下几个原因：控制肠壁蠕动的神经发育尚不成熟，部分肠道蠕动较快，部分蠕动较慢，不规则性导致了肠道的痉挛疼痛；消化道分解吸收能力弱、乳汁中的蛋白质糖类过多、喝奶时吞下的空气，都会造成肚子胀气疼痛；有些新生儿对牛奶过敏也会表现为肠绞痛；新生儿的焦虑、紧张、愤怒情绪也会引起腹痛，情绪不稳的新生儿经常用哭闹表达感情，但越是哭闹就越有可能引发肠绞痛，于是陷入了哭—痛—哭的循环中。

判定新生儿肠绞痛的方法是：肠绞痛最常发生在黄昏或傍晚，每天几乎都发生在固定的时段；突发性尖叫和间歇性哭闹，有时会声嘶力竭地大哭，血气上涌到脸部，有时会摇晃头部、全身拱直、呼吸急促，同时腹部鼓胀、双手握拳、双腿伸直或弯曲、手脚常常是冰冷的；上述表现可以持续数十分钟至数小时之久，期间无论如何摇、抱、哄，往往都不见成效，只有在新生儿累得没有力气哭闹后才自行停止。

在诊断新生儿肠绞痛前，必须先排除胃肠道其他疾病，如胃食道逆流、幽门阻塞、先天性巨结肠症等。

父母都不忍心看到新生儿如此痛苦，那么如何预防和缓解肠绞痛呢？

首先注意正确的喂奶姿势，不要让新生儿空吸奶嘴，然后是每次喝完奶后的必要步骤——拍嗝，再次是给他（她）一个温馨的生活环境，如果父母经常在他（她）面前吵架，新生儿也很难保持愉快的心态，最后如果以上方法均不奏效，可以在医生的指导下给他（她）食用专门的抗过敏婴儿奶粉，以减少一些不易消化或者容易过敏的营养成分对其发育尚不完善的胃肠的刺激。一旦发生肠绞痛，新生儿疼痛难忍，家长可以试着用以下几种方法为其缓解安抚：喂奶或用玩具及声音引逗来转移其注意力、按摩腹部排除胀气、包被予以安全感、侧卧位睡姿压迫疼痛部位等方法，每个新生儿情况不同，家长可自行摸索找出他（她）最喜欢的安抚方式。

鹅口疮

鹅口疮是白色念珠菌感染所致的口腔炎症，多见于新生儿、营养不良、腹泻、长期使用广谱抗生素或激素的新生儿。常表现为嘴里有很多像奶斑一样的东西粘在口腔壁上，与新生儿喝奶后残留的奶斑较难区别，用棉签沾水轻轻擦拭，能擦掉则为奶斑，擦不掉则为鹅口疮。

不严重时无特殊不适，如果病情加重，新生儿就会出烦躁不安、少食、拒食等情况，严重时炎症可扩散到咽喉部、肺部，以至全身。

防止病菌感染的最有效途径就是做好喂奶和接触新生儿时的清洁工作，新生儿母乳喂养前应该洗手并用温水擦干净乳头，奶瓶、奶嘴使用前要经过沸水消毒，每次接触新生儿前也要把手洗干净，新生儿如果喜欢吮吸手指，也要经常给他（她）洗手、剪指甲。对于已经患有鹅口疮的新生儿，用擦拭的办法是无法治愈的，可以按照医生的意见，用2%～5%的苏打水或1%甘油或中药冰硼散涂口腔等方法，一般2～3天即可好转或痊愈。

不要给新生儿剃满月头

传统观念认为新生儿满月的时候给他剃光全部头发，可以使重新长出的头发又黑又密，有的甚至连眉毛也一起剃掉。其实剃满月头的做法是没有科学依据的，头发的生长情况，主要受体内肾上腺皮质激素等调节，与是否剃过满月头没有直接关系。给新生儿剃头，不但不会给新生儿带来任何好处，如果处理不当反而会导致疾病的发生。

一是因为体表的毛发对新生儿有保护作用，比如冬天寒冷的时候，头发可以为头皮保暖，如果遇到头部的磕碰，头发柔软的质地还能起到缓冲的作用，如果剃除了这道天然的保护屏障，会使新生儿觉得突然很冷而没有安全感；二是因为新生儿头皮较薄，娇嫩的皮肤必然抵抗力弱，剃头时的操作不当会割破他（她）的头皮，继而使原本停留在头皮上的大量金黄色葡萄球菌乘虚而入，并经血液流散到全身，引起菌血症、败血症，甚至脓毒血症，严重时可危及生命。如果新生儿头发太长，夏季感觉较热或者已经影响美观，可以用剪子剪去较长的部分，但不要伤及头发根部，可在新生儿熟睡后为其剪发。要是希望新生儿的头发长得更好，可以在添加辅食后多予以核桃、黑芝麻等有改善毛发质量的食品。

满月宝宝出门晒太阳的注意事项

带满月宝宝晒太阳，好处多多，这个道理是每个家长都知道的，因为阳光对身体能起到温热作用，促进血液循环和新陈代谢，有利于生长发育，增强人体的活动功能；阳光中的紫外线能促进皮肤中一种叫7–脱氢胆固醇的物质转变成维生素D，维生素D进入的血液后能帮助吸收血液中的钙，可以预防和治疗小儿佝偻病；紫外线还可以刺激骨髓制造红细胞，防止贫血的发生；可杀除皮肤上的细菌，增强皮肤的抵抗力；晒太阳也可以减轻新生儿的黄疸症状。新生儿太小时不能直接到室外暴晒，只能在室内，一般健康新生儿2周后即可在室内晒太阳，选择在阳光斜射的时候打开窗子晒太阳，每天晒1～2次即可，隔着玻璃，紫外线多数会被阻挡在外，是没有效果的。一般出生后3～4周后的新生儿，才能抱到户外晒太阳。满月宝宝晒太阳也有讲究，如果不讲究方法和时间，往往事与愿违。下面几点需要格外注意：

1.晒太阳时间的选择。时间以6～10点为宜，此时阳光中的红外线强，紫外线偏弱，可以促进新陈代谢；下午16～17时紫外线中的A光束成分多，可以促进肠道对钙、磷的吸收，增强体质，促进骨骼正常钙化。在10～16点，尤其是12～16点这段时间，千万不要长时间晒太阳，因为这个时段阳光中的紫外线最强烈，会对皮肤造成伤害。空腹及早餐后1小时内也不宜晒太阳。每次晒太阳的时间长短随婴儿年龄大小而定，要循序渐进，由短到长，刚满月的宝宝一般一次15分钟，一天1小时就足够了，如发现宝宝皮肤变红、出汗过多、脉搏加速，应立即回家并给予清凉开水或淡盐水，或用温水给宝宝擦身，涂抹补水护肤品。

2.晒太阳地点的选择。不要离家太远，可选择性地到一些绿化较好、空气清新的公园或者小区园地晒太阳，同时也可以教宝宝认识树木、花草等。不要在靠近街道的广场和马路边，那里空气浑浊、太多的汽车尾气和粉尘对宝宝的呼吸道很不好，而且噪声也多，会损伤宝宝的听力。夏天阳光过强，不可让宝宝在太阳下暴晒，可在树荫下利用太阳的一些散射光线照射即可，也可采用散步、做游戏的方式晒太阳。

3.晒太阳衣物的选择。冬季时，有的家长带宝宝晒太阳时，因为怕宝宝感冒，所以给宝宝戴着帽子、手套和口罩，甚至拿包被包得严严实实，只露出两只眼睛来，殊不知这样晒太阳很难达到目的，因为春天和冬天太阳中的紫外线比夏天弱得多，紫外线很难透过厚厚的衣物到达皮肤起到相应的作用。给宝宝晒太阳应根据当时的气温条件，尽可能地暴露皮肤。中午、下午晒太阳时最好穿红色服装，因为红色服装的辐射长波能迅速“吃”掉杀伤力很强的短波紫外线。最好不要穿黑色服装。

4.晒太阳照射部位的选择。宝宝的头、手、脚、后背以及能露的地方尽量露出，晒手、腿能很好地驱除腿部寒气，加速钙质吸收，让手脚骨骼更健壮；晒后背，能驱除脾胃寒气，有助改善消化功能。孩子的脸部尤其是眼睛最好面朝怀内，避免阳光的直射。

5. 晒太阳前别洗澡。晒太阳时不宜空腹，且最好不要给宝宝洗澡。因为洗澡时可将人体皮肤中的合成活性维生素D的材料“7-脱氢胆固醇”洗去，降低了其促进人体钙吸收的作用。

6. 有佝偻病症状或从未服过鱼肝油、钙片的宝宝，不适宜晒太阳。应在服用维生素D制剂一段时间后，再接受日光照射。给宝宝喂些鱼肝油，再晒太阳，效果会更好。

7. 出门前的准备工作和需要携带的物品：装着温热白开水的奶瓶以及奶瓶保温袋（宝宝晒太阳的时候比较容易口渴）、换上纸尿裤（户外宝宝一旦尿湿，换尿布很不方便，建议使用可以接多次尿液的纸尿裤）、湿巾和纸巾（宝宝在外面发生吐奶溢奶的时候使用）、一个宝宝喜欢的小玩具、可以让婴儿平躺的推车（有电梯的家庭方便实用）、钥匙、手机、钱卡，其他可依据自己的需要自行添加。

给新生儿注射预防针

根据国家免疫计划的规定，新生儿出生后都需要打预防针，以下是新生儿时期需要注射的预防针：

1. 出生当天打乙肝疫苗第1针。

2. 出生第2天注射卡介苗。

3. 出生1个月注射乙肝疫苗第2针。

乙肝疫苗可阻断病毒在母婴间的传播，对乙肝有良好的预防作用，在新生儿出生时会立即接种，此后在宝宝1个月、6个月时重复接种两次。卡介苗是一种减去毒性和致病性的牛型结核杆菌，它能刺激人体产生免疫反应，提高人体对结核杆菌的抵抗力，保护人体。

乙肝第1针和卡介苗第1针都是新生儿还在医院的时候由医院负责注射的，待宝宝满月后带着母子健康档案、医院出具的前两种疫苗注射证明等证件到当地的预防接种门诊（新生儿居住地的最低级别的社区医院）办理疫苗接种证，接种乙肝疫苗第2针即可。国家政策规定，接种单位不得拒绝为流动儿童接种国家免疫规划疫苗，不得收取任何费用。还有很多预防其他疾病的疫苗都在免费疫苗的行列，如百白破、乙脑、麻疹等疫苗，需要按疫苗接种证上的顺序接种，宝宝1岁前，基本每个月都要去接种一次疫苗，另有付费疫苗，如肺炎疫苗、流感疫苗、水痘疫苗，可根据宝宝情况，选择注射。

哪些情况下不宜给婴儿注射预防针呢？

1. 有严重湿疹、支气管哮喘、严重药物过敏等过敏体质的婴儿。

2. 先天免疫系统有缺陷或正在使用激素治疗的婴儿。

3. 患某些慢性疾病，如结核病、肾病等。

4. 正处于急性病发作期的婴儿，如流感发热期间、急性肠炎等。

5. 不明原因发热或有不适表现，应暂缓接种，查明原因后再补种。

6. 有惊厥（抽风）、癫痫、神经系统疾病（脑发育不全）的婴儿，不能接种百日咳、流脑、乙肝疫苗。

7. 对鸡蛋过敏的婴儿不能接种麻疹疫苗。

8. 因外伤注射过破伤风针的婴儿，1 个月后才能注射百白破疫苗。

以上禁忌分为终身不能注射和只是暂时不能注射两大类，具体由医生判定，家长要在每次打疫苗前和医生说明宝宝现在的状况，以免注射后发生不良反应，接种后都要在医院观察 30 分钟，无发烧、昏厥、呕吐等症状方可回家，注射疫苗后 2 天内注射处不要沾水，洗澡可以采用擦浴方法。

给新生儿制作满月纪念品

宝宝终于满月了，这一个月来小家伙发生了很大的变化，拍了好多的照片，录制了好多的视频，怎么保存下来呢？其实可以制成各种纪念品，留下新生儿成长的点点滴滴，留给以后的日子里慢慢回味这段时期的幸福与辛劳。

冲印照片

一般 6 寸或 6 寸全景比较适合翻看，而且能放在一般相册中的，绒面的不易反光，比光面的视觉效果更好。可以一张洗多份，分发给双方老人保存，也许若干年后，能在他们那里发现早已遗失的某张照片呢。

胎毛制品

新生儿剪下来的一小撮胎毛，可以制成毛笔、印章、挂件等，保存时间较长，头发可以剪了又长出来，可是胎毛是在妈妈的身体里孕育出的，一经脱落就再也不会有了，所以保存胎毛，并做成纪念品是个不错的选择。

手足印

完全可以自制，买来专门的制作手足印的材料，按照说明混合成印泥，让新生儿的手、脚在上面按压十几秒，待印泥干硬后就可以装入相框了，这是新生儿力量的展现，是他（她）在这世界上踏出的第 1 个足迹。

相册书

把新生儿的照片做成一本本的类似画册的册子，像图书一样便于翻看，可以按照时间排序，通过网上提供的模板，添加其他图片和文字，让内容更像一本书，建议以后每年做一本，总结一下宝宝这一年来的淘气事、可爱事、搞怪事。一般冲印照片的大型网站都会提供这种相册书的制作服务，可以自己选择版式后上传照片，其他全部由网站来处理，也可以自己选择模板制作编辑内容，费用十几元到上百元不等。

台历

做法类似于相册书，只不过是台历的形式，可以做成去年的台历，用来总结宝宝的这一年，也可以做成今年、明年的台历，看日期记日程的时候也能看到宝宝的样子，非常实用。

照片个性制品

新生儿的照片不仅可以冲印出来，做成相册书、台历，还可以进行多领域的扩展，比如印在T恤上、杯子上、靠垫上，制成海报、无框画、水晶桌摆、钥匙链、手机链、项坠等，家长们可以按照自己的需求来选择，可以做相册书的网站都可以制作这些照片个性制品。

电子相册

利用一些专门制作电子相册的软件，将新生儿的照片、视频编辑在其中，做成可以在电脑上翻看的多媒体文档，也可以刻成光盘，在其他电脑上播放。

博客

如今人们的生活已经和网络密不可分，很多妈妈在怀孕的时候就喜欢浏览一些母婴论坛、育儿网站，宝宝出生后，妈妈可以在博客中图文并茂地记录宝宝的成长历程以及自己的育儿经验，和其他准妈妈、妈妈一起来分享交流，这是一种纪念，也是一种展示。

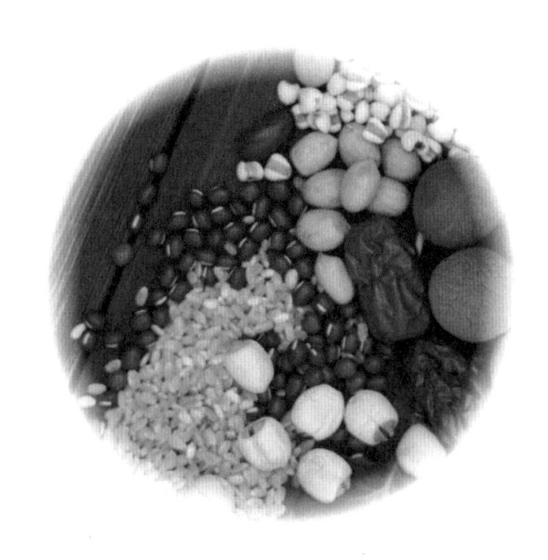

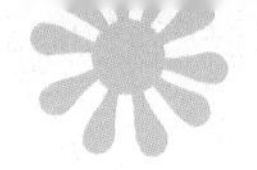
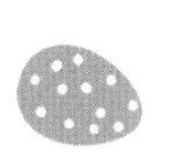

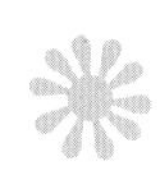
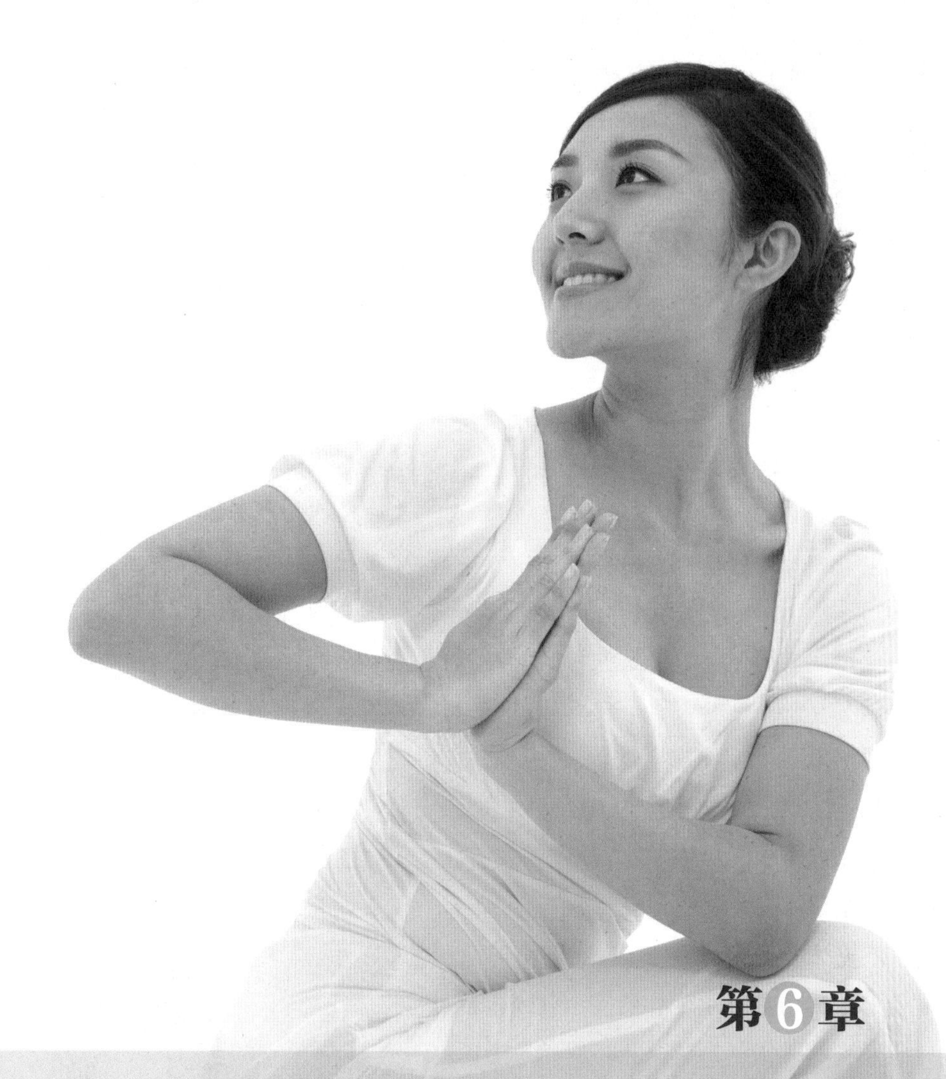

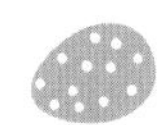

第6章

身体恢复——既要健康也要美丽

除了通过饮食调养身体和照顾新生儿之外，产后还有两件事也十分重要，第 1 个就是防治月子病，第 2 个就是减肥塑身。

产妇在月子期间，身体处于半康复状态，很容易被病菌侵袭，加之护理不当，就会使身体的恢复不但没能达到预想的效果，反而落下了种种疾病，所以要重视月子期间一些生活习惯和饮食的禁忌，比如不能长时间频繁弯腰下蹲，这样会导致子宫脱垂，引起产后腹痛；产后不能立即服用人参，容易引发产后大出血而危及生命；分娩后及时排尿，避免尿潴留的发生；掌握正确的哺乳姿势，以免发生乳头皲裂而痛苦万分等。

产后急于上班的产妇更关注产后如何瘦身塑形的问题。怎样才是科学适度的锻炼方式？对于不同的身体问题（妊娠纹、腿脚部水肿、剖宫产疤痕、腹部堆积的脂肪、脱发等）应该如何处理？这一章都有详细的讲述。

月子病 莫留后遗症

一些月子里的不当饮食和生活习惯，都会导致产妇的身体发出红色警报，腰痛、恶露不尽、产褥感染、乳头皲裂等，不仅影响产妇的健康，甚至也会影响新生儿的生长发育。在月子期间，无论得了什么病，都应该及早就医，以免留下后遗症，治疗月子病的原则是一要讲科学，二要有信心和耐心。

产后大出血

原因

产后大出血分为早发性和晚发性两种情况。

早发性（或称立刻性）：指分娩后24小时内发生，大多是因为子宫收缩乏力、子宫内翻、子宫破裂、软产道裂伤、凝血功能障碍等原因。

晚发性：多发生在分娩24小时后至6周内，其原因可能是因胎盘残留致使胎盘植入或长出副胎盘；服用过量酒精、过早服用人参制品或生化汤刺激出血；缺乏按摩子宫及母乳喂养，增加了恶露量从而使子宫复原不良引起的。

症状

产后大出血属于产后严重并发症，判断标准为胎儿娩出后，顺产产妇出血量超过500毫升，剖宫产产妇出血量超过1000毫升，可能产后立即发生，也可能产后一天甚至数天出院之后才发生，症状为产道出血急而量多，或持续小量出血、面色苍白、心慌、出冷汗、脉细弱及血压下降、头晕乏力、嗜睡、食欲不振、腹泻、水肿、乳汁不通、脱发、畏寒等，重者可发生休克，甚至危及生命。

预防与调理

预防：

1. 有以下情况的产妇：多孕、多产

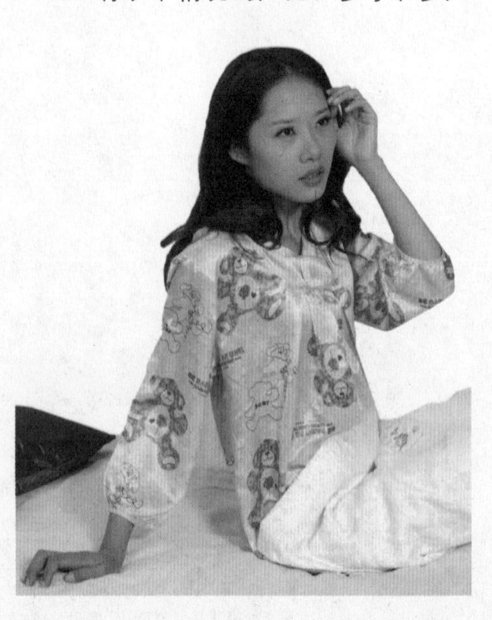

及曾有多次宫腔手术者；高龄初产妇或低龄孕妇；有子宫肌瘤剔除史；生殖器发育不全或畸形；妊高征；合并糖尿病、血液病等。较容易发生产后大出血，应配合医生做好准备工作。

2. 分娩中要注意水分及营养的补充，避免过度疲劳，正确用力娩出胎儿后，按摩子宫以促进子宫有效收缩。

3. 产后2小时内，留在产房接受观察，回到病房后及时排空膀胱，以免影响宫缩致产后出血，尽早哺乳可刺激子宫收缩，减少阴道出血量。

4. 保证充足睡眠，加强营养，给予高热量富含铁的食物，少食多餐。

调理：

1. 腹部按摩。这是最简单有效的促使子宫收缩以减少出血的方法。出血停止后，仍需要进行间歇性规律的按摩，以防子宫再度松弛出血。

2. 严重者医生会酌情采取应用宫缩剂、无菌纱布填塞、子宫切除等医学手段。

3. 饮食调理。

荠菜炒鲜藕片

原料：荠菜50克、莲藕90克、猪油20克，食盐适量。

做法：将荠菜择干净后，用清水洗净；莲藕去皮，洗净，切成薄片。将锅洗净置火上，起油锅，倒入荠菜、莲藕片，翻炒至熟，加入食盐调味即可。

田七红枣炖鸡

原料：鸡肉200克、田七5克、红枣8颗、姜3片、食盐少许。

做法：将红枣用清水浸软，去核，洗净；把田七切成薄片，用清水略冲洗；将鸡肉去皮，洗净，沥干水分。把所有原料放入一个洗净的砂锅内，加水大火炖2小时，加入食盐调味即可。

红枣花生桂圆泥

原料：红枣100克、花生米100克、桂圆肉15克、红糖少许。

做法：红枣去核，清水洗净；把花生米、桂圆肉洗净，备用。将红枣、花生米、桂圆肉放入大碗内，共捣为泥，加入红糖搅匀，放入蒸笼蒸熟即可。

红糖核桃仁粳米粥

原料：核桃仁35克、粳米100克、红糖50克。

做法：将粳米淘洗干净；把核桃仁去皮，清水洗净，备用。将粳米与核桃仁放入洗净的锅中，加水大火煮沸，待米烂汁黏时离火，加入红糖调味即可。

三七炖鸡蛋

原料：鸡蛋3个、三七粉3克、红糖20克。

做法：将鸡蛋磕入碗内，用筷子搅匀。锅中加水，烧开后，将鸡蛋倒入锅内，再放入三七粉，煮至鸡蛋凝固时，离火，盛入大碗中，加入红糖即可。

归桂红糖粥

原料：当归20克、肉桂10克、粳米100克、红糖50克。

做法：将当归、肉桂洗净，放入砂锅内，加水，置于火上，煮1小时后，取汁去渣。把粳米淘洗干净，直接放入锅中，加入药汁，再加适量水，煮至米烂汁黏时放入红糖即可。

豆豉酱猪心

原料：猪心1000克，豆豉30克，姜丝、酱油、甜面酱、黄酒各适量。

做法：将猪心对切成两半，清水洗净，沥干后与豆豉一起放入锅中，加入姜丝、酱油、黄酒，加入适量水，置于火上，煮沸后，转小火炖30分钟，以猪心熟烂为度。把猪心取出，晾凉后切成薄片，蘸甜面酱食用即可。

产褥感染

原因

孕期和产后，体力下降，身体虚弱，病菌更容易入侵；子宫腔内原胎盘的附着部位遗留下一个很大的创面，为病菌滋生提供了温床；子宫颈、阴道和会阴部也可能存有不同程度的损伤，容易导致感染；妊娠末期和产褥期性交、不注意个人卫生、感冒、胃肠炎、营养不良、贫血、妊娠高血压综合征、产程过长、产后失血过多等，都会诱发产褥感染。

症状

凡是产妇在产褥期中由生殖器官被感染而引起的一切炎症，统称为产褥感染或产褥热。产褥感染多在产后2～5天开始出现，症状有发热、头痛、全身不适及下腹部压痛、恶露有臭味且增多等，如果蔓延成为子宫组织炎，将会持续发热，子宫两旁有压痛感；如果发展为腹膜炎，会高烧不退，伴有寒战、腹部压痛剧烈及腹胀等症状；假如发生菌血症或败血症，会出现严重的中毒症状，危及生命。

预防与调理

预防：

1. 避免分娩时胎膜早破、滞产、产道损伤与产后出血。

2. 积极治疗贫血、妊娠高血压综合征及其他并发症，预防和治疗滴虫性阴道炎或霉菌性阴道炎。

3. 加强营养，合理化膳食结构，增强身体抵抗力。

4. 妊娠末期和产褥期，禁止性交和盆浴，以免将病菌带到阴道和子宫里而引起感染。

5. 产妇要注意个人卫生，尤其是要保持会阴部的清洁。

6. 尽量早期起床活动，促使恶露排出，以免其停留在子宫中诱发感染。

调理：

1. 要及时就医治疗，使用针对性强、敏感性高的抗生素，如卡那霉素、庆大霉素、灭滴灵等。

2. 充分休息，多喝水，饮食营养丰富，避免油腻。

3. 暂停母乳喂养。

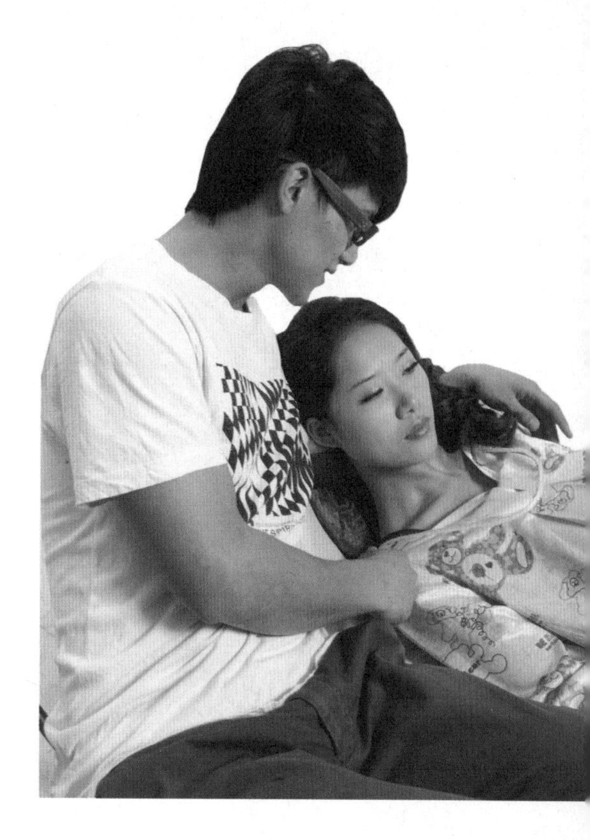

恶露不止

原因

产后恶露不止多发生在向来身体就比较虚弱的产妇身上，如果加上分娩时失血过多，月子期间也没有合理进补，就会使子宫恢复速度减慢，子宫壁里的伤口迟迟不能愈合；采用盆浴，未能及时清洁身体、更换衣物；过早进行性生活，导致宫内感染，伤口不易愈合。

症状

一般情况下，产后3周内恶露即可排净，如果超过3周仍然淋漓不绝，就是“恶露不止”了。如果常伴有恶露发臭、腹部有按压痛、发烧等症状，需要及时就医。因为产后恶露不止有可能导致局部和全身感染，严重时发生败血症，并诱发晚期产后出血，剖宫产产妇也易因此引起切口感染裂开或愈合不良，甚至需要切除子宫。

预防与调理

预防：

1. 产后初期要卧床休息，避免情绪激动，保持心情舒畅，给子宫一个稳定的环境来恢复。

2. 体力允许时适当起床活动，有助于气血运行和污物排出。

3. 保持室内空气流通，按时淋浴清洁身体，勤换内衣、护理垫、卫生巾，避免细菌滋生。

4. 加强营养，按体质进补，均衡膳食。

5. 恶露未排尽之前，绝对禁止性生活。

调理：

1. 如果是感染引起的，并伴有其他不适症状，应尽早就医检查原因，并及时治疗。

2. 如果恶露不尽的症状较轻，只是因为体质的问题，建议采用食疗的调理方式，下面推荐几个简单的食谱。

山楂红糖饮

原料：新鲜山楂30克、红糖30克。

做法：山楂洗净，切成薄片，晾干备用。锅里加水，放入山楂片，大火煮至山楂熟烂，加入红糖稍微煮一下即可。

藕汁饮

原料：莲藕1根、白糖20克。

做法：将莲藕清洗干净，切块后放入榨汁机中榨汁，冷藏，备用。饮用时加入白糖即可。

小米鸡蛋红糖粥

原料：小米100克、鸡蛋3个、红糖适量。

做法：将小米清洗干净，锅里加水，烧开后加入小米，煮沸后改小火熬煮至粥成，打入鸡蛋、搅匀，略煮后放入红糖即可。

鸡子羹

原料：鸡蛋3个、阿胶30克、米酒100克、食盐1克。

做法：将鸡蛋磕入碗里，用筷子均匀地打散；把阿胶打碎，放在锅里浸泡，加入米酒和少许清水，小火炖煮至阿胶胶化后，倒入打散的鸡蛋液，加食盐调味，稍煮片刻即可。

腰腿疼痛

原因

1. 腰骶部先天性疾病，如隐性椎弓裂、骶椎裂、腰椎骶化等都会诱发腰腿疼痛，产后会更加剧烈。

2. 产妇分娩过程中引起骨盆各种韧带损伤，发生关节囊周围组织粘连，妨碍了骶髂关节的正常运动。

3. 产后休息不当，睡姿和坐姿不正确、持久站立和端坐、过早劳动和负重、感冒受寒等都增加了骶髂关节的损伤概率。

症状

主要症状为腰、臀、腰骶部、下肢内侧或外侧疼痛，伴有双下肢沉重、一侧腿痛、酸软的症状。在咳嗽、打喷嚏、大便时，腹压盆内压增加，此时疼痛可能会更加剧烈。

预防与调理

预防：

1. 保持正确的喂奶姿势，避免腰肌和手臂肌肉过于紧张，可使用哺乳枕帮忙。

2. 不要睡太软的床，软床床垫容易变形，使人体受压部位下沉，改变了人体正常的脊柱弧度，导致脊椎弯曲或扭曲，使相关肌肉、韧带被绷紧，长时间得不到充分的放松和休息，就会出现腰腿痛。

3. 少弯腰，不要过早地持久站立和坐，尽量不参与重体力劳动，避免肌肉因急剧收缩或过度长时间牵拉而引起损伤。

4. 注意补钙，避免骨质疏松，多食用牛奶、米糠、麸皮、胡萝卜等富含维生素C、维生素D和B族维生素的食物，增加素食在饮食中的比例。

5. 在医生指导下做适度的加强腰肌和腹肌的运动，增强腰椎的稳定性、腰背部的柔韧度、骨盆底部肌肉和大腿的力量。

6. 不要接触冷水，注意手足部保暖，不要受凉，低温或巨大的温差会导致肌肉和血管收缩引起肌肉关节的疼痛。

调理：

1. 轻者可进行局部按摩，使肌肉纤维被动活动，让被牵拉的肌肉放松，消除疲劳，促使血液循环加快，让肌肉需要的氧气和营养得到及时补充，促进乳酸等代谢产物的吸收和排泄，以此提高肌肉的运动能力。

2. 严重的需要到医院看医生，视情况采取相应措施，如针灸、中医推拿、镇痛药等。

3. 饮食调理。推荐食谱——花生煲鹿筋。鹿筋性温，味淡微咸，入肝、肾经，功能为强壮筋骨，祛风湿；花生性平味甘，入脾、肺经，功能为润肺、和胃。此食谱具有补脾暖胃、强筋壮骨的功效，能辅助治疗慢性腰腿痛、四肢麻痹、关节酸痛、腰膝冷痛等症。

花生煲鹿筋

原料：花生200克、鹿筋100克、猪瘦肉150克、食盐少许，红枣（去核）6颗、姜3片。

做法：花生和红枣洗净，稍浸泡；鹿筋洗净，温水浸泡至软；猪瘦肉洗净，不必刀切。将所有材料一起放入砂锅内，加水，大火煮沸，改小火煲两个半小时，加食盐调味即可。

子宫内膜炎

原因

子宫内膜炎是产褥期常见的疾病，主要发生于产后2周左右，引起子宫内膜炎的常见细菌为大肠杆菌、葡萄球菌等。剖宫产、产程过长、生产过程中的伤害、产妇贫血、分娩后有少量胎盘残留及胎盘附着部的复旧不全等都是其主要的发生因素。

症状

急性子宫内膜炎：恶露淋漓不尽，有臭味，脓性白带，子宫轻度压痛。

慢性子宫内膜炎：不规则月经或子宫出血，下腹痛或坠胀感，白带增多，发烧，子宫增大，有触痛，子宫旁周围组织增厚压痛。

预防与调理

预防：

1. 产前应进行全面的妇科检查，及时发现生殖道急、慢性炎症并予以治疗，防止细菌在产后上行感染子宫。

2. 产后注意个人卫生，及时洗澡、更换内衣。

调理：

1. 急性子宫内膜炎，首先要按医生的嘱咐足量用药，配合治疗。

2. 卧床休息时适宜采取半卧位，控制炎性渗出物局限在盆腔最下部，并有利于促进恶露的排出。

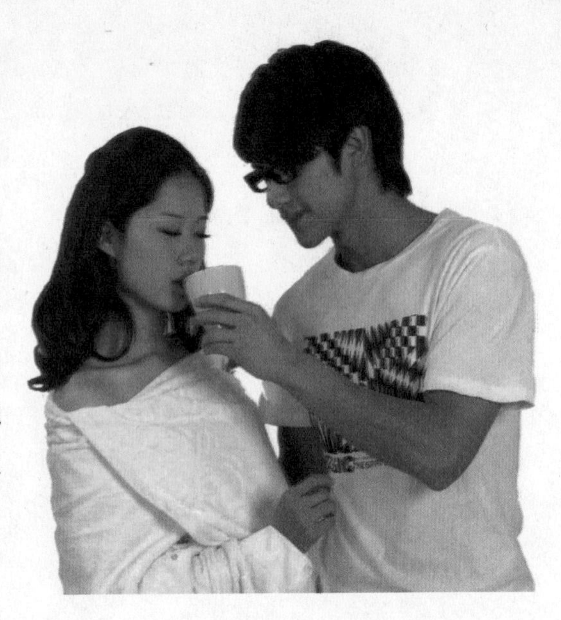

3. 平时多饮水，进食含蛋白质、维生素丰富的食物。

4. 每日清洗外阴并及时更换内裤，防止重复感染。

5. 患病期间禁止性生活。

6. 应该保持居室温暖通风，空气清新。

7. 保持大便通畅以减轻盆腔充血，有利于排泄毒素。

8. 应避免过多的妇科检查，以防炎症扩散。

产后子宫脱垂

原因

在分娩后，原来维持子宫正常位置的子宫韧带和盆底肌肉发生了损伤或过度松弛，使得子宫位置发生变化，子宫沿阴道方向往下移动，有的产妇子宫甚至全部脱出于阴道口外，就形成了子宫脱垂。以前人流手术次数较多；分娩时用力不当，在子宫口尚未开全时过早屏气、使劲；分娩时会阴伤口处理不当，未能得到及时修复，产后又不加重视，疏于护理，导致子宫的支持组织松弛或撕裂；产后过早活动，如提拉重物，长时间蹲位、立位。这些原因都可能引起产后子宫脱垂，进而产生其他子宫病症。

症状

腰痛，小腹有下坠感，严重者甚至子宫脱出阴道口外，形成生殖道完全脱垂。

预防与调理

预防：

分娩时要在医生指导下用力，避免用力过度；母乳喂养，可以刺激子宫收缩，帮助盆腔各韧带复原；产后进行盆底肌肉韧带的锻炼，加强提肛肌的力量，但不要进行高强度的形体锻炼；卧床时多变换体位，下地后不要长久站立，尽量避免频繁下蹲、提重物、跑步、走远路；多吃含纤维素的食物，养成定时排便的习惯；慎重使用束腹带。

调理：

轻度子宫脱垂，一般采用中度运动进行有关肌肉锻炼，特别是盆底肌肉的锻炼，增加松弛肌肉的张力，让子宫复位。

1. 盆底肌肉收缩运动——提肛肌锻炼。仰卧，弯曲膝部，让双脚靠近臀部，双手放在胸腹部，利用脚和肩膀的力量支撑起身体，将臀部从床上抬起，同时吸气；放下臀部时呼气，吸气时肛门收紧，呼气时肛门放松。每日 2 ~ 3 次，每次 10 ~ 15 分钟。

2. 腹直肌运动法。仰卧，两手抱大腿，不用肘部支撑而坐起，身向前俯，使两手滑向脚尖，同时呼气，再慢慢躺下，同时吸气。每次 5 ~ 15 分钟。

3. 严重的子宫脱垂症状，一般应采取手术治疗。

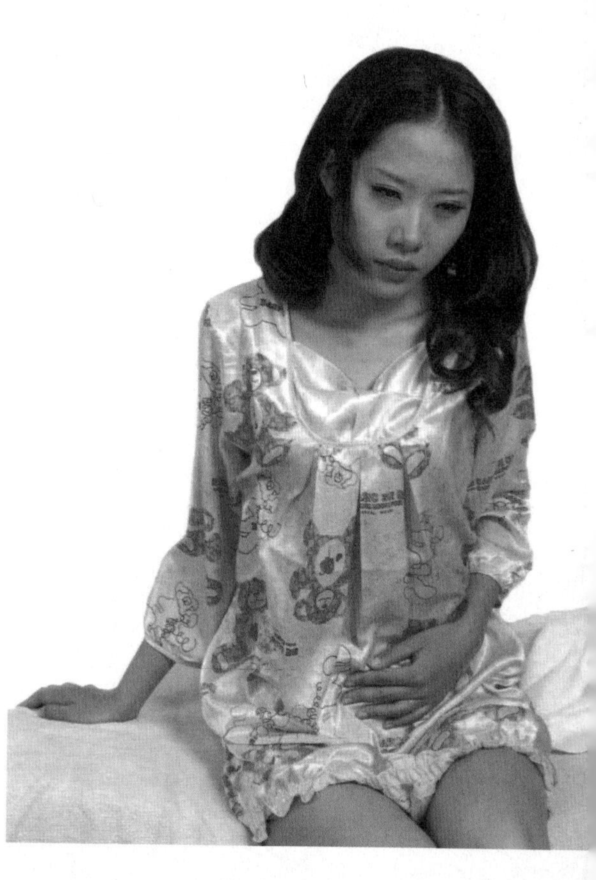

4. 饮食调理。推荐食谱——银芽鳝丝。鳝鱼具有补中益气、养血固脱、温阳益脾、滋补肝肾、祛风通络等功效，适用内痔出血、气虚脱肛、产后瘦弱、妇女劳伤、子宫脱垂、肾虚腰痛、四肢无力、风湿麻痹、口眼㖞斜等症。

银芽鳝丝

原料： 鳝鱼1000克、绿豆芽500克、鸡蛋清20克、料酒10克、食盐6克、味精4克、胡椒粉5克、白糖4克、香油10克、酱油10克、水淀粉5克、葱10克、姜8克、大蒜8克。

做法： 鳝鱼从脊背处下刀剔清骨头，去掉肠子，擦干血迹，改刀切成6厘米长的段，再切成丝；绿豆芽洗净，掐去根；葱、姜、蒜均切成末。把鳝鱼丝用鸡蛋清和水淀粉、食盐调拌均匀上浆，用料酒、酱油、味精、白糖、胡椒粉和余下的食盐、水淀粉兑成汁。取锅热油，烧到六成热时放入鳝鱼丝，划散，滑透，倒出控油。原锅留底油，大火烧热，放入掐去头尾的绿豆芽略炒，放入鳝鱼丝、葱末、姜末、蒜末炒匀，再倒入兑好的汁翻炒均匀，淋入香油即可。

产后腹痛

原因

产后腹痛的原因主要是子宫收缩导致的，子宫收缩时，引起组织缺氧、血管缺血、神经纤维受压，就会产生腹痛的感觉。腹部受寒、产褥感染、情绪激动、肝郁气滞致血流不畅、久卧不动或活动过度等也会引起腹痛，但一般不常发生。

症状

产后腹痛包括腹痛和小腹痛，以小腹部疼痛最为常见。小腹部可摸到硬块且有明显压痛感、头昏目眩、畏冷，心悸、气短、腹泻，这些症状都是身体恢复过程中的正常生理现象，症状较轻时无需治疗，一般产后3～4天，随着子宫的复原，腹痛会逐渐消失。如果发展为连续性腹痛，疼痛时间超过1周，或伴有恶露量多、色暗红、多血块、有秽臭气味，就要怀疑是盆腔内有炎症了，应该请医生检查治疗。

预防与调理

预防：

1. 产妇应该保持心情愉快，避免各种精神刺激因素。

2. 注意保暖防风，尤其是下腹部，不能用过冷的水洗澡。

3. 不要久站、久坐和频繁下蹲、站起。

4. 睡觉时要随时改变体位，同一体

位容易造成盆腔淤血，并加以适当活动。

5. 忌食生冷瓜果、饮料。

调理：

1. 用热毛巾热敷腹痛的地方，或热敷脐下5厘米处的中极穴。

2. 选用中药肉桂10克，小茴香、吴茱萸各10克，干姜12克，艾叶、陈皮各20克，木香15克等温热药，用水浸泡，在锅中炒热后装进布袋，趁热温熨腹痛的地方，变冷后再加热，每次熨10～15分钟。或服益母草膏1匙，每日3次，可以起到化淤止痛的疗效。

3. 要加强营养，可选择性食用一些药膳，如姜红糖汤、醪糟蛋、人参粥、扁豆粥、猪肾粥、红杞鲫鱼汤、益母草煮醒糟、当归姜羊高汤、羊肉桂心汤等。下面介绍八宝鸡和桂皮红糖汤的做法。

八宝鸡

原料：母鸡1只，猪肉500克，党参、白术、茯苓、炙甘草、熟地、白芍各10克，当归15克，川芎6克，食盐15克，葱、姜各10克。

做法：母鸡宰杀后去毛、内脏，洗净，切小块；猪肉洗净，切小块。将鸡放入锅中，加入清水（水量以没过鸡1指关节为宜），党参、白术、茯苓、炙甘草、熟地、白芍、当归、川芎用纱布包好后放入锅中，大火煎煮，待水沸后撇去浮沫，加入葱、姜、食盐，改用小火煨煮至鸡肉熟烂即可。

桂皮红糖汤

原料：桂皮6克、红糖12克。

做法：锅中加水70克左右，沸腾后，放入桂皮及红糖同煮约20分钟后，取汁饮用即可。

盆腔静脉曲张

原因

盆腔静脉曲张，是指盆腔内的血管壁弹性消失、血液流通不畅、静脉怒张弯曲的一种病变，原因主要是孕期子宫增大，压迫髂静脉，引起静脉内压力增高，盆腔内血流量增加，影响下肢血液回流，从而发生静脉曲张。产后休息不当、久蹲、久站、久坐、长期便秘等都会致使盆腔血管恢复不良。

症状

主要症状为下腹疼痛、恶露多、白带增多、尿频、尿急、痔疮等。

预防与调理

1. 产后注意卧床休息，并经常变换

体位，最好采取侧卧位，并保持头低脚高的姿势。

2. 避免长时间下蹲、站立和坐，防止运动过度。

3. 按时排便，保持大便通畅，多吃新鲜蔬菜和水果，少吃过于油腻细软的食物。

4. 按摩下腹部，用手掌在下腹部做正反方向圆形按摩，并同时在尾骶部进行上下来回按摩，每日 2 次，每次 10 ~ 15 遍。

5. 进行缩肛运动，将肛门向上收缩，每天做 5 ~ 6 次，每次收缩 10 ~ 20 次。

6. 加强腹肌、盆底肌肉和下肢肌肉的锻炼，可采用膝胸卧位锻炼，即胸部紧贴床，臀部抬高，大腿必须与小腿呈直角，每天 2 次，每次 15 分钟左右。

产后心力衰竭

原因

患有心脏病的产妇较易发生产后心力衰竭。

症状

在产后的 6 ~ 8 天内，尤其是产后 1 ~ 3 天，心脏病人在轻微活动甚至休息时也觉得憋气、心跳加快、呼吸困难，若每分钟心跳超过 100 次、呼吸超过 20 次，肺底部可听到持续性湿罗音，咳嗽

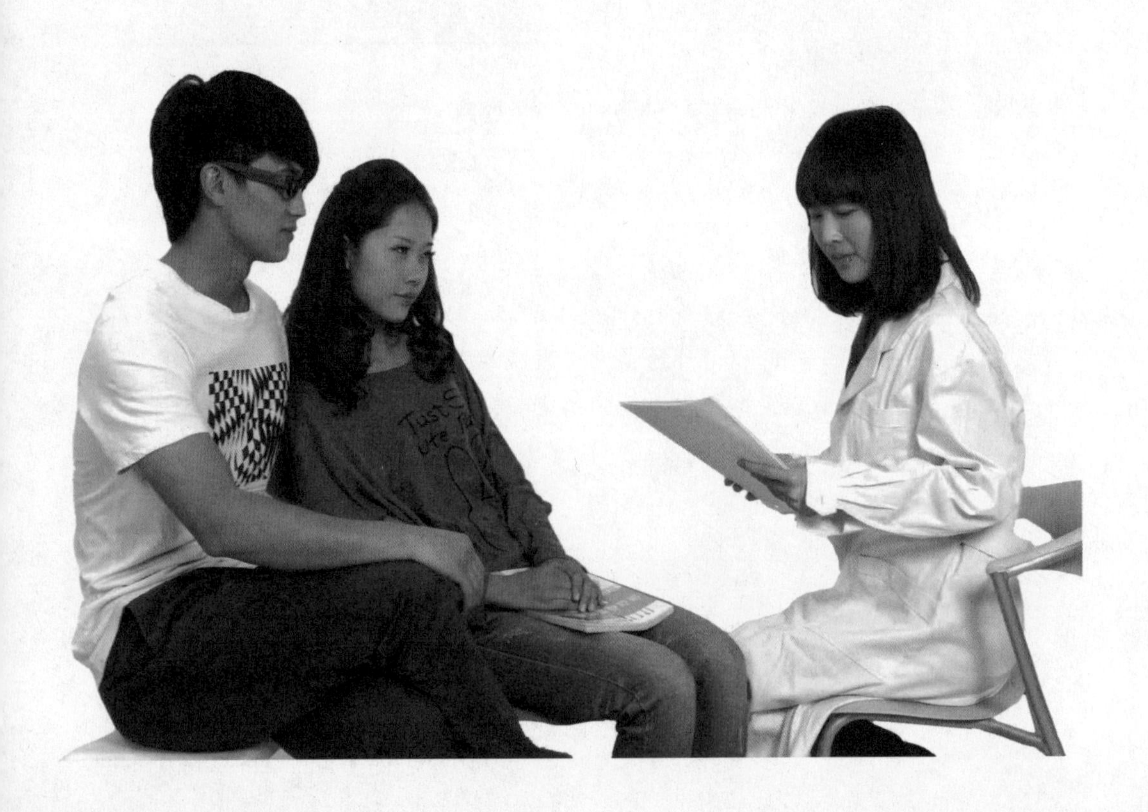

仍不消失，即为心力衰竭的早期症状，需要立即就医。

预防与调理

预防：

1. 注意不要情绪激动。

2. 保证充足睡眠，避免重体力劳动。

3. 心功能Ⅱ级以上的产妇不宜哺乳，可采取挤出乳汁后人工喂养的方法。

4. 杜绝产褥期内的性生活。

5. 饮食上要限制盐量，最好食用低钠盐，防水肿，饮食要易消化，每次不要过饱。

6. 保持大便通畅，以免因用力解大便而增加心脏的负担。

7. 贫血者可服铁剂。

8. 若有感冒或其他感染现象应及时送医治疗。

调理：

一旦患病，需要住院治疗，密切观察病情，不可大意。

乳头皲裂

原因

喂奶姿势不正确，新生儿只是吮吸乳头，牙床长时间挤压乳头根部，致使皮肤破损；产妇先天乳头发育畸形（乳头平塌或内缩）；乳汁分泌不足，新生儿吮吸困难，强力吮咂咀嚼而致使乳头皮肤破损。

症状

乳头皲裂是哺乳期乳头发生的浅表溃疡。常在哺乳的第1周发生，初产妇多于经产妇。表现为乳头及乳晕部皮肤剥脱，形成大小不一的裂口，可浅可深，有渗水，结黄痂，干燥后蜕皮，疼痛难忍，尤其是带着伤口哺乳时，疼痛加剧，裂口扩大，产妇也会因此心情不好，而影响泌乳量，新生儿就吮吸得越发用力，如果停喂，则容易致使乳汁淤积，乳房胀痛。

预防与调理

预防：

1. 哺乳时应尽量让新生儿吸吮住大部分乳晕，这是预防乳头皲裂最有效的方法。

2. 每次喂奶时间以不超过20分钟为宜，更不要让新生儿含着乳头入睡，如果乳头无限制地被浸泡在新生儿口腔中更容易导致皮肤破损，甚至感染。

3. 喂奶后不要暴力拉出乳头，最好是等新生儿自行松口，或者用手指伸进去撬动。

4. 养成良好的卫生习惯，哺乳后要清洗乳头。

5. 正确的喂奶姿势很重要，一旦乳头皲裂后要积极治疗，防止伤口感染。

调理：

1. 一旦乳头被咬伤，不要用受伤的乳头喂奶，应立即进行治疗，否则伤口扩大感染，就有切除乳头的风险。

2. 挤出少量乳汁涂在乳头和乳晕上，在柔和的日光下短暂暴露和干燥乳头，因为乳汁具有抑菌作用，并含有丰富蛋白质，有利于皮肤愈合。

3. 穿着宽松内衣，有利于空气流通和破损皮肤的愈合。

4. 可以使用有消炎吸湿作用的松花粉（松树开花的花粉，淡黄色，质地轻薄胜过面粉，中药店就有销售）涂抹在患处，收敛渗水现象，促进伤口的愈合。

5. 用吸奶器吸出乳汁，用小勺喂新生儿，不要用奶瓶，因为会造成乳头混淆，以后再恢复母乳喂养就会带来困难。

乳腺炎

原因

乳汁淤积（乳头过小或内陷，妨碍哺乳；乳汁过多，排空不完全；乳腺管不通，乳汁排出不畅）、乳头破损都会致使细菌入侵，且大量地在乳房内生长繁殖，引起急性乳腺炎。

症状

急性乳腺炎大多发生在缺乏哺乳经验的初产妇身上，产后的1个月内是其高发期。主要症状有乳房疼痛、局部出现硬块、胀痛、皮肤发烫、红肿、怕冷、寒颤、体温突然升高、患病乳房同侧的腋窝处淋巴结肿大、按压有疼痛感。

预防与调理

预防：

1. 乳头内陷的产妇，需要在分娩前就用手挤出乳头，按摩牵拉使之正常。

2. 做好日常的乳房护理清洁，定时按摩，促进血液循环，疏通乳管。

3. 产后饮食调养注意蛋白质、多种维生素、微量元素的摄入，多喝白开水，保证充足睡眠和心情舒畅。

4. 新生儿每餐后如果不能吸空乳房里的乳汁，要用吸奶器排空，防止胀奶。

调理：

1. 饮食上要多吃清淡又富含营养的食物，如西红柿、橘子、青菜、丝瓜、黄瓜、茼蒿、莲藕、荸荠、红豆汤、绿豆汤等，忌辛辣、刺激、荤腥油腻。

2. 早期炎症可以用热毛巾热敷，每次20～30分钟，每天3～4次；若乳腺炎越来越严重，应及早到医院治疗。

3. 暂停母乳喂养。

尿潴留

原因

生理上的原因是在分娩过程中，子宫压迫膀胱及盆腔神经丛，使膀胱肌麻痹，运动迟缓无力；产后盆腔内压力突然下降，引起盆腔内淤血；产程过长引起体力的大量消耗，导致肌肉无力；产前或产程中应用大剂量的解痉镇静药；产后外阴创伤疼痛，反射性地引起膀胱括约肌痉挛，而导致排尿困难。在心理上的原因是产妇不习惯在床上排尿，惧怕侧切伤口疼痛而不敢用力排尿，导致尿潴留。

症状

在分娩6～8小时后，产妇如果不能正常地将尿液排出，并且膀胱还有饱涨的感觉，这就是尿潴留。有时候在月子里也会发生尿潴留。产后尿潴留包括完全性和部分性两种。前者是指自己完全不能排尿；后者是指仅能解出部分尿液。产后尿潴留不仅会影响子宫的收缩，增加阴道的出血量，也是造成产后泌尿系统感染的重要因素之一。

预防与调理

预防：

1. 加强孕期保健，如果发现泌尿系统有问题要及时治疗。

2. 分娩过程中，要正确呼吸和用力，不要因宫缩引起的疼痛大喊大叫，以免消耗体力而过度疲劳，致使产程加长，压迫膀胱过久。

3. 要求医生尽量减少不必要的阴道检查，防止外阴和尿道水肿及泌尿系统发生感染。

调理：

1. 产后4小时主动排尿，即使不能立即排出，也要每隔3小时去尝试一下，锻炼膀胱逼尿肌和腹肌的收缩力。

2. 在身体允许的情况下可以做一些柔和的仰卧起坐，加强血液循环，解除盆腔淤血，改善膀胱和腹肌的功能。

3. 常用温水冲洗外阴，使尿道口肌肉放松。

4. 听一些流水声，利用条件反射刺激排尿中枢促使排尿。

5. 用热水袋热敷小腹部，可使松弛的腹肌收缩，改善局部血液循环，以此刺激膀胱收缩而排尿。

6. 排尿时在下腹部膀胱膨隆处，向左右轻轻按摩10～20次，向下推移按压，压力由轻到重，可促进排尿。

7. 排便的时候，一般尿液会随大便排出，所以要多吃含纤维素多的食物，尽早排便。

如果按照上述方法还是不能排尿，或者排后仍有余尿，按压腹部有疼痛感，应该告知医生，医生一般建议插导尿管24小时，以便排空膀胱，缓解充血，恢复肌肉收缩能力，直到能自主排尿。如果有尿频、尿急、尿痛等情况，医生也会开药做相应处理。

产后贫血

原因

产后贫血一般有两个方面的原因：一是怀孕期间就有贫血症状，但未能得到及时改善，分娩后不同程度的失血使贫血程度加重；二是怀孕期间孕妇的各项血液指标都很正常，分娩时出血过多造成了产后贫血。

症状

轻度产后贫血是指血色素在90克/升以上，一般可以通过饮食来加以改善；中度产后贫血是指血色素在60～90克/升，除了注意改善饮食外，还需根据医生建议服用一些药物；严重贫血是指血色素低于60克/升，需要进行输血治疗。贫血的主要症状表现为乏力、低热、身体虚弱、食欲不振、头晕、胸闷、心慌、嘴唇及眼睑苍白、烦躁或忧郁、昏昏欲睡，贫血严重的产妇还可能发生子宫脱垂、产后内分泌紊乱、产褥期感染、经期延长等疾病，母乳喂养的新生儿也会因为产妇的供养不足而营养不良，抵抗力下降，进而引发新生儿腹泻及感染性疾病，影响其体格及智力的发育。

预防与调理

预防：

孕期要注意饮食营养，不要偏食、挑食，适当服用红枣，有助于准妈妈在孕期能量的摄取和铁的补充。如果出现贫血症状，要及时就医治疗。

调理：

1. 饮食上注意铁元素的补充，多食用如黑木耳、紫菜、发菜、荠菜、黑芝麻、莲藕粉等铁质含量丰富的食物。红糖内含有较多的铁质、胡萝卜素、核黄素及锌、锰、钙、铜等多种微量元素，有助于产后能量的摄取和铁的补充，温热的红糖水还可以促进血液循环，产妇可每天喝一两杯红糖水，补血又补铁。

2. 在日常生活中，产妇应多休息，不宜太过操劳，产后运动则视情况而调整，不宜太长、太剧烈。另外，平时要防止晕倒，从蹲、卧姿起立时要缓慢，以免因体位性低血压而晕倒，当感觉到有晕眩现象时，应该立即坐下或躺下以防跌倒。

3. 为了促进铁的吸收，可适当服用铁剂。但注意在服用铁剂的1小时内，不能喝茶、咖啡，以免妨碍铁的吸收。

4. 产后产妇如果出血过多，生命体征不稳定，医生可根据情况加以输血，以补充体内血液的流失。

5. 服用固元膏。市面上大多数固元膏的配方为阿胶、红枣、黑芝麻、核桃仁、桂圆、冰糖、黄酒。有些配方面对不同人群需要，会添加枸杞子、酸枣仁、蜂蜜、莲子等。固元膏中的阿胶、红枣，可以补血，黑芝麻、核桃仁能补肾，冰糖能润燥，而且做法又非常精细，特别容易消化吸收，适合女性常年服用。需要注意的是，固元膏较为滋腻，脾胃虚弱者不宜长期服用。

产后痔疮

原因

1. 怀孕时子宫增大，逐渐挤压直肠，使直肠向后倾斜，弯曲度增大，所以容易引起便秘，从而产生痔疮。

2. 胎儿增大压迫直肠，使静脉回流受阻，压力增高而造成曲张，妊娠晚期明显加重，从而形成痔疮。

3. 分娩时，产妇较长时间地向下用力，更促使了静脉瘀血，造成肛门局部的痔静脉回流障碍，引起痔疮，甚至引起痔静脉的破损，导致血栓性外痔以及炎症性外痔。

4. 分娩后，随着胎儿的娩出，胃、小肠、大肠恢复到正常位置，去除了压迫因素后的腹腔非常空虚，腹肌无力，大便意识迟钝，加上卧床时间较久，而活动却很少，含纤维素的食物也进食不多，使粪便在肠道中滞留时间过久，变得高度硬结，排硬便时容易使肛门受伤，加重痔疮。

症状

产后痔疮是产科急症之一。痔疮的十大早期症状为：便血、疼痛、便时有物脱出、肛门瘙痒、坠胀不适、流脓、有分泌物、便秘、便频、有异物感。产后痔疮严重时会使肛门局部水肿、疼痛，大便时出血，有的产妇害怕疼痛而憋着大便，引起便秘，使痔疮更加恶化，形成恶性循环，痛苦异常。

预防与调理

预防：

1. 产后要早活动，并且适度活动，如散步、产后康复操等，避免久立、久坐，每天晨起做适当的提肛动作，以此加强肠道的蠕动力和括约肌的血液循环。

2. 饮食上合理膳食，主食粗细搭配，菜肴有荤有素，饭后吃一些水果，多食含粗纤维的蔬菜和水果，如芹菜、白菜、菠菜、萝卜等；避免吃辛辣的刺激性食物；勤喝水，增加肠道水分；要重视早餐，因为早餐后食物进入胃，可引起胃与结肠反射，增强蠕动，有利于排便。

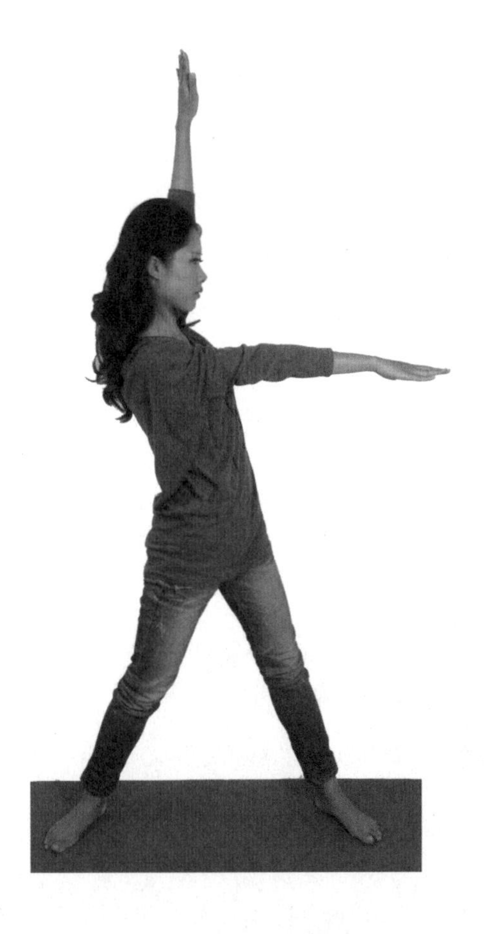

3. 勤换内裤、勤洗澡，保持肛门清洁，可避免恶露的刺激，还能促进直肠和肛门的血液循环，消除水肿，预防外痔。

4. 产后应尽快恢复产前的排便习惯，一般分娩后3日内一定要排1次大便，此后每天都要定时排便，尽量保持大便通畅，预防便秘。

调理：

1. 痔疮发病初期可以多喝水，饮食不宜过于精细，以下食物尤为适合痔疮患者：

含纤维质多的食物，如粗粮、蔬菜（银耳、木耳、海带、冬菇、竹笋、胡萝卜、芹菜、韭菜、菠菜等）及干鲜水果、果仁（如核桃仁、瓜子仁、香蕉、柠檬、花生米等），可防止大便干结后加剧痔疮的症状；具有润肠作用的食物，如梨、香蕉、菠菜、蜂蜜、香油及植物油、动物油；多吃些增加胃肠蠕动的食物，如蜂蜜、牛奶、西红柿、梨、胡萝卜、红薯、胡桃仁等；质地偏凉的食物，如黄瓜、苦瓜、冬瓜、西瓜、莲藕、笋、芹菜、菠菜、莴苣、茭白、茄子、丝瓜、蘑菇、鸭蛋、鸭肉等。

2. 对于久治不愈，并且长期出血的体虚者，应该适当食用滋补性食品，如桂圆、红枣、莲子、百合、牛奶、芝麻、蜂蜜、核桃等，以补充失去的血气。

3. 痔疮病人的饮食禁忌是辛辣刺激、油腻、煎炸、熏烤及热性食品，如羊肉、狗肉、生蒜、生葱、辣椒等，同时也应禁烟、禁酒。

4. 每天做提肛运动20次，晚上用温水清洗肛门，洗完后用温湿的小方巾垫在肛门处用手指做顺时针按摩，并保持肛门干燥，以防出血的伤口因为潮湿而滋生细菌发生感染。

5. 药物治疗方面可以选用擦药或塞药，有活血化淤、消肿止痛、止血收敛功效的，也可以使用软便剂，让便秘产妇在排便时不伤害到患处，外用药物不会影响泌乳，一般都可以使用，慎用口服药，如必须服用，要咨询医生并开具一些适合哺乳期妇女的药物。

6. 选用具有清热利湿、活血化瘀、收敛功效的中草药组方来熏洗痔核，改善局部组织的血液循环，不仅能消除目前的不适，也能预防痔疮的复发。

7. 腹部按摩可以促进肠道蠕动，防止便秘后加重痔疮病情，方式是右手放在肚脐上四指处，围绕肚脐做顺时针揉动，注意力度要适中，1呼1吸揉动1次，连续3次，休息片刻再继续按摩，在按摩中手下压力应逐渐增大，最后全手掌放在脐部，顺时针揉按脐腹30圈即可。

俏妈咪

30天时尚蜕变

生产后，产妇最关切的问题除了新生儿的健康成长以外，莫过于身材能否恢复到孕前的状态了。可是掉落的头发、下垂的乳房、臃肿的腹部、粗壮的腿部，还有肚子上难看的妊娠纹和手术疤痕，都困扰着爱美的女性，下面将一一针对这些问题加以解答，希望产妇们都能变成俏妈咪，在经历怀孕分娩后来一场时尚的蜕变。

产后减肥误区

产妇分娩后，身材或多或少都会有一些改变，大象腿、麒麟臂都令产妇们烦恼不已，这个样子和孕前简直是天壤之别，产假结束去上班可怎么面对同事啊，于是产妇在照顾新生儿的同时，“减肥”就成了自己关心的头等大事，关于产后减肥，有8大误区在这里要提醒产妇们。

误区1：生完孩子立即节食

有的产妇急于让自己恢复体形，所以月子还没有结束就开始了减肥计划，每顿吃得很少，以此来节食减肥，这样做是不对的，因为刚生产完的产妇，身体还未完全恢复到孕前的状态，加之还担负母乳喂养的重任，补充营养才是首要任务，如果营养跟不上，新生儿的健康就会受影响。产后过早节食，不仅会导致产妇身体恢复速度减慢，严重的还有可能引发各种产后并发症，弊大于利，所以产后减肥切不可过早进行。

误区2：产后急于做运动

产后2个月内都不能做剧烈的运动，一些以减肥为目的的高强度运动并不利于身体内脏的恢复，反而可能导致子宫康复速度变慢并引起出血，严重的还会引起剖宫产产妇的腹部伤口或顺产产妇的外阴侧切伤口再度遭受损伤。一般来说，顺产4～6周后，产妇才可以开始做产后减肥运动，剖宫产的产妇则需要6～8周或更长的恢复期。

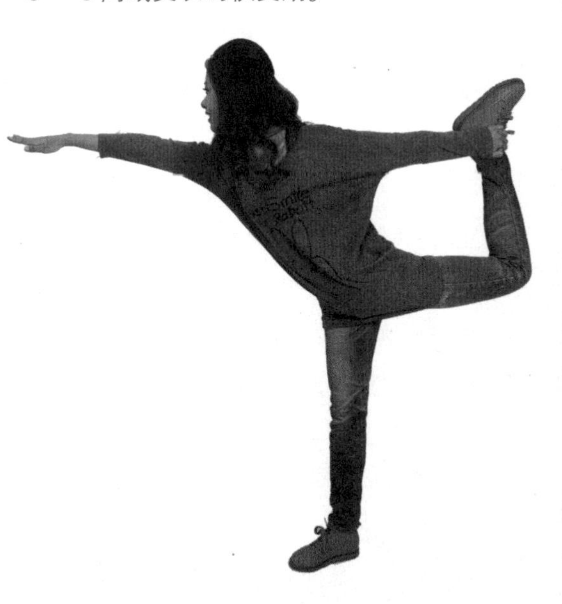

误区 3：产后服用减肥茶、减肥药

减肥药主要是通过让人体少吸收蛋白质、脂肪等营养并增加排泄量来改变人体正常新陈代谢，从而达到减肥的目的。另外，有的减肥药含有泻药成分，腹泻其实不能真正减肥，泻掉的主要是水分和蛋白质等，而体内的脂肪是不会被泻掉的，表面上体重会轻些，但一停药就会反弹。哺乳期的产妇如果服用减肥药，大部分药物会被身体吸收并且通过乳汁排出体外，新生儿如果喝了含有减肥药成分的乳汁，就相当于跟着产妇一起减肥了，营养吸收少了，代谢却加快了，会影响正常的身体发育，而且新生儿的肝脏解毒功能差，大剂量药物容易引起其肝功能降低，造成肝功能异常。所以，产后减肥服用减肥药非常不可取。现在很多商家都有意炒作减肥药的配方概念，甚至推出所谓产妇能够安全使用的减肥药，但尚无权威医学实验证明确实无副作用，产妇们还是为了新生儿的健康而采取其他减肥方法为妥。

误区 4：在便秘的情况下减肥

产后水分的大量排出和胃肠失调极易引发便秘，一旦便秘，身体的新陈代谢就会受阻，体内有毒物质开始积聚，这时候再一味减肥，反而起不到作用，所以产妇产后减肥前应先消除便秘，要有意识地多喝水和多吃富含纤维的蔬菜才是预防和治疗便秘的有效方法，前面章节已经介绍了具体的方法，可以参考使用。

误区 5：贫血还要坚持减肥

分娩时失血过多，容易造成产后贫血。产后贫血的产妇身体原本就比其他人恢复得慢。如果此时又急着瘦身，会加重贫血的情况，导致体力不支而晕倒。所以产后不宜立即减肥，尤其是贫血的产妇，月子期间的饮食要注重补充含铁丰富的食物，多吃菠菜、红糖、鱼、肉类、动物肝脏等，不要盲目节食。

误区 6：减肥急于求成

身上的肉，不是 1 天吃出来的，减肥也不是 1 天就能减下来的。产后减肥不能操之过急，月子和哺乳期间过于频繁且强度高的减肥非常伤身，月子里最重要的事情是调养身体、补充营养、调理因分娩而虚弱的体质和复位子宫等脏器，如果希望短时间内让减肥有成效，必然会采取过激的方式、方法，对身体造成伤害。产妇必须格外注意，制定长期合理完善的减肥计划，保证持之以恒的信心才是最行之有效的。

误区 7：母乳喂养定能减肥

我们提倡母乳喂养，一方面是因为母乳是新生儿最好的天然食物，另一方面喂奶还可以促进子宫的收缩，有利于产后恢复。虽然确实哺乳时会消耗产妇体内的脂肪，但是哺乳期间，新生儿需要的营养量很大，产妇会摄入很多食物来适应新生儿增加的饭量，如果再不加克制地不断进食多于身体需求的高热量食品，不但不能达到瘦身的目的，反而

会使脂肪更多地堆积。

误区 8：制定单一的减肥食谱

长期食用同一种食品，比如认为小米对产妇身体好就把整个月子期间的主食全部定为小米，这样会减少许多其他营养素的摄入，久而久之会使身体缺少全面的营养成分。高纤维食品摄入过少会导致营养失衡，而食用过多的高纤维食品会加重胃肠道的消化负担，并诱发体质虚弱、营养不良、泌乳减少等症状。有人误认为不吃早餐能减少热能的摄入，以此达到减肥的目的，殊不知不吃早餐对人体伤害极大，是无益于健康的。

产后脱发

原因

产妇分娩劳累，体力透支，身体的大部分能量和营养都用在生殖器官的恢复上，头发供养不足，就会让毛囊萎缩，发根脆弱，导致脱发；产妇的紧张情绪也会使头皮毛囊发生异常变化，促进脱发；妊娠期延长了毛囊的休眠期，而产后就加速进入脱发期，体内激素重新调整会引起脱发；蛋白质、维生素、无机盐和微量元素缺乏，从而影响头发的正常生长与代谢而致脱发。

症状

主要表现在分娩后 2 ~ 6 个月，头发逐渐变黄，枕头、衣服上脱落的头发数量增加，轻轻拉扯头发就会脱落，尤其是梳头后，梳子上缠绕着大量头发。正常情况下，女性每天掉发约 100 根，而产后头发开始大量掉落的情况会持续 15 个月左右，长时间脱发，新生头发不能及时补充，会严重影响美观。

预防与调理

1. 怀孕期和哺乳期都应当保持心情舒畅，注意劳逸结合，按时作息，使生活规律化，避免长期精神紧张和过于劳累。

2. 注意合理饮食，多吃新鲜蔬菜、水果、海产品、豆类、蛋类，避免太腻、太辣和油腻食物，绿色蔬菜中的碱性无机盐（钙、镁、钠、钾等）含量高，可以中和掉体内不利于头发生长的酸性物质，让其变成无毒性物质排出体外。冬瓜、萝卜、大白菜、菠菜、莲藕、樱桃、苹果、红枣等也是养发的好食材。

3. 经常用梳子梳头，最好选用木制、牛角制的稀梳子，它们不仅能够梳理头发，还可以按摩头皮，促进头皮的血液循环，为毛囊增加血液供应，有利于毛发的稳固和生长。不要选用塑料、尼龙制的密梳子，它们不仅在梳理头发的时候容易产生静电，而且会对头发产生强力的牵拉作用，即使是遇到小小的打结，也会梳理不下去，稍一用力便会拉断头发。正确的梳头方式应该是从发尾开始，先将发尾打结的头发梳开，再由发根向发尾梳理，这样可以防止头发因外力过大而分叉、断裂。

4. 合理清洗头发，选用适合自己发

质的洗发精和护发素，不要使用那种2合1的洗护同时进行的洗发产品，洗头发的时候先用温水清洁，最后用温度相对低点的水浸一下头发，这样也可以增加头发的强度，洗后自然晾干。洗头的次数不要太多，一般油性发质的人，每周洗头的次数为1～2次，干性发质的人每周1次为宜，夏季适当增加次数，冬季要适当减少洗头的次数。半年内不要烫发，无论是电热烫发还是化学冷烫，对发质均有一定的损伤。

5. 服用一些补血的药物，加上调整激素的何首乌、骨碎补、覆盆子、地黄、苦参、当归、干姜、皂角、天麻、黑芝麻、桑椹等，对头发的再生和防脱都有很好的改善作用。

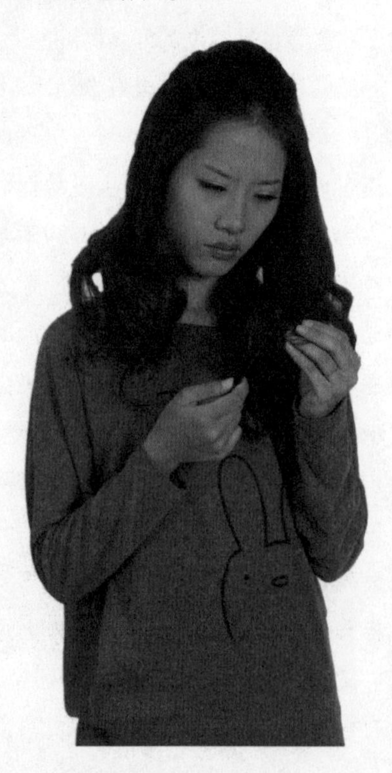

6. 如果产后1年头发依然脱落严重，甚至裸露头皮，应当去医院接受治疗，以免脱发更加严重而影响工作和生活。如果经过检查，发现脱发区的毛囊已经坏死，头发再生完全没有希望，可以做毛发移植，让头发再生。

减肥恢“腹”

腹部常见问题

1. 肥胖。产后缺少适当运动和进补不擅导致营养过剩，会造成脂肪堆积在腹部，呈现出肥胖状态。

2. 皮肤松弛。怀孕期间子宫随着胎儿的发育而快速长大，导致腹部肌群和皮肤过度扩张，真皮层被拉伤或断裂，使得腹部松弛，腰部像围着一个泄了气的轮胎。

3. 妊娠纹。孕期由于皮肤张力赶不上体积的增长，皮肤被撑开撕裂后，真皮胶原纤维再生而产生了萎缩性的疤痕——皮肤表面形成红色或青色线以及波状妊娠纹。

4. 肤色暗沉。因为体内雌性激素的改变，会使色素变黑，让胸部和腹部的皮肤颜色产生反差。

恢“腹”行动指南

1. 产后腹部按摩。刚刚分娩完时不可以用力按摩腹部，可以有意识地深呼吸收紧腹部，等身体器官功能完全恢复，咨询医生后，方可对腹部进行系统的按摩。按摩腹部可以使肌肤更加紧致，还可以促进脏器的血液循环，对于其他腹腔疾病都有很好的辅助疗效。需要注意的是，剖宫产的产妇由于刀口需要两三个月以上的时间才能恢复，所以不宜用腹部按摩的方法来减腹。

2. 合理运动。产后的运动应是适当的、循序渐进和动静交替的。下面介绍一种对减去腹部脂肪、紧致肌肤比较有效的运动方式：仰卧床上，上半身不动，双脚交叠，腹部用力，双脚向上举起，与身体上身成直角后，再轻轻放下；双手抱住双膝，将大腿紧贴在肚子上，然后复原；双脚向上举起，进行如同踩脚踏车一般的动作；坐在椅子上，两腿慢慢向上抬，两手轻轻放在小腹上，慢慢地吐气，吐气的同时渐渐收紧小腹，肩膀与小腹都放松后，慢慢地开始吸气；挺胸抬头，迈大步行走，每分钟走60 ~ 80 米。根据体质决定时间和强度，强度一般以微微出汗为宜。动作要轻柔，量力而行，防止过度运动带来不良后果。

3. 平衡膳食。多吃水果、蔬菜和富含维生素、铁质、胶原蛋白、弹性蛋白、碱性的食物，以增强皮肤活力和弹性；多喝白开水，适当的饮水不仅可以避免胃肠功能紊乱，更可以让身体及时排出毒素，加速血液循环，激活肌肤表皮细胞的再生性，帮助肌肤恢复紧致弹性；平衡的膳食结构可以使大便畅通，不让多余的脂肪细胞在体内滞留，不给脂肪在体内扎根的机会。

消除妊娠纹

原因

妊娠纹的形成原因是妊娠期受激素影响，腹部的隆起使皮肤的弹力纤维与胶原纤维因为外力牵拉而受到不同程度的损伤或断裂，皮肤逐渐变薄、变细，在孕期的中期和末期，如果皮肤过度绷紧以至超过了它正常的弹性，就会露出皮下血管的颜色，由此形成妊娠纹。另外，如果营养过剩，导致体重过度增加，也会加重妊娠纹。妊娠纹的特性是一经出现便无法消退，所以只能在预防上下工夫，通过产后的腹部保健使腹部恢复到孕前的平整状态，也会使妊娠纹变得幼细，看起来少一些。

症状

妊娠纹的位置主要在腹壁上，也会出现在大腿内外侧、臀部、胸部、肩膀与手臂等处，初产妇最为明显。腹壁皮肤会出现一些宽窄不同、长短不一的粉红色或紫红色的波浪状花纹，分娩后，这些花纹会逐渐消失，留下白色或银白色的有光泽的疤痕线纹，即妊娠纹。妊娠纹的分布往往由身体的中央向外放射，成平行状或放射状。

预防和调理

孕期预防：

1. 注意均衡的饮食营养，尽量多吃一些富含维生素的水果和蔬菜，控制糖分的摄入量，少吃色素含量高和油炸食

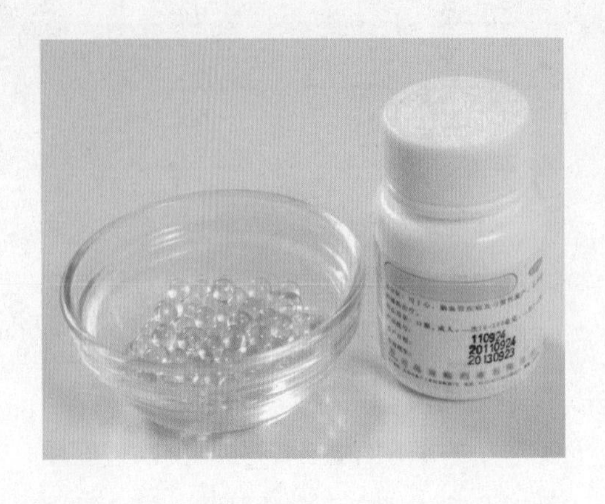

物，以增加细胞膜的通透性和皮肤的新陈代谢功能，改善皮肤的肤质，增强皮肤弹性。

2. 适度的运动或轻便的家务有助于皮肤弹性的恢复，对增加腰腹部、臀部、乳房、大腿内侧等部位的皮肤弹性有明显效果。比如仰卧躺在床上，大腿和小腿保持在一条直线上，双腿并拢后缓缓上抬至45°，做10次即可；仰躺，双手放于身体两侧，头、颈、肩同时做即将要起床时的上抬动作，也可以给腹部增压，增加皮肤的紧致。

3. 用冷水（微凉于体温）和热水交替冲洗相应部位，促进局部血液循环，增强皮肤的弹性，使皮肤在承受压力时不易断裂，浴后涂抹保湿护肤品，并加以按摩，给干燥的皮肤增加营养性。

4. 孕期每个月体重增加不宜超过2千克，整个怀孕过程应控制在11～14千克。

5. 从怀孕3个月开始到分娩后的3个月坚持使用专业抗妊娠纹的护肤品，每天早晚取适量护肤品涂于腹部、臀部、乳房和大腿内侧，并用手绕圆按摩2～3分钟，使之完全被皮肤吸收，以此增加皮肤表层和真皮层的弹性，减少皮肤的张力，让容易产生妊娠纹的皮肤较为舒展，从而减少妊娠纹。对于已经出现浅纹的孕妇来说，就要同时使用妊娠纹防护产品与妊娠纹修复产品，这样能够活化纤维细胞，让断裂的纤维组织再生，持续使用可使妊娠纹颜色逐渐淡化至正常肤色，明显减弱皮肤的凹凸感。妊娠纹调理必须每天一次，坚持使用以达到最佳效果。下面推荐一款自制的妊娠纹按摩油。

自制妊娠纹按摩油

原料： 婴儿润肤油、维生素E胶囊。

做法： 取2～3粒维生素E胶囊，把胶囊剪开，滴入婴儿润肤油里，盖上盖子摇晃均匀，让维生素E与润肤油完全融合。

6. 使用有托腹功能的孕妇内裤或者托腹带，承担腹部的重力负担，以免皮肤被过度延展拉扯。

调理：

1. 饮食上多食用富含胶原蛋白的食物，如鸡爪、鸡翅、猪蹄、鱼皮、肉皮等，其独特的修复功能可以紧致松弛的肌肤。

2. 继续使用妊娠纹修复产品，坚持每天按摩出现妊娠纹的部位。

打造美腿

我的腿怎么变丑了?

在怀孕期间，尤其是在怀孕后期受日益膨大的子宫压迫，下肢静脉回流受阻，一方面出现程度不同的水肿，组织间隙水分增多，使得双腿皮肤紧绷，待水肿消去后皮肤就会显得松弛；一方面导致下肢静脉曲张，分娩后尽管静脉回流情况已经有所改善，但已较难恢复到孕前水平，加上产后较长时间的卧床，缺乏运动，加剧了下肢静脉曲张的情况，使青筋盘旋扭曲于腿部的浅表皮肤，影响美观；另外，怀孕期间及产后一段时期内缺少运动，双腿的肌肉会逐渐萎缩，不知不觉地被脂肪所填充。产后的丑腿主要有以下几种表现：双腿水肿、腿部变粗、腿部肌肤粗糙。

打造产后美腿全攻略

大腿围的理想尺寸 = 身高（厘米）×（0.29 ~ 0.3）厘米；小腿围的理想尺寸 = 身高（厘米）×（0.2 ~ 0.21）厘米；脚踝围的理想尺寸 = 身高（厘米）×0.118 厘米。如果你想达到如此美腿的标准，就要按照下面的方法来调理了。

1. 产后使用弹力绷带或医用弹力套袜（静脉曲张袜）。借助它压迫下肢静脉，迫使血液向心脏回流，从而消除或减轻下肢肿胀、胀痛等症状。在怀孕后期，采用这个方法护理双腿也可以减轻水肿程度。要选择值得信赖的大品牌产品，如果是劣质产品，反而会对神经造成压迫产生反作用。

2. 产后做双腿健美操。产后第 5 天至满月，即可适当运动双腿，通过锻炼腿部肌肉，改善下肢静脉血液的回流。满月以后则可进行各种肌群锻炼，适宜的运动有慢跑、双腿伸屈运动、游泳等，以恢复大腿肌肉的强度、弹力。运动强

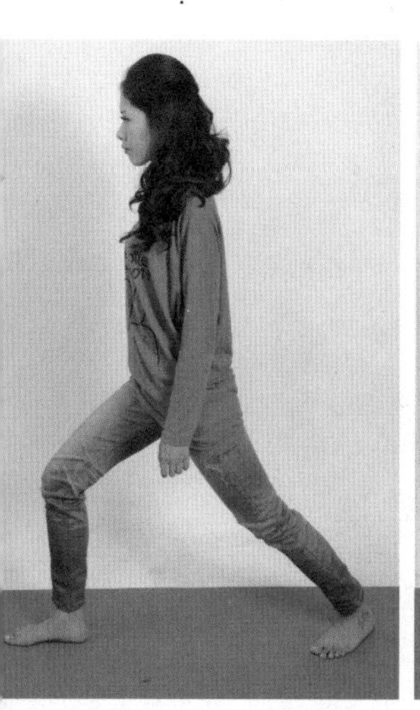
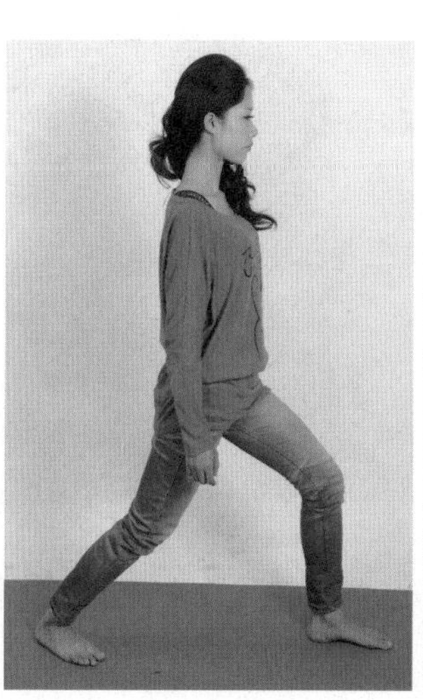
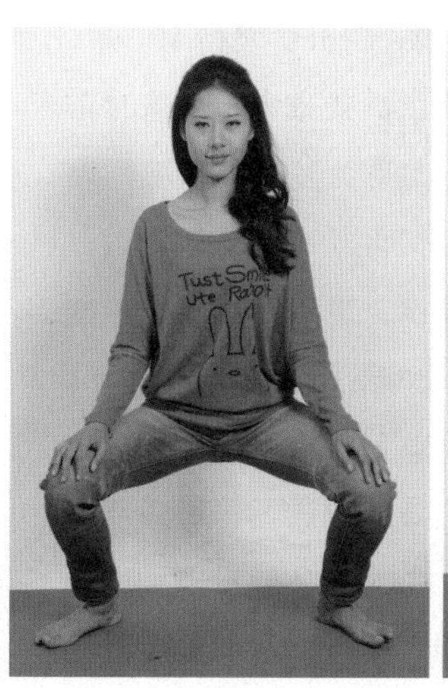
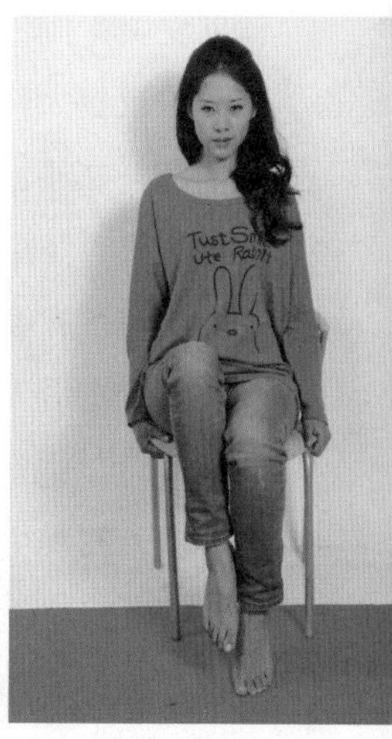

度和时间要量力而行，运动前后都要做放松练习，以免突然运动产生肌肉和组织的拉伤。

（1）运动改变脂肪腿。

腿部伸展运动：仰卧在床上，用两脚夹住一个抱枕，弯曲、伸展膝部，反复进行，以大腿肌肉有收缩感为佳。每天30次，逐渐递增。

下蹲运动：两脚岔开，慢慢弯下身子下蹲呈马步的姿势，保持15秒，再收紧臀部慢慢站起。每天20次，次数可根据身体情况逐渐增加。

倒踩脚踏车运动：身体平躺，双脚抬起向头部方向伸展；手肘弯曲，用手掌撑住腰部双脚向上做踩脚踏车状。每天2组，每组50个。注意动作要流畅，不要变成上踢运动。

弓步蹲运动：右脚固定站立，左脚向前，成跨步姿态，保持10秒后，左右脚交换重复此动作，每天连续做30次。

抬腿运动：安稳坐下，轮流上下举动双腿。频率要稳，每分钟坚持100次，直到感觉到大腿肌肉紧张为止。这时可以拍打、按摩、热敷大腿，让大腿彻底放松。每天坚持有明显的瘦腿效果。

走路、爬楼梯、慢跑：走路、爬楼梯和慢跑都是相对温和不剧烈的运动，每天都可以进行。反复地收紧、放松腿部肌肉，三种方法搭配进行，对腿部减肥有比较好的效果。

按摩减大腿：使用精油、专用减肥盐、粗粒食用盐来为大腿进行适度按摩，也能够起到修复腿部曲线的作用。注意每次按摩力度不要太大，每天按摩20分钟效果最佳。

冷热交替冲淋：在沐浴时，用38℃左右的热水冲淋腿部5分钟左右，再用常温或冷水冲淋腿部3分钟，让皮肤温度下降8℃。中间等体温恢复正常后再重复2次。每周3次，对大腿部分曲线的修复有明显作用。注意不要在身体不舒服或刚吃饱饭后进行。

（2）饮食消除水肿腿。

芹菜：芹菜钾含量多，纤维也多，对消除水肿腿有明显作用。

西瓜：解暑利尿，还有降低脂肪及胆固醇的含量的效用，可以消除水肿腿。

绿豆：绿豆中钾的含量高达398毫克/100克，可以帮助妈妈们消除水肿腿。夏天来碗绿豆汤，既解暑又能瘦腿，一举两得。

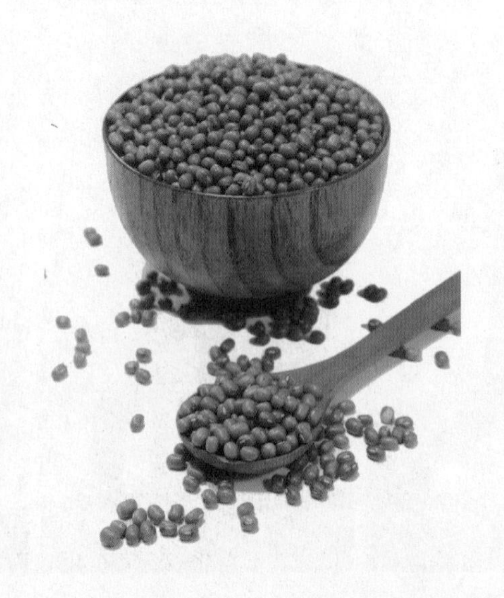

西红柿：西红柿中含有丰富的B族维生素、维生素C、维生素P等，具有利尿的作用，因此对水肿腿也有极好的效果。

（3）大腿操。

直立，脚尖向外，腰背挺直，双腿叉开微曲，与肩同宽，双手放在大腿上；右腿向前伸，脚尖向上，腿尽量向下压，连做5次，然后换左腿，重复5次；双拳紧握向前，双腿微曲下蹲，上半身仍然保持挺直；仰卧床上，双手插腰，左腿弯曲，右腿伸直由下至上，连做5次，然后换左腿，重复5次。

（4）小腿操。

双腿并拢，双手放在头后。左腿微微弯曲，右腿向外伸直。仰卧在床上，双手插腰，双腿向空中做蹬踢的动作，心中默数50个数，随后双腿弯曲放在床上休息几秒，再重复上述动作。

乳房呵护

乳房变化

很多产妇都会发现，哺乳期过后，乳房会变得越来越小，而且向下垂，形状像个袋子。这是因为，乳房由脂肪及腺体组成，在哺乳期内，乳房的腺体和结缔组织增生以及大量乳汁积存使乳房体积增大，哺乳期过后，腺体萎缩，被撑大的皮肤松弛，乳房就会变小、下垂。但如果从怀孕后就注意乳房的护理，使用合适的文胸来支撑乳房，同时注意用按摩油或局部使用按摩油增加皮肤及皮下组织的弹性，就会减少发生乳房下垂的可能。另外，哺乳能够促进母体催产素的分泌，而催产素会增强乳房悬韧带的弹性，从而减缓乳房下垂的程度。

乳房护理攻略

完美乳房的标准是：丰满、匀称、柔韧而富有弹性；乳房位置较高，在第2至第6肋间，乳头位于第4肋间；两乳头的间隔大于20厘米，乳房基底面直径为10～12厘米，乳轴（由基底面到乳头的高度）为5～6厘米。产后是女性胸部保健的最好时机，只要护胸、健胸方法得当，不仅可以维持乳房原貌，而且还可以使乳房变得更加丰满和结实。

1. 选择正确的文胸。由于乳房的尺寸及重量的增加，因此应穿着合身舒适的棉质文胸，这样乳房有了支撑和扶托后，乳房血液循环会更加通畅，促进乳汁的分泌，提高乳房的抗病能力，也能保护乳头不被擦伤。另外，由于产妇比一般人出的汗多，应该每天更换干净的内衣，并及时清洗、晾晒。

那么，如何选择尺码合适的文胸呢？配戴文胸后没有压抑感才是合适的尺寸，选择能覆盖住乳房所有外沿的样式；文胸的肩带不宜太松或太紧，其材料应是有少许松紧的松紧带，胸部较大的话则需要选用宽肩带的文胸；文胸凸出部分间距适中，不可距离过远或过近。另外，文胸的制作材料最好是纯棉，不宜选用化纤织物；哺乳期产妇可以选择前开扣的文胸，或是专门有钢托的哺乳文胸。

2. 哺乳期正确喂奶。采取正确的喂奶姿势，两个乳房要交替喂奶，如果新生儿只吃空一侧乳房时，产妇要将另外一侧乳房的乳汁用吸奶器吸空，保持两侧乳房大小对称。同时，在喂奶时不要让新生儿牵拉乳头，防止乳头皲裂，喂奶后要按摩乳房以防乳腺炎的发生。

3. 保持乳房的清洁。在沐浴时，最好进行冷热水交替喷洒，冷热水交替刺激有助于提高胸部皮肤张力，促进乳房血液循环。喂奶后要用温清水将乳房和乳头以顺时针方向擦拭干净，注意动作要轻柔。

4. 不要急于节食减肥。产妇急于减肥的结果就是导致乳房的迅速缩小，让你与完美胸型渐行渐远，控制体重是有必要的，但是要各种营养均衡摄取，尤其是含有维生素 E 的食品，有助于胸部曲线更完美，瘦肉、蛋、奶、豆类、胡萝卜、莲藕、花生、麦芽、葡萄、芝麻等都是不错的选择。

5. 坚持乳房按摩和健胸运动。坚持每天早上起床前和晚上睡觉前，用双手按摩乳房 10 分钟，由乳房周围向乳头旋转按摩，先按照顺时针方向，后按照逆时针方向，直到乳房皮肤有微红后，用双手手指包住整个乳房，按压周围组织，每次停留 3 秒，双手张开，分别从乳沟处往下做按压直到乳房外围，在双乳之间做 8 字形按摩，按摩完毕，涂上对新生儿无害的护肤品。坚持每天做简单的扩胸运动，帮助锻炼胸部肌肉。

6. 睡姿要正确。产妇的睡姿以仰卧为佳，尽量不要长期向一个方向侧卧，这样不仅容易挤压乳房，也容易引起双侧乳房大小不平衡。

7. 另外，夫妻同房时，应尽量避免用力挤压乳房，以免对乳房组织造成伤害。

注意事项

1. 有乳头凹陷者，应特别注意乳头的清洁。

2. 如果乳头发炎、乳腺发炎、乳房手术者则不能进行乳房护理。

3. 在乳房护理完后稍微休息一会就可以进行喂奶了。

剖宫产疤痕

刀口方向和缝合方式对疤痕的影响

刀口方向：

1. 直式。在肚脐下方正中的地方，直向的划下一个约 15 厘米的伤口。优点是手术中若有任何意外状况，便于将伤口加大，手术的范围会比较清楚，时间也较快，但是伤口外观较不好看。此外，由于疤痕拉扯承受比较大的压力，所以直式伤口比较容易长出疤痕组织，或产生腹部疝气。

2. 横式。在腹部下方耻骨的上缘，也就是阴毛上缘的位置，横向划一个 10 ~ 15 厘米的伤口，现在医院多采用横式的刀口方向。优点是伤口较为美观，刚好跟皮肤纹路平行，疤痕可以隐藏在纹路中，成熟后只会留下淡淡一条线，几乎看不见，也不容易产生腹部疝气，但是比较不适用于其他复杂手术或比较肥胖的病人。

剖宫产伤口的缝合方式:

从早期必须拆线的尼龙不可吸收缝线，到目前最常使用的可以藏在伤口内的使伤口缝合更为美观并可自行吸收的合成缝线（俗称的肉线），以及现在的美容钉、美容夹、美容拉链、美容胶带等。剖宫产总共要缝合 6 层器官和皮肤，里面都是用可吸收的肉线，外面的缝合方式一般有以下几种方式:

（1）用肉线缝合。

一般来说，用肉线缝的伤口比较方便，手术后也不用拆线，不但缩短了住院天数，也能减轻伤口的疼痛感，但是也会有少数病人对肉线的吸收能力较差，身体产生排异反应，则会在缝线部位产生小小的脓疡，造成伤口疼痛及不适，甚至引起肉芽组织的产生。

（2）用美容钉成美容夹缝合。

美容钉或美容夹在伤口愈合过后（即手术后 5 ~ 7 天后）就可移除，所以不会遗留在伤口处，造成伤口的刺激，但是在拆钉子或拆线的过程中，可能会引发伤口疼痛不适，而夹钉子的地方也有可能留下少许的痕迹。

（3）用美容拉链缝合。

美容拉链由一条拉链和多层黏合条组成，贴在伤口表皮上，初期换药时可以随意拉开，伤口愈合后轻轻揭去就可以了。美容胶带也是免缝的，贴在伤口处即可。美容拉链和胶带可以减少术后伤口感染的危险，缩短了伤口愈合时间，避免出现缝合线拆除后常见的蜈蚣脚状疤痕，最适合疤痕体质的人，比一般缝合方法贵几百元，在一线城市已经普遍使用。

刀口护理

1. 及时给伤口换药，避免伤口感染，以促使创面安全愈合。灰尘、滑石粉、纤维以及毛囊、皮脂腺、汗腺残留均可以引起组织反应，导致疤痕增生。

2. 避免剧烈活动，不过度伸展或者侧屈身体，休息时采取侧卧、微屈体位，以减少伤口的张力。

3. 避免阳光照射，防止紫外线刺激形成色素沉着。

4. 避免用衣服摩擦疤痕或用水烫洗的方法止痒，以免加剧局部刺激，促使结缔组织炎性反应，加剧刺痒的感觉。

5. 不要过早地揭掉疤痕上的结痂，过早强行揭痂会把尚停留在修复阶段的表皮细胞带走，甚至撕脱真皮组织，并刺激伤口出现刺痒，这会延缓疤痕的修复进程。

如何减轻疤痕

疤痕的形成与肤色及体质有关，肤色越深就越容易有疤痕体质。不管是外伤还是手术，只要伤口深入到真皮层，人体就会产生疤痕组织，将伤口联结起来。因为每个人的身体机能不同，如果伤口在表皮层，属于再生，表皮会长出和原来一样的组织细胞，所以不会留下疤痕。然而，当伤及真皮层时，就属于修复，人体会产生疤痕组织来联结伤口，由此产生愈合后留下的疤痕。

想要知道自己是不是属于疤痕体质，可以看看小时候，打预防针时所留下的疤痕，如果平整不红肿，就属于不易有疤痕的体质；如果凸起、颜色又红，以后再留下疤痕的概率就会很大。

无论多高超的技术、设备与方法，都不可能让皮肤恢复如初，能达到看不清楚就已经算恢复得很好了，因此要先具备正确的认知，才能妥善处理疤痕。

1. 确定伤口复原良好后，可使用透气纸胶带，顺着伤口贴上。在使用透气纸胶带时，要注意需与伤口平整密合，以压迫疤痕，防止伤口变宽、变厚，3 ~ 4 天更换一次，并持续 3 ~ 6 个月不等。

2. 剖宫产半年之内是防止疤痕加重的重要阶段，注重自己的饮食尤为重要。总体来说，要多吃一些富含维生素 C、维生素 E 以及人体必需氨基酸的食物，如水果、鸡蛋、瘦肉、肉皮等，这些食物能够促进血液循环、改善表皮代谢功能。忌吃辣椒、葱、蒜等刺激性食物。水是最廉价的排毒剂，一定要多补充。

3. 剖宫产术后 42 天，经医生复查伤口无其他问题，就可以采用按摩的手法使疤痕减轻。

4. 维生素 E、维生素 C、薰衣草精油涂抹法。维生素 E 可渗透至皮肤内部保持皮肤弹性，维生素 C 具有美白功效，薰衣草精油有淡化疤痕的作用，尤其是对疤龄 1 ~ 2 年的伤疤效果比较好。取其液体涂抹在疤痕上，轻轻揉按 5 ~ 10 分钟，每天 2 次，持之以恒就会有比较好的效果。

时尚塑身

产后塑身方法

1. 饮食控制。孕妇在怀孕后期就应该注意控制热量，尤其要减少高热量食物的摄入量，再适当运动，即可预防产后肥胖。产后对饮食的要求是富于营养且容易消化，逐步适应，逐步增加，不可突然性增加食物的种类和分量。

2. 专业治疗。产后肥胖的成因和激素的变化有关系，因此产后肥胖的产妇在治疗前，除了做一般检查外，还需要进行一些较详细的激素分析，排除病理性的发胖，口服的瘦身产品及保健品在服用前一定要对其成分了解清楚，避免产生任何负作用而损害到母婴健康。

3. 运动瘦身。腿部、腹部、臀部及手臂是产妇最容易发胖的部位，如果产后能适时且坚持做一些运动，可以防止身材变形，塑造窈窕身材，让产妇远离产后肥胖的阴影。适当的锻炼能提高新陈代谢，促进健康成为常态。

产后塑身时间表

产后多久可以进行塑身，这要取决于产妇采取何种分娩方式。对于顺产的产妇们来说，一般产后 1 个月就可以进行塑身运动；对于剖宫产的产妇们，则要等到腹部伤口完全愈合后才能开始腹部塑身运动，一般在产后 2 ~ 3 个月后进行，但其他部位在身体状况良好的情况下即可进行运动。

产后第 1 周：帮助子宫及体内机能复原。

产后第 2 周：收缩腹部恢复腹壁。

产后第 3 周至产后 6 个月：加强、塑造完美曲线。

产后塑身用品

1. 哺乳文胸。产妇的乳房较之未怀孕前都增大了很多，建议适时更换方便喂奶而又能托举胸型的前开扣式设计的哺乳文胸。

2. 束腹带。分娩之后使用束腹带，能

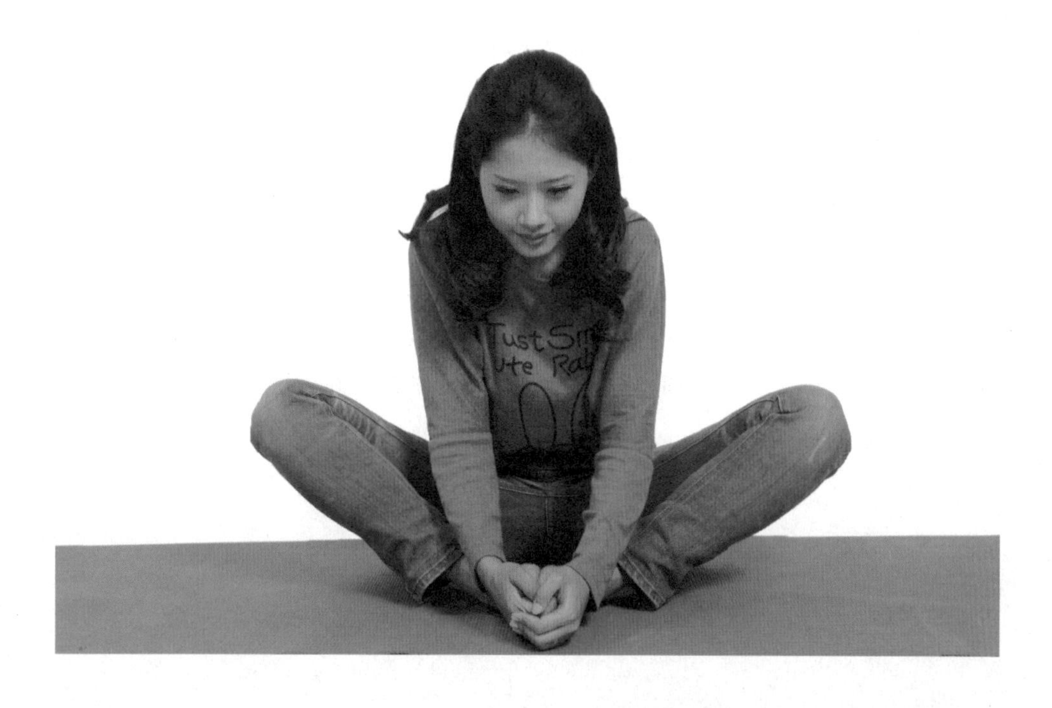

加强产后腹部肌肉的恢复，促进子宫收缩，帮助剖宫产产妇止痛、止血及固定伤口，托高子宫及内脏，防止其下垂到下腹部造成内脏下垂及下腹凸出的体型。

3. 束腹裤。兼具束腹和内裤的双重功能，能够防止臀部下垂，加强腹部肌肉的恢复，美化大腿形态。剖宫产的产妇因腹部有伤口，束腹裤穿脱没有束缚带方便，所以坐月子期间不适合使用。

4. 提臀裤。不少产妇在分娩后，臀部肌肉的下垂很明显，这时候就需要提臀裤的强力雕塑功能来帮忙了，它能将臀部赘肉提高、缩紧，将身体曲线恢复到完美的状态。最好选择开高叉、松紧适中的设计，而且必须能包住整个臀部，才是最有效用的提臀裤。

产后塑身操

1. 收紧腹肌运动。直立，屈膝，弯腰，躯干与地面平行，双手扶住膝盖，脸朝前。吸气，呼气，同时收紧腹肌。屏住呼吸，收紧腹肌，直到需要呼吸时再停止。重复 10 ~ 15 次。

2. 蹬车运动。仰卧，双手放在臀部下面，头、肩稍离地。收紧腹肌，双腿轮流用力向下做蹬自行车状，重复 40 ~ 60 次。

3. 并腿挺伸运动。仰卧，双手放在臀部下面，头、肩稍离地。双腿并拢，屈膝，小腿离地，停一会儿，然后双腿在不接触地面情况下，用力向下挺伸，要尽量伸直，重复 30 ~ 60 次。

4. 躯干扭转运动。仰卧，双手抱住头，左脚伸直，稍稍离开地面，右腿屈膝，向上抬起，左肘触碰右膝，头部转向右侧。收缩腹肌，左腿屈膝，向上抬起，与右腿并拢，然后右腿伸直，左腿仍保持屈膝姿势，扭转身体，向相反方向重复以上动作，做 20 ~ 40 次。

5. 交替踢腿运动。仰卧，双手放在臀部下面，双腿向上抬起，脚掌指向天花板，膝盖稍微弯屈，小腿交错。收紧腹肌，缓慢放下两腿，保持背部平直，然后轻轻地交替上下踢腿，头和肩膀抬离地面，眼睛看着腹部，做 5 ~ 10 分钟。

6. 下颊抬起运动。仰卧，双手抱住头，背部紧贴着地面，双膝稍微弯屈，脚跟着地。收紧腹肌，尽量将下额抵住胸部，然后抬起，再抵住胸部，再抬起，重复 20 ~ 40 次。

7. 下额侧抬运动。仰卧，双手抱头，头、肩略微抬起，双脚并拢屈膝，扭向右侧。面朝天花板，下额抵在胸部，收紧腹肌，然后抬起，再抵住胸部，再抬起，身体扭向左侧，重复上述动作，双侧各做 20 ~ 40 次。

8. 举腿下额运动。仰卧，双腿并拢抬起，双脚指向天花板，头部稍离地面。抬腿的同时抬下额，收紧腹肌，下额抵在胸部。头部姿势还原，然后再抬起，再抵在胸部，动作进行时要屏住呼吸，重复 20 ~ 40 次。

附 录

（一）分娩前母子用品准备一览表

妈妈用品	宝宝用品	入院重要物品
开襟外套1件：天凉时穿在病服外面。 出院衣服1套：出院时已经不是大肚子了，要准备一套合身的衣服。 哺乳式文胸2～3个：方便给新生儿喂奶。 束腹内裤2～3条。 束腹带1个。 防溢乳垫1盒。 产妇卫生巾1包。 毛巾2条：1条擦手，1条擦脚。 水盆2个：1个洗脸，1个洗脚。 梳子、小镜子、洗衣皂、八角晾衣架各1个 棉拖鞋、普通拖鞋各1双：一双妈妈用，一双陪护家属用。 牙刷、牙膏、漱口水各1份：牙刷要选软毛的，漱口水可在分娩后无法起身刷牙时使用。 护肤品1套：最好是旅行装。 卫生纸、餐巾纸、湿纸巾若干。 带吸管的杯子1个：产后不方便起身时，非常实用。 一次性杯子若干：用来招待探望的亲戚朋友，用量视具体情况定。 可加热的饭盒、筷子、勺子各1份。 吸奶器1个：缓解胀奶时使用。 营养品：产前巧克力，产后红糖、黑芝麻糊、藕粉等冲泡的方便天然食品。 框架眼镜：平时用隐形眼镜的妈妈住院时还是用框架更方便。	衣服2套：医院的待产包里提供2套以上新生儿的衣服，但为了新生儿溢奶后更换及时，还是可以多带几套的。 袜子3双：医院待产包里一般没有。 口水巾5条：小号3个，中号2个。 小玩具若干：鲜艳、会发声、可悬挂。 婴儿湿纸巾1包：给新生儿擦屁股用。 纸尿裤大约30片：NB（初生婴儿）码。 婴儿提篮1个：新生儿出院时使用，有条件的家庭可购买。	入院证件：医院就医卡、母子健康手册、准生证、身份证等。 照相机、摄像机：给新生儿和妈妈拍照、摄像留念，注意要确保电量够用。 手机：产妇一定要带好手机，有情况可以随时和家人联系。另外也需要看时间来记录阵痛、宫缩时间。 MP3：住院无聊时、宫缩痛苦时，都可以用音乐来缓解。 银行卡和现金：两者都需要准备，一定要带好现金，买点小东西的时候也方便。如果医院不能用银行卡支付费用时就更需要现金了，应事先向医院了解清楚支付方式。 笔记本、笔：不但可以用来记录阵痛、宫缩时间，还可以写宝宝日记。

具体物品可以咨询医院的待产包内容后再做相应的准备，避免重复购买，一般医院的待产包会提供产妇护理垫、卫生巾、帽子、便盆，宝宝包被、睡袍、和尚服、纸尿裤、湿巾等，足够月子里使用，如果产妇一开始就准备人工喂养，就需要再为宝宝准备奶瓶、奶嘴、奶瓶刷等用品了。

（二）分娩一二三产程时间与宜忌表

	第一产程	第二产程	第三产程
阶段	从开始出现间歇 5 ～ 6 分钟的规律宫缩，到宫口开全。	从宫口开全到胎儿娩出。	从胎儿娩出到胎盘娩出。
时间	初产妇因宫颈较紧，宫口扩张较慢，需 11 ～ 12 小时；经产妇的宫颈较松，宫口扩张较快，需 6 ～ 8 小时。	初产妇需 1 ～ 2 小时；经产妇通常在 1 小时内完成。	需 5 ～ 15 分钟，不超过 30 分钟。
状态	从子宫出现规律性的收缩开始，直到子宫口完全开大为止。随着宫缩越来越频繁，宫缩力量逐渐加强，子宫口逐渐开大，直到扩展到 10 厘米宽（子宫口开全），这时第一产程结束。在此阶段，宫口未开全，产妇用力是徒劳的，过早用力反而会使宫口肿胀、发紧，不易张开。	宫口开全，胎儿随着宫缩逐渐下降，当胎先露部下降到骨盆底部压迫直肠时，产妇便不由自主地随着宫缩向下用力。经 1 ～ 2 小时，胎儿从完全开大的子宫口娩出。	胎儿生下后，胎盘及包绕胎儿的胎膜和子宫分开，随着子宫收缩而排出体外。如超过 30 分钟胎盘不下，医生会帮助娩出胎盘，并对侧切伤口进行缝合。
注意事项	1. 精神愉快，思想放松。紧张情绪可以直接影响子宫收缩，做深慢、均匀的腹式呼吸大有好处，即每次宫缩时深吸气，同时逐渐鼓高腹部，呼气时缓缓下降，可以减少痛苦。 2. 注意休息，适当活动。利用宫缩间隙休息、节省体力，切忌烦躁不安、消耗精力。如果胎膜未破，可以下床活动，适当的活动能促进宫缩，有利于胎头下降。 3. 勤排小便。膨胀的膀胱有碍胎先露下降和子宫收缩。应在保证充分的水分摄入前提下，每 2 ～ 4 小时主动排尿 1 次。	宫口全开后，产妇要注意随着宫缩用力。当宫缩时，两手紧握床旁把手，先吸一口气憋住，接着向下如大便般用力。宫缩间隙，要休息放松，准备下次用力。当胎头即将娩出时，产妇要密切配合接生人员，不要再用力下屏，避免造成会阴严重裂伤。	配合医生缝合侧切伤口，尽早与新生儿进行皮肤接触，母乳喂养。
饮食	由于不需要产妇用力，因此产妇可尽可能多地吃些东西，一般以碳水化合物类的食物为主，它们在胃中停留时间比蛋白质和脂肪短，不会在宫缩紧张时引起产妇的不适感或恶心、呕吐；而且在体内的供能速度快。食物应稀软、清淡、易消化，如蛋糕、挂面、糖粥等。	多数产妇不愿进食，此时可适当喝点果汁或菜汤，以补充因出汗而丧失的水分。	此时最需要补水，喝点红糖水来补充消耗的体力是必需的。

（三）临床上 Apgar 评分标准简表

这是新生儿出生 1 分钟、5 分钟时，判断宝宝是否需要立即急救的一个评分标准，如果分数过低，也就是表示状况不好时，医生会再记录第 10 分钟，甚至更晚些的评估。

项目	2分	1分	0分
心　跳	每分钟大于 100 次	每分钟小于 100 次	没有心跳
呼　吸	很好，有洪亮哭声	呼吸微弱或哭声微弱	没有呼吸
肌肉张力	四肢有很好的活动力	只有软弱的弯曲	没有活动
反　射	抽取口鼻的羊水时，有活力的哭闹	抽取口鼻的羊水时，只有脸部有反应	抽取口鼻的羊水时，完全没有反应
肤　色	全身通红	躯干红色，四肢发绀	全身呈现缺氧的黑紫色

*8 ～ 10 分：指有活力且数秒内即有洪亮的哭声。

*5 ～ 7 分：代表新生儿有轻微窘迫。

*4 分以下：有严重的新生儿窘迫。

（四）0~3 岁婴幼儿体格心智发育表

月龄	男孩体重/千克	男孩身高/厘米	女孩体重/千克	女孩身高/厘米	智力动作
初生	2.9 ～ 3.8	48.2 ～ 52.8	2.7 ～ 3.6	47.7 ～ 52.0	俯卧抬头，对声音有反应
1月	3.6 ～ 5.0	52.1 ～ 57.0	3.4 ～ 4.5	51.2 ～ 55.8	俯卧抬头 45°，能注意父母面部

续表

月龄	男孩体重/千克	男孩身高/厘米	女孩体重/千克	女孩身高/厘米	智力动作
2月	4.3 ~ 6.0	55.5 ~ 60.7	4.0 ~ 5.4	54.4 ~ 59.2	俯卧抬头90°，笑出声，尖叫声，应答性发声
3月	5.0 ~ 6.9	58.5 ~ 63.7	4.7 ~ 6.2	57.1 ~ 59.5	俯卧抬头，两臂撑起，抱坐时头稳定，视线能跟随180°，能手握手
4月	5.7 ~ 7.6	61.0 ~ 66.4	5.3 ~ 6.9	59.4 ~ 64.5	能翻身，握住拨浪鼓
5月	6.3 ~ 8.2	63.2 ~ 68.6	5.8 ~ 7.5	61.5 ~ 66.7	双手拉住令其坐起，头不下垂
6月	6.9 ~ 8.8	65.1 ~ 70.5	6.3 ~ 8.1	63.3 ~ 68.6	坐不需支持，听声转头，自喂饼干，握住玩具不被拿走，怕羞，认出陌生人，积木能双手递交
8月	7.8 ~ 9.8	68.3 ~ 73.6	7.2 ~ 9.1	66.4 ~ 71.8	扶东西站，会爬，无意识叫爸爸、妈妈，咿呀学语，躲猫猫，听得懂自己和名字，会摇手再见
10月	8.6 ~ 10.6	71.0 ~ 76.3	7.9 ~ 9.9	69.0 ~ 74.5	能自己坐，扶住行走，熟练协调的爬，理解一些简单的命令，如“到这来”
12月	9.1 ~ 11.3	73.4 ~ 78.8	8.5 ~ 10.6	71.5 ~ 77.1	独立行走，有意识地叫爸爸、妈妈，用杯子喝水，能分清家人的称谓和家中的物体

续表

月龄	男孩体重/千克	男孩身高/厘米	女孩体重/千克	女孩身高/厘米	智力动作
15月	9.8 ~ 12.0	76.6 ~ 82.3	9.1 ~ 11.3	74.8 ~ 80.7	走得稳，能说几个字的短语，模仿，能垒两块积木，可以和成人很开心地玩
18月	10.3 ~ 12.7	79.4 ~ 85.4	9.7 ~ 12.0	77.9 ~ 84.0	能走梯、理解指出身体部位，自己能吃饭，能认识色彩
21月	10.8 ~ 13.3	81.9 ~ 88.4	10.2 ~ 12.6	80.6 ~ 87.0	能踢球、扔东西，能垒四块积木，喜欢听故事，会用语言表示大小便
24月	11.2 ~ 14.0	84.3 ~ 91.0	10.6 ~ 13.2	83.3 ~ 89.8	两脚并跳，区别大小，能认识两种色彩，认识简单形状
30月	12.1 ~ 15.3	88.9 ~ 95.8	11.7 ~ 14.7	87.9 ~ 94.7	独脚立，说出名字，洗完手会擦干，能垒八块积木，常问“为什么”，试与同伴交谈，相互模仿言行
36月	13.0 ~ 16.4	91.1 ~ 98.7	12.6 ~ 16.1	90.2 ~ 98.1	两脚交替跳，手会用筷子，懂得“冷了、累了、饿了”怎么办，记得故事书中的句子，学会擦屁股

图书在版编目（CIP）数据

坐月子一本通 / 赖爱鸾编著 .—沈阳：辽宁科学技术出版社，2013.8

ISBN 978-7-5381-8098-5

Ⅰ . ①坐 … Ⅱ . ①赖 … Ⅲ . ①产褥期 – 妇幼保健 – 基本知识 Ⅳ . ① R714.6

中国版本图书馆 CIP 数据核字（2013）第 127682 号

出版发行：辽宁科学技术出版社

（地址：沈阳市和平区十一纬路 29 号　　邮编：110003）

印 刷 者：北京市雅迪彩色印刷有限公司

经 销 者：各地新华书店

幅面尺寸：170mm × 240mm

印　　张：13

字　　数：240 千字

出版时间：2013 年 8 月第 1 版

印刷时间：2013 年 8 月第 1 次印刷

策　　划：盛益文化

责任编辑：卢山秀　邓文军　学　识

责任校对：合　力

书　　号：ISBN 978-7-5381-8098-5

定　　价：39.80 元

联系电话：024-23284376

邮购咨询电话：024-23284502